临床护理基础
与护理管理

秦建锐等　主编

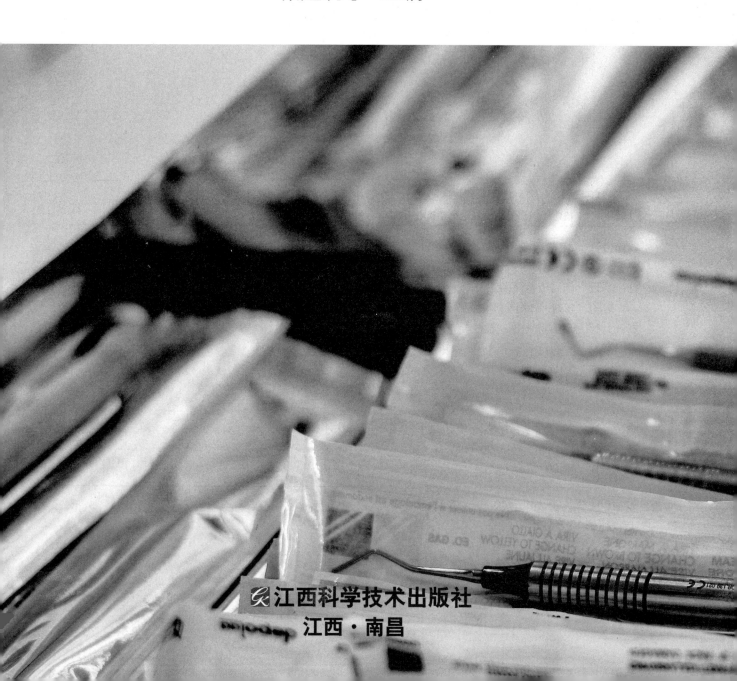

江西科学技术出版社

江西·南昌

图书在版编目（CIP）数据

临床护理基础与护理管理 / 秦建锐等主编 . —— 南昌：
江西科学技术出版社 , 2019.9（2024.1 重印）
ISBN 978-7-5390-6989-0

Ⅰ . ①临… Ⅱ . ①秦… Ⅲ . ①护理学 Ⅳ . ① R47

中国版本图书馆 CIP 数据核字 (2019) 第 205438 号

选题序号：ZK2019195

责任编辑：王凯勋 万圣丹

临床护理基础与护理管理
LINCHUANG HULI JICHU YU HULI GUANLI

秦建锐等　主编

封面设计　卓弘文化

出　　版　江西科学技术出版社
社　　址　南昌市蓼洲街 2 号附 1 号
　　　　　邮编：330009　　电话：（0791）86623491　　86639342（传真）
发　　行　全国新华书店
印　　刷　三河市华东印刷有限公司
开　　本　880mm×1230mm　　1/16
字　　数　284 千字
印　　张　8.75
版　　次　2019 年 9 月第 1 版　　2024年1月第1版第2次印刷
书　　号　ISBN 978-7-5390-6989-0
定　　价　88.00 元

编 委 会

主　编　秦建锐　吴医学　毛玲玲　郭佳宁
　　　　　李伟伟　卢甜甜　司晓娜

副主编　曹　巧　郭文洁　左　静　张冬梅
　　　　　张　晨　肖景仙　李龙云　胡　娟

编　委　（按姓氏笔画排序）

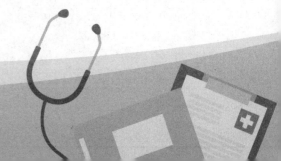

前　言

　　根据医学发展整体化的趋势，医疗卫生系统需要全方位、多层次、各种专业的医学专门人才。护理工作是医疗卫生工作的重要组成部分，近年来，现代临床护理学有了明显的进步，国内外学术交流也日趋活跃。21世纪的护理学将集医学、社会科学、人文科学及管理科学为一体，在保护人民健康、防治重大疾病、提高人口素质中发挥着重要作用。而护理学基础则是护理学专业领域中一门重要的基础课程，主要介绍护理专业及专科护理的基本理论与技能，是护理专业人员必须掌握的一门课程。护理管理学是以社会科学和管理科学的理论为基础，研究护理管理活动的普遍规律、基本原理、基本方法和基本技术的一门应用科学，也是护理学和管理学交叉形成的一门新兴学科。随着护理学科的发展，护理管理学已成为高等医学院校护理学专业学生的必修课程。

　　本书主要包括护理基础部分和临床护理，以及护理管理方面的内容，包括：常规护理技术、心内科疾病护理、呼吸内科疾病护理、消化内科疾病护理、心脏外科手术及疾病护理、普外科疾病护理和护理管理方面的内容。本书涵盖面广，层次分明，选题新颖，具有科学性和实践性，对广大护理医务工作者有一定的参考价值。

　　在本书的编写过程中，虽然我们力求完美，但由于认知水平和知识面有限，书中疏漏和错误之处在所难免，恳请各位同仁及读者不吝赐教，以便再版时修正。

编　者

2019 年 9 月

目　录

第一章
常规护理技术

第一节　吸痰术

一、适应证

吸除气道内沉积的分泌物；获取痰标本，以利培养或涂片确定肺炎或其他肺部感染，或送痰液做细胞病理学检查；维持人工气道通畅；对不能有效咳嗽导致精神变化的患者，通过吸痰刺激患者咳嗽，或吸除痰液，缓解痰液刺激诱导的咳嗽；因气道分泌物潴积导致肺不张或实变者，吸痰可促进肺复张。

二、禁忌证

气管内吸痰术对人工气道患者是必要的常规操作，无绝对禁忌证。

三、主要器械

（1）必要器械：负压源，集痰器，连接管，无菌手套，无菌水和杯，无菌生理盐水，护目镜、面罩和其他保护装置，氧源，带活瓣和氧源的人工气囊，听诊器，心电监护仪，脉氧监测仪，无菌痰标本收集装置等。

（2）吸痰管：吸痰管直径不超过气管插管内径的1/2。

四、吸痰操作

（1）患者准备：如条件允许，吸痰前应先予100%O_2 > 30s（最好吸纯氧2min）；可适当增加呼吸频率和（或）潮气量，使患者稍微过度通气，吸痰前可调节呼吸机"叹息（sigh）"呼吸1~2次，或用呼吸球囊通气数次（3~5次）；机械通气患者最好在不中断通气的情况下吸痰或密闭式吸痰；吸痰前后最好有脉搏氧饱和度监测，以观察患者有无缺氧；吸痰时可向气道内注入少许生理盐水以稀释痰液或促使气内道的痰液移动，以利吸除。

（2）吸引负压：吸引管负压一般按新生儿60~80mmHg，婴儿80~100mmHg，儿童100~120mmHg，成人100~150mmHg。吸引负压不超过150mmHg，否则可能因吸引导致气道损伤、低氧血症和肺膨胀不全等。

（3）吸痰目的至少达到下列之一：①呼吸音改善。②机械通气患者的吸气峰压（PIP）与平台压间距缩小，气道阻力下降或顺应性增加，压力控制型通气患者的潮气量增加。③PaO_2或经皮氧饱和度（SPO_2）改善。④吸除了肺内分泌物。⑤患者症状改善，如咳嗽减少或消失等。

（4）吸痰前、中、后应做好以下监测：呼吸音变化，血氧饱和度或经皮氧饱和度，肤色变化，呼吸频率和模式，血流动力学参数如脉搏、血压、心电，痰液特征如颜色、量、黏稠度、气味，咳嗽有无及强度，颅内压（必要时），通气机参数如PIP、平台压、潮气量、FiO_2、动脉血气，以及吸痰前后气管导管位置有无移动等。

（5）吸痰：吸痰时遵守无菌操作原则，术者戴无菌手套，如有需要可戴防护眼镜、隔离衣等。吸痰管经人工气道插入气管/支气管时应关闭负压源，待吸痰管插入到气管/支气管深部后，再开放负压吸引，边吸引边退出吸痰管，吸痰管宜旋转式返出，而非反复抽插式吸痰。每次吸痰的吸引时间约10~15s，如痰液较多，可在一次吸引后通气/吸氧至少10s（最好能吸氧1min左右）再吸引，避免连续吸引，以防产生低氧血症和肺膨胀不全等。吸痰完成后，应继续给予纯氧约2min，待血氧饱和度恢复正常或超过94%后，再将吸氧浓度调至吸痰前水平。目前不少多功能呼吸机有专用的吸纯氧键，按压该键后，会自动提供纯氧约2min（具体时间因产品不同而异）。吸除气道内的痰后，再吸除患者口鼻中的分泌物（特别是经口气管插管或吞咽功能受影响者）。

五、并发症

气管内吸引主要并发症包括低氧血症或缺氧；气管/支气管黏膜组织损伤；心跳骤停；呼吸骤停；心律失常；肺膨胀不全；支气管收缩/痉挛；感染；支气管/肺出血；引起颅内压增高；影响机械通气疗效；高血压；低血压。这些并发症大多是吸引不当所致，规范的操作，可大大降低有关并发症的风险。

第二节　洗胃术

洗胃（gastric lavage）是一种清除胃内物方法，主要是消除胃内摄入过多的药物或毒物。

一、适应证

洗胃主要是在摄入过量药物或毒物后1~2小时内、在无禁忌的情况下清除胃内容物，已知或疑有胃排空延迟如摄入抗胆碱能药或鸦片类摄入时或毒物为片剂尚未完全溶解、排空时，超过2小时仍可考虑洗胃。

具体来说，洗胃主要适于以下情况：

（1）农药中毒：有机磷酸酯类、有机氯类或氨基甲酸酯类农药等，这仍是我国最常见的毒物中毒。

（2）明显或高危病死率的药物：β阻滞剂、钙通道阻滞剂、氯喹、秋水仙碱、氰化物、重金属、杂环类抗抑郁药、铁、百草枯、水杨酸盐、亚硒酸。

（3）活性炭难吸收的物质：重金属、铁、锂、有毒醇类。

（4）形成凝结块：肠溶制剂、铁、吩噻嗪类、水杨酸盐。

（5）无抗毒剂或治疗无效者：钙通道阻滞剂、秋水仙碱、百草枯、亚硒酸。

（6）其他不明原因摄入中毒又无洗胃禁忌者。

二、禁忌证

意识进行性恶化且无气道保护性反射者是绝对禁忌证，如必须洗胃者，应在洗胃前先作气管插管做好气道保护和通气，而后再考虑洗胃。腐蚀性物质摄入者禁忌洗胃；局部黏膜损害可能引起插管穿孔，应权衡利弊后进行；较大片剂、大块异物、有锐利边缘的异物禁忌洗胃；烃类如苯、N己烷、杀虫剂等摄入是洗胃的相对禁忌；少数情况下有严重上气道或上胃肠道异常如狭窄、畸形或新近完成移植等限制进行插胃管。呕吐可排出胃内毒物，反复呕吐已排出大量毒物者，洗胃应权衡利弊；其他相对禁忌包括凝血功能障碍者、摄入无毒或低毒物质者等。

三、洗胃器械

洗胃器械包括：脉氧仪、心电监护仪、无创血压监测仪、防毒服装、开口器或牙垫、经口气道、呕吐盆、吸引源、吸引管、大注射器（50~100ml）、清水或生理盐水、球形吸引装置或自动洗胃机、水溶性润滑剂、经口洗胃管、必要的复苏装置和药物。

1. 胃管插入深度估算方法　如下所述。

（1）根据不同身高估算经鼻或经口胃管插入的长度（cm）方法见图1-1。

（2）根据体表标志估算胃管插管深度：①传统的也是临床上最常用的估算方法采用图1-2中A的方法，即经鼻插入胃管的深度为"耳垂经鼻翼至剑突的距离"。②或按照图1-2中B的方法，即经鼻插入胃管的深度为"左口角或鼻翼经耳郭至肋缘的距离"。③按照耳垂经剑突至脐的距离来估算。通常经口插入胃管的深度比经鼻胃管插入更短些，插入深度具体估算方法可参照上述四种方法，并根据不同患者的实际情况和临床医生个人经验综合确定，不宜完全教条。

2. 胃管选择　成人一般选择法氏30~50号胃管，青少年选择法氏30~34号胃管，儿童可选择法氏24号胃管，新生儿和婴儿一般禁忌洗胃或充分权衡利弊后请儿科专家指导处理。值得注意的是，如拟洗出胃内容物，应经口插入大口径胃管，经鼻插入胃管仅适于向胃内灌溶液或吸出稀薄胃内容物，很难吸出胃内残渣类物质，更不可能吸出未溶解的药片或药丸等。

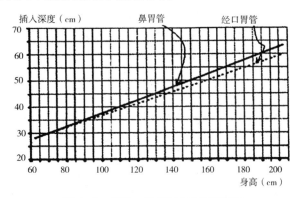

图1-1　身高-胃管插入深度估算图

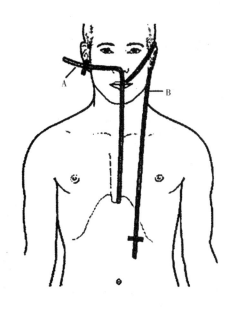

A. 耳垂经鼻翼至剑突的距离；B. 左口角或鼻翼经耳廓至肋缘的距离

图1-2　体表标志估算胃管插入深度

3. 洗胃液　通常用清水或生理盐水洗胃，但儿童避免使用清水洗胃，否则易导致电解质紊乱。某些特殊物质可能需要特定的洗胃液，如氟化物摄入宜用15~30mg/L的葡萄糖酸钙溶液（可产生不溶性的氟化钙而起解毒作用）；甲醛摄入宜用10mg/L的醋酸铵水溶液；铁剂摄入宜用2%的碳酸氢钠生理盐水溶液（可产生碳酸亚铁）；草酸摄入宜用5~30g/L的葡萄糖酸钙溶液（可产生不溶性的草酸钙）；碘摄入宜用75g/L的淀粉溶液等。但无特殊洗胃液时，仍考虑使用清水或生理盐水进行洗胃。

四、洗胃操作

（1）胃管插入：患者取 Trendelenburg 位（垂头仰卧位），头低 15°~20°，这种体位有利于最大限度地排出胃内容物，仰卧位或侧卧位增加误吸风险。胃管插入和确认方法参见"经鼻胃管插入"。插入胃管后应常规地抽吸有无胃内容物，而后再注入 50ml 气体听诊左上腹部有无吹气音或气过水声，只有完全确认胃管在位后才可开始洗胃。虽然 X 线是最可靠的确认方法，但由于条件限制，有时无法在洗胃时拍摄 X 线片。另外，插管和洗胃时最好行心电监护、脉氧监测和无创血压监测。

（2）洗胃：灌洗液温度最好与体温相当，但临床上很难做到，灌洗液温度与室温一样是合适的。洗胃前应尽量抽空胃内容物，再向胃内灌入洗胃液。每次最大灌入液量为 300ml 左右（儿童可按 10~15ml/kg 计算，最大也不超过 300ml）。灌入量过大会导致呕吐、误吸，促进胃内容物向下进入十二指肠或空肠，加快毒物进一步吸收。至洗出液澄清、无颗粒物或无明显药物气味方可停止洗胃，洗胃液总量一般需数升，有时需 10 000ml 或更多。必要时洗胃后可向胃管内灌入活性炭（30g + 240ml 生理盐水或清水）。

五、并发症

从插胃管开始直至洗胃后 6~8 小时均应监测有无并发症。一般很少发生严重并发症，但如未经认真确认或插管者操作不熟练，并发症的发生风险大大增加。洗胃相关性并发症包括：心律失常、电解质异常、脓胸、食管撕裂或穿孔、胃穿孔、低体温、喉痉挛、鼻或口或咽喉损伤、气胸、误吸、梨状隐窝穿孔、误插入气管内、胃管阻塞等。为防误吸，洗胃液量不宜过大，通常每次不超过 300ml；由于经口胃管较粗且弹性差，插管时不应过大用力插入或粗暴插管。一旦发现严重并发症如气管内插管、穿孔等应立即拔管并给予机械通气或请外科专家会诊处理。

第三节　导尿术

一、适应证

导尿是临床上最常用的泌尿外科和非泌尿道疾病的诊断和治疗措施之一。其适应证包括：外科手术、急诊和危重患者，常需导尿观察尿量变化；急慢性阻塞性尿潴留或神经性膀胱，需导尿缓解症状；膀胱功能不全者，导尿用作排尿后残余尿量评估；导尿留取非污染尿标本检查作为泌尿系感染的重要诊断手段（多为女性患者）；其他如利用导尿作为逆行性膀胱造影和尿动力学检查的方法。

二、禁忌证

导尿唯一的绝对禁忌证是确定性或疑似下尿道损伤或断裂者，主要见于骨盆骨折或盆腔创伤者，多表现为会阴部血肿、尿道口出血或前列腺高位骑跨（high-riding）。只有尿道连续性得到确认后，方可进行导尿术，非创伤者镜下或肉眼血尿并非导尿的禁忌证。相对禁忌证如尿道狭窄、近期尿道或膀胱手术、狂躁或不合作者等。

三、主要器械

消毒剂如聚维酮碘，水溶性润滑剂如甘油，无菌巾，无菌棉球及纱布，无菌手套，连接管，无菌盐水，10ml 注射器，尿量计，接尿器（或接尿袋），固定胶带等。

四、导尿管选择

成人常用 Foley-16 或 18 号导尿管，儿童多用 5~8 号导尿管。尿道狭窄者宜选择较小导尿管如 Foley-12 或 14 号，而有血尿者应选择相对较大的导尿管如 Foley-20 至 24 号，以免导尿管被血块阻塞。多数导尿管为乳胶管，如条件允许，对乳胶过高敏或过敏者可选用硅胶管，有高危感染风险者可选用银合金涂层的抗菌导尿管。

五、操作前准备

操作前先向患者作适当解释,消除顾虑,取得其充分合作。患者多取仰卧位或半卧位,双大腿可略外展。男性包茎者应翻开包皮暴露尿道口. 清除包皮垢。然后用浸有消毒液的棉球或海绵块消毒,注意,在消毒时,应以尿道口为中心向外消毒。消毒后常规铺无菌巾或洞巾,导尿管外涂润滑剂备用。

六、导尿操作

（一）男性患者导尿术

术者戴无菌手套,消毒铺巾后,一手握阴茎,使之垂直向上,另一手持带有滑润剂的导尿管,自尿道口插入,导尿管至少插入大部分或见尿液流出,见有尿液自导尿管流出后仍应继续推入导尿管数厘米,而后将导尿管外端接上接尿袋,用 10ml 注射器抽取无菌生理盐水注入球囊管,再将向外牵拉导尿管,直到遇到阻力,固定导尿管于一侧大腿上,完成导尿（图 1-3）。

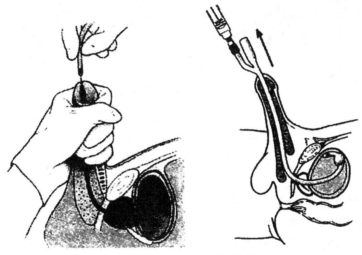

A. 导尿管插入 B. 充填球囊后外拉

图 1-3　男患者导尿管插入方法示意图

有时导尿管插入阻力较大,可能是在前列腺膜部狭窄或尿导尿管硬度较大,致使导管前端阻于前列腺膜部前方的尿道后皱襞处,此时可用手指在前列腺下方轻托尿道或适当旋转导尿管方向,便于导尿管前端顺利进入尿道前列腺部（图 1-4）。

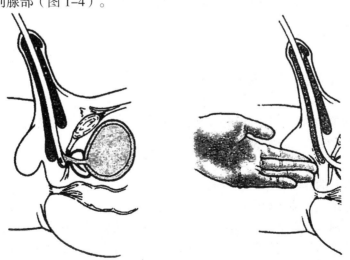

A. 前端阻于前列腺膜部的后皱襞处 B. 用手指轻托前列腺膜部后皱襞

图 1-4　男患者导尿管插入遇阻解决方法示意图

（二）女患者导尿术

患者取仰卧位，双大腿略向外展或呈膀胱截石位，用手指撑开阴唇后自尿道口向周围消毒并常规铺无菌巾。术者用一手拇、食指分别撑开两侧小阴唇，另一手持导尿管自尿道口插入导尿管（图1-5），见尿液处导尿管外流时，继续向内插入导尿管数厘米，用注射器抽取10ml无菌生理盐水，向球囊导管内注入生理盐水，而后向外牵拉导尿管，直到遇到阻力即可，而后固定导尿管于一侧大腿根部即完成导尿。

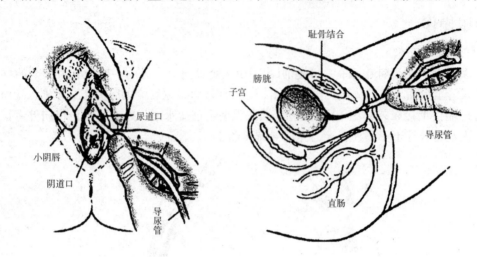

拇、食指分别撑开两侧小阴唇，自尿道口插入导尿管

图1-5 女性导尿方法示意图

七、并发症

导尿的主要并发症包括造成假通道，尿道穿孔，出血，感染。尿道炎是最常见的并发症，发生率达3%~10%。每个导尿管留置口，特别多见于尿道狭窄或前列腺肥大者，主要是无症状性菌尿；附睾炎，膀胱炎和肾盂肾炎是少见并发症，多见于长期留置导尿管并发感染者。减少感染的最有效方法是尽可能减少导尿管的留置时间，严格无菌操作。导尿者无需常规预防性使用抗生素，但感染高危风险者如免疫功能受抑、经尿道前列腺切除术、肾移植者等，需要预防性使用抗生素。医源性创伤可导致尿道狭窄，出血和血尿，少量出血大多是自限性的，无需特殊处理，但出血较多者，应给予止血药如立止血1KU肌内注射或静脉注射，凝血功能障碍者应处理原发病。包茎者导尿后包皮未复原易致包皮嵌顿。

第四节　骨髓穿刺术与活检术

一、骨髓穿刺术

骨髓穿刺术是采取骨髓液的一种常用诊断技术。

（一）目的

采取骨髓液进行骨髓象检查，协助诊断造血系统疾病、传染病及寄生虫病，以作为某些遗传代谢性疾病和感染性疾病的辅助诊断，判断疾病预后及观察治疗效果。

（二）适应证

（1）各种造血系统疾病的诊断、鉴别诊断及治疗随访。

（2）放疗、化疗及应用免疫抑制剂后观察骨髓造血情况。

（3）不明原因的红细胞、白细胞、血小板数量增多或减少及形态学异常。

（4）不明原因发热的诊断与鉴别诊断，可做骨髓培养，骨髓涂片找寄生虫等。

（三）禁忌证

骨髓穿刺的绝对禁忌证少见，遇到下列情况要注意：

（1）血友病、穿刺部位皮肤感染的患者。

（2）凝血功能障碍的患者。

（3）小儿及不合作者不宜做胸骨穿刺。

（四）术前准备及护理

（1）了解、熟悉患者病情，对患者进行评估。

（2）心理指导：①向患者说明骨髓穿刺诊断的主要作用：骨髓是各类血细胞的"制造厂"，是人体内最大、最主要的造血组织。诊断血液病常需做骨髓穿刺。如白血病是造血系统疾病，其特征为白细胞在生长发育过程中异常增生。常规的抽血化验只能反映外周血中细胞的变化，不能准确反映出造血系统的变化。抽取骨髓液作检查，既能诊断白血病又能区分其类型，为治疗提供相应的资料。②消除患者思想顾虑，以取得合作：向患者说明骨髓检查所抽取的骨髓是极少量的，一般约0.2g，而人体正常骨髓量平均约为2 600g。身体内每天要再生大量的血细胞，因此，骨髓穿刺对身体没有影响。③骨髓穿刺操作简单，先行局部消毒、麻醉，然后将穿刺针刺入骨髓，除在骨髓抽取的瞬间稍有酸痛感外，基本上感觉不到疼痛。骨髓抽出后，患者可以马上起床活动。

（3）与患者及家属谈话，交代检查目的、简要说明检查过程及可能发生情况，打消患者恐惧心理，并请患者在知情同意书上签字。

（4）器械准备：一次性骨髓穿刺针、一次性骨髓穿刺包、一次性口罩、一次性帽子、75%酒精、0.5%活力碘、2%利多卡因、治疗盘、无菌棉签等。

（5）操作者熟悉操作步骤，戴口罩、帽子。

（五）分类

（1）髂嵴穿刺术。

（2）脊椎棘突穿刺术。

（3）胸骨穿刺术。

（六）操作方法

（1）穿刺部位选择：①髂前上棘：常取髂前上棘后上方1~2cm处作为穿刺点，此处骨面较平，容易固定，操作方便安全。②髂后上棘：穿刺点位于骶骨两侧髂骨上缘6~8cm与脊椎旁开2~4cm之交点处。③胸骨柄：此处骨髓含量丰富，当上述部位穿刺失败时，可做胸骨柄刺，但此处骨质较薄，其后有心房及大血管，严防穿透而发生危险，较少选用。④腰椎棘突：位于腰椎棘突突出处，极少选用。

（2）体位：胸骨及髂前上棘穿刺时取仰卧位，前者还需用枕头垫于背后，以使胸部稍突出。髂后上棘穿刺时应取侧卧位。腰椎棘突穿刺时取坐位或侧卧位。

（3）常规消毒皮肤，戴无菌手套、铺消毒洞巾，用2%利多卡因做局部浸润麻醉直至骨膜。

（4）将骨髓穿刺针固定器固定在适当长度上（髂骨穿刺约1.5cm，肥胖者可适当放长，胸骨柄穿刺约1.0cm），以左手拇、食指固定穿刺部位皮肤，右手持针于骨面垂直刺入（若为胸骨柄穿刺，穿刺针与骨面成30°~40°角斜行刺入），当穿刺针接触到骨质后则左右旋转，缓缓钻刺骨质，当感到阻力消失，且穿刺针已固定在骨内时，表示已进入骨髓腔。

（5）用干燥的20ml注射器，将内栓退出1cm，拔出针芯，接上注射器，用适当力度缓慢抽吸，可见少量红色骨髓液进入注射器内，骨髓液抽吸量以0.1~0.2ml为宜，取下注射器，将骨髓液推于玻片上，由助手迅速制作涂片5~6张，送检细胞形态学及细胞化学染色检查。

（6）如需做骨髓培养，再接上注射器，抽吸骨髓液2~3ml注入培养液内。

（7）如未能抽得骨髓液，可能是针腔被皮肤、皮下组织或骨片填塞，也可能是进针太深或太浅，针尖未在髓腔内，此时应重新插上针芯，稍加旋转或再钻入少许或再退出少许，拔出针芯，如见针芯上带有血迹，再行抽吸可望获得骨髓液。

（8）抽吸完毕，插入针芯，轻微转动，拔出穿刺针，随后将消毒纱布盖在针孔上，稍加按压，用胶布加压固定。

（9）嘱患者卧床休息，整理用物，将标本及时送检。

（七）注意事项

（1）穿刺针进入骨质后避免摆动过大，以免折断。

（2）胸骨柄穿刺不可垂直进针，不可用力过猛，以防穿透内侧骨板。

（3）抽吸骨锁液时，逐渐加大负压，做细胞形态学检查时，抽吸量不宜过多，否则会使骨髓液稀释，但也不宜过少。

（4）骨髓液抽取后应立即涂片。

（5）多次干抽时应进行骨髓活检。

（6）注射器与穿刺针必须干燥，以免发生溶血。

（7）术前应行出凝血时间、血小板等检查。

（八）术后处理

（1）术后应嘱患者静卧休息，同时做好标记并送检骨髓片，清洁穿刺场所，做好穿刺记录。

（2）抽取骨髓和涂片要迅速，以免凝固。需同时做外周血涂片，以作对照。

（九）术后护理

骨髓穿刺虽为有创性检查，但因操作简单、骨髓液抽取少、患者痛苦小，故对机体无大的损害，不需要特殊护理。对于体质弱、有出血倾向者，检查后应采取下列措施。

（1）止血：一般以压迫止血为主。

（2）卧床休息：检查后，穿刺局部会有轻微的疼痛。患者可卧床休息，限制肢体活动，即可恢复正常。

（3）防止感染：穿刺时，局部组织应经过严格消毒。保持穿刺局部皮肤的清洁、干燥，覆盖的纱布被血或汗打湿后，要及时更换。针孔出现红、肿、热、痛时，可用2%碘酊或0.5%活力碘等涂搽局部，每天3~4次。若伴有全身发热，则应与医生联系，根据病情适当选用抗生素。

二、骨髓活检术

骨髓活检术全称为骨髓活体组织检查术，是采用特制的穿刺针取一小块0.5~1cm长的圆柱形骨髓组织来做病理学检查的技术。操作方法与骨髓穿刺术完全相同，取出的材料保持了完整的骨髓组织结构，能弥补骨髓穿刺的不足。

（一）目的

骨髓穿刺检查在大部分患者中可以成功，但是如果遇到了"干抽"现象，即抽不出骨髓液时，就无法诊断。这种情况见于骨髓硬化症、骨髓纤维化症（原发性和继发性），尤其是恶性肿瘤（像乳腺癌、肺癌、前列腺癌、胃癌等）的骨髓转移所致骨髓纤维化以及某些白血病（例如毛细胞白血病）、淋巴瘤患者的骨髓穿刺术常不能成功。采用骨髓活检术就能够弥补骨髓穿刺术的不足，而且活检取材大，不但能了解骨髓内的细胞成分，而且能保持骨髓结构，恶性细胞较易识别，便于病理诊断。还有些疾病的诊断需要了解骨髓组织结构，比如再生障碍性贫血、骨髓增生异常综合征、恶性肿瘤骨髓转移等就需要骨髓病理学检查。骨髓活检术对再生障碍性贫血骨髓造血组织多少的了解有一定意义；骨髓活检组织切片的原始细胞分布异常（ALIP）现象对骨髓增生异常综合征的诊断有重要意义。另外，骨髓活检对骨髓坏死或脂肪髓的判断也有意义。

（二）适应证

（1）多次抽吸取材失败。

（2）为正确判定血细胞减少症患者骨髓增生程度及其病因。

（3）可疑罹患骨髓纤维化、真性红细胞增多症、原发性血小板增多症、骨髓增生异常综合征、恶性淋巴瘤、多发性骨髓瘤、淀粉样变性、肉芽肿病、转移瘤和再生障碍性贫血的患者。

（4）骨髓活检对急性粒细胞白血病的诊断以及化疗是否达到真正完全缓解的判断有意义。凡涂片已达完全缓解，但一步法双标本取材之活检切片内仍可检出白血性原始细胞簇，就应继续给予巩固化疗，直至切片内此种异常定位的白血性原始细胞簇消失为止。

（5）在急性粒细胞白血病缓解后化疗及长期无病生存期，应定期做骨髓一步法双标本取材，倘若涂片细胞计数未达复发标准，而切片内出现了异常原始细胞簇，提示已进入早期复发，应及时作再诱导处理。

（6）慢性粒细胞白血病慢性期应常规做骨髓活检，以测定患者属何种组织学亚型。

（7）未正确判断骨髓铁贮存，尤其疑为贮铁降低或缺铁时，在骨髓活检切片上做铁染色较涂片为优。

（8）对骨病本身和某些骨髓疾患，例如囊状纤维性骨炎、骨纤维发育异常症、变应性骨炎、骨软化症、骨髓疏松症和骨髓腔真菌感染等的诊断，骨髓活检也能提供有意义的资料。

（三）禁忌证

除血友病外，骨髓活检目前尚无绝对的禁忌证，即使在血小板减少和其他许多出血性疾病时，进行此项操作也比较安全，患者一般均能接受。

（四）术前准备及护理

（1）了解、熟悉患者病情，对患者进行评估。

（2）心理指导：①向患者说明骨髓活检术的主要作用。②消除患者的思想顾虑，以取得患者合作。

（3）与患者及家属谈话，交代检查目的、简要说明检查过程及可能发生情况，打消患者恐惧心理，并请患者在知情同意书上签字。

（4）器械准备：一次性骨髓穿刺针、一次性骨髓穿刺包、一次性口罩、一次性帽子、75% 酒精、0.5% 活力碘、2% 利多卡因、治疗盘、无菌棉签等。

（5）操作者熟悉操作步骤，戴口罩、帽子。

（五）操作方法

骨髓检查需要抽取骨髓标本，骨髓穿刺一般是由有经验的医生和护士执行的特殊穿刺检查，穿刺前会为患者进行认真的消毒处理，并严格按无菌操作规程进行操作。术前会给患者注射麻药作局部麻醉，以减轻患者痛苦。骨髓穿刺一般在患者的髂骨上进行。患者需要侧身卧床，医生会在髂后上棘或髂前上棘选取适当的部位进行穿刺，一般只抽取极少量的骨髓。这不会使得患者的骨髓量有明显减少，也不会影响患者的骨髓造血功能。抽取的骨髓标本一般需要立即做涂片处理或抗凝处理，以便进行各种化验检查。在患某些血液病或怀疑有骨髓转移的恶性肿瘤时，骨髓检查可能要进行多次，用于判断疾病进展和治疗效果，此时患者应积极配合医生进行骨髓检查。

（六）注意事项

（1）开始进针不宜太深，否则不宜取得骨髓组织。

（2）由于骨髓活检穿刺针内径较大，抽取骨髓液的量不易控制。因此，一般不用于吸取骨髓液做涂片检查。

（3）穿刺前应检查出凝血时间，有出血倾向者，穿刺时应特别注意，血友病患者禁止做骨髓活检检查。

第五节　淋巴结穿刺与活检术

一、淋巴结穿刺术

淋巴结分布于全身各部位，许多原因可使淋巴结肿大，如感染（细菌、病毒、真菌、丝虫）、结核病、造血系统肿瘤（白血病、淋巴瘤）、转移瘤等。淋巴结穿刺取得抽出液，以其制作涂片做细胞学或细菌学检查可协助上述疾病的诊断。

（一）方法

（1）选择适合穿刺的部位，一般取肿大较明显的淋巴结。

（2）常规消毒局部皮肤和术者手指。

（3）术者以左手食指和拇指固定淋巴结，右手持 10ml 干燥注射器将针头直接刺入淋巴结内，深度依淋巴结大小而定，然后边拔针边用力抽吸，利用空针内的负压将淋巴结内的液体和细胞成分吸出。

（4）固定注射器内栓，拔出针头后将注射器取下，充气后再将针头内的抽出液喷射到玻璃片上制成均匀涂片，染色镜检。

（5）术后穿刺部位用无菌纱布覆盖，并以胶布固定。

（二）注意事项

（1）最好在饭前刺，以免抽出物中含脂质过多，影响染色。

（2）若未能获得抽出物，可将针头再由原穿刺点刺入，并在不同方向连续刺，抽吸数次，直到取得抽出物为止。

（3）注意选择易于固定的部位，淋巴结不宜过小，且应远离大血管。

（4）在制作涂片之前要注意抽出物的外观性状。一般炎症抽出液呈微黄色，结核病变可见干酪样物，结核性脓液呈黄绿色或乌灰色黏稠状液体。

二、淋巴结活检术

淋巴结的疾病，用望诊和触诊可查知淋巴结表面皮肤的色泽和紧张度、与周围组织的粘连情况，淋巴结的性状以及有无压痛，并结合肿大的速度以及全身症状，再参考血象和血清蛋白的变化，大致可以得出相当准确的诊断。但是，一般来说，为了确诊常常需要对肿大的淋巴结进行活组织检查。淋巴结活检是采取有创伤的方法取到淋巴结组织做病理检查。取到淋巴结组织的方法主要有两种：①淋巴结穿刺术；②淋巴结切除术。淋巴结切除不会激发其他淋巴器官引起异常；如果切除的淋巴结是正常的，对身体也没有什么影响。

1. 淋巴结穿刺术 如下所述。

（1）淋巴结穿刺取得抽出液制作出涂片进行细胞学或病原学检查可以协助诊断导致淋巴结肿大的有关疾病，如感染（细菌、病毒、真菌、虫）、结核病及白血病、淋巴瘤、恶组、转移癌等。

（2）操作步骤：选择适于穿刺的肿大的淋巴结，常规消毒皮肤及术者手指，用左手食指及拇指固定淋巴结，右手用 18~19 号针头将针头沿淋巴结长轴刺入淋巴结内，边拔针边用力抽吸，将注射器取下充气后再将针头内抽吸血液，喷到涂片上制成均匀玻片，染色镜检。术后盖以无菌纱布并用胶布固定。

（3）注意事项：①最好在髂前穿刺，以免脂质过多，影响涂片。②若未能抽出吸出物，可将针头在不同方向连续穿刺。③注意选择较大淋巴结，且远离大血管。④涂片前注意抽出物的性状。

2. 淋巴结切除术（淋巴结活体组织检查术） 如下所述。

（1）适应证：淋巴结肿大患者经淋巴结穿刺涂片不能确诊，怀疑淋巴瘤白血病、恶组、免疫母细胞性淋巴结病、结核、肿瘤转移或结节病，应选择淋巴结活检。

（2）活检部位：一般取肿大的淋巴结，周身淋巴结均肿大者应尽量少取腹股间淋巴结。

3. 摘除的淋巴结 应立即用 10% 甲醛或 95% 乙醇固定送检。

微信扫码
◆临床科研
◆医学前沿
◆临床资讯
◆临床笔记

第二章
心内科疾病护理

第一节　心力衰竭

在致病因素作用下，心功能必将受到不同程度的影响，即为心功能不全（heart insufficiency）。在疾病的早期，机体能够通过心脏本身的代偿机制以及心外的代偿措施，可使机体的生命活动处于相对恒定状态，患者无明显的临床症状和体征，此为心功能不全的代偿阶段。心力衰竭（heart failure），简称心衰，又称充血性心力衰竭，一般是指心功能不全的晚期，属于失代偿阶段，是指在多种致病因素作用下，心脏泵功能发生异常变化，导致心排血量绝对减少或相对不足，以致不能满足机体组织细胞代谢需要，患者有明显的临床症状和体征的病理过程。常见心力衰竭分类见图 2-1。

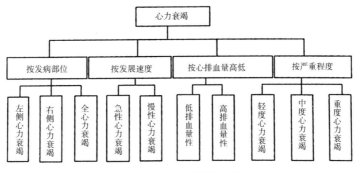

图 2-1　心力衰竭的分类

近年来，很多学者将心力衰竭按危险因素和终末等级进行了分类，并指出新的治疗方式可以改善患者的生活质量。

A 和 B 阶段指患者缺乏心力衰竭早期征象或症状，但存在有风险因素或心脏的异常，这些可能包括心脏形态和结构上的改变。

C 阶段指患者目前或既往有过心力衰竭的症状，如气短等。

D 阶段指患者目前有难治性心力衰竭，并适于进行特殊的进阶治疗，包括心脏移植。

一、病因与发病机制

（一）病因

1. 基本病因　心力衰竭的关键环节是心排血量的绝对减少或相对不足，而心排血量的多少与心肌收缩性的强弱、前负荷和后负荷的高低以及心率的快慢密切相关。因此，凡是能够减弱心肌收缩性、使心脏负荷过度和引起心率显著加快的因素均可导致心力衰竭的发生。

2. 诱因　如下所述。

（1）感染：呼吸道感染为最多，其次是风湿热。女性患者中泌尿道感染亦常见。亚急性感染性心内膜炎也常诱发心力衰竭。

（2）过重的体力劳动或情绪激动。

（3）钠盐摄入过多。

（4）心律失常：尤其是快速性心律失常，如阵发性心动过速、心房颤动等。

（5）妊娠分娩。

（6）输液（特别是含钠盐的液体）或输血过快或过量。

（7）洋地黄过量或不足。

（8）药物作用：如利舍平类、胍乙啶、维拉帕米、奎尼丁、肾上腺皮质激素等。

（9）其他：出血和贫血、肺栓塞、室壁膨胀瘤、心肌收缩不协调，乳头肌功能不全等。

（二）发病机制

心脏有规律的协调的收缩与舒张是保障心排血量的重要前提，其中收缩性是决定心排血量的最关键因素，也是血液循环动力的来源。因此，心力衰竭发病的中心环节，主要是收缩性减弱，但也可见于舒张功能障碍，或二者兼而有之。心肌收缩性减弱的基本机制包括：①心肌结构破坏，导致收缩蛋白和调节蛋白减少。②心肌能量代谢障碍。③心肌兴奋-收缩耦联障碍。④肥大心肌的不平衡生长。

二、临床表现与诊断

（一）临床表现

1. 症状和体征　心力衰竭的临床表现与左右心室或心房受累有密切关系。左侧心力衰竭的临床特点主要是由于左心房和（或）左心室衰竭引起肺淤血、肺水肿；右侧心力衰竭的临床特点是由于右心房和（或）右心室衰竭引起体循环静脉淤血和钠水潴留。发生左侧心力衰竭后，右心也常相继发生功能损害，最终导致全心心力衰竭。出现右侧心力衰竭后，左心衰竭的症状可有所减轻。

2. 辅助检查　如下所述。

（1）X线：左侧心力衰竭可显示心影扩大，上叶肺野内血管纹理增粗，下叶血管纹理细，有肺静脉内血液重新分布的表现，肺门阴影增大，肺间质水肿引起肺野模糊，在两肺野外侧可见水平位的Kerley B线。

（2）心脏超声：利用心脏超声可以评价瓣膜、心腔结构、心室肥厚以及收缩和舒张功能等心脏完整功能参数。其对心室容积的测定、收缩功能和局部室壁运动异常的检出结果可靠。可检测射血分数，心脏舒张功能。

（3）血流动力学监测：除二尖瓣狭窄外，肺毛细血管楔嵌压的测定能间接反应左房压或左室充盈压，肺毛细血管楔嵌压的平均压，正常值为 < 1.6kPa（12mmHg）。

（4）心脏核素检查：心血池核素扫描为评价左和右室整体收缩功能以及心肌灌注提供了简单方法。利用核素技术可以评价左室舒张充盈早期相。

（5）吸氧运动试验：运动耐量有助于评价其病情的严重性并监测其进展。运动时最大氧摄入量和无氧代谢阈（AT）。

（二）诊断

1. 急性心力衰竭（AHF）　AHF的诊断主要依靠症状和体征，辅以适当的检查，如心电图、胸部X线、生化标志物和超声心动图。

2. 慢性心力衰竭　诊断如下。

（1）收缩性心力衰竭（SHF）：多指左侧心力衰竭，主要判定标准为心力衰竭的症状、左心腔增大、左心室收缩末容量增加和左室射血分数（LVEF）≤ 40%。近年研究发现BNP在心力衰竭诊断中具有较高的临床价值，其诊断心力衰竭的敏感性为94%，特异性为95%，为心力衰竭的现代诊断提供重要的方法。

（2）舒张性心力衰竭（DHF）：是指以心肌松弛性、顺应性下降为特征的慢性充血性心力衰竭，往往发生于收缩性心力衰竭前，约占心力衰竭总数的1/3，欧洲心脏病协会于1998年制定了原发性DHF的诊断标准，即必须具有以下3点：①有充血性心力衰竭的症状和体征。②LVEF ≥ 45%。③有左心室松弛、充盈、舒张期扩张度降低或僵硬度异常的证据。这个诊断原则在临床上往往难以做到，因此Zile等经过研究认为只要患者满足以下2项就可以诊断为DHF：①有心力衰竭的症状和体征。②LVEF > 50%。

三、治疗原则

（一）急性心力衰竭

治疗即刻目标是改善症状和稳定血流动力学状态。

（二）慢性心力衰竭

慢性心力衰竭治疗原则：去除病因；减轻心脏负荷；增强心肌收缩力；改善心脏舒张功能；支持疗法与对症处理。治疗目的：纠正血流动力学异常，缓解症状；提高运动耐量，改善生活质量；防治心肌损害进一步加重；降低病死率。

1. 防治病因及诱因　如能应用药物和手术治疗基本病因，则心力衰竭可获改善。如高血压心脏病的降压治疗，心脏瓣膜病及先天性心脏病的外科手术矫治等。避免或控制心力衰竭的诱发因素，如感染，心律失常，操劳过度及甲状腺功能亢进纠正甲状腺功能。

2. 休息　限制其体力活动，以保证有充足的睡眠和休息。较严重的心力衰竭者应卧床休息。

3. 控制钠盐摄入　减少钠盐的摄入，可减少体内水潴留，减轻心脏的前负荷，是治疗心力衰竭的重要措施。在大量利尿的患者，可不必严格限制食盐。

4. 利尿药的应用　可作为基础用药。控制心力衰竭体液潴留的唯一可靠方法。应该用于所有伴有体液潴留的、有症状的心力衰竭患者。但对远期存活率、死亡率的影响尚无大宗试验验证；多与一种 ACEI 类或 β 受体阻滞药合用。旨在减轻症状和体液潴留的表现。

5. 血管扩张药的应用　是通过减轻前负荷和（或）后负荷来改善心脏功能。应用小动脉扩张药如肼屈嗪等，可以降低动脉压力，减少左心室射血阻力，增加心排血量。

6. 洋地黄类药物的应用　洋地黄可致心肌收缩力加强，可直接或间接通过兴奋迷走神经减慢房室传导。并且能改善血流动力学，提高左室射血分数，提高运动耐量，缓解症状；降低交感神经及肾素－血管紧张素－醛固酮（R-A-A）活性，增加压力感受器敏感性。地高辛为迄今唯一被证明既能改善症状又不增加死亡危险的强心药，地高辛对病死率呈中性作用。

7. 非洋地黄类正性肌力药物　虽有短期改善心力衰竭症状作用，但对远期病死率并无有益的作用。研究结果表明不但不能使长期病死率下降，其与安慰剂相比反而有较高的病死率。

8. 血管紧张素转换酶抑制药（ACEI 类）　其作为神经内分泌拮抗药之一已广泛用于临床。可改善血流动力学，直接扩张血管；降低肾素、血管紧张素 II（Ang II）及醛固酮水平，间接抑制交感神经活性；纠正低血钾、低血镁，降低室性心律失常危险，减少心脏猝死（SCD）。

9. β 受体阻滞药　其作为神经内分泌阻断药的治疗地位日显重要。21 世纪慢性心力衰竭的主要药物是 β 受体阻滞药。可拮抗交感神经及 R-A-A 活性，阻断神经内分泌激活；减缓心肌增生、肥厚及过度氧化，延缓心肌坏死与凋亡；上调 β_1 受体密度，介导信号传递至心肌细胞；通过减缓心率而提高心肌收缩力；改善心肌松弛，增强心室充盈；提高心电稳定性，降低室性心律失常及猝死率。

四、常见护理问题

（一）有急性左侧心力衰竭发作的可能

1. 相关因素　左心房和（或）左心室衰竭引起肺淤血、肺水肿。

2. 临床表现　突发呼吸困难，尤其是夜间阵发性呼吸困难明显，患者不能平卧，只能端坐呼吸。呼吸急促、频繁，可达 30~40 次 /min，同时患者有窒息感，面色灰白、口唇发绀、烦躁不安、大汗淋漓、皮肤湿冷、咳嗽、咳出浆液性泡沫痰，严重时咳出大量红色泡沫痰，甚至出现呼吸抑制、窒息、神志障碍、休克、猝死等。

3. 护理措施　急性左侧心力衰竭发生后的急救口诀：坐位下垂降前荷，酒精高氧吗啡静，利尿扩管两并用，强心解痉激素添。

（二）心排血量下降

1. 相关因素　与心肌收缩力降低、心脏前后负荷的改变、缺氧有关。

2. 临床表现　左、右侧心力衰竭常见的症状和体征均可出现。

3. 护理措施　如下所述。

（1）遵医嘱给予强心、利尿、扩血管药物，注意药效和观察不良反应。

（2）保持最佳体液平衡状态：遵医嘱补液，密切观察效果；限制液体和钠的摄入量；根据病情控制输液速度，一般每分钟 20~30 滴。

（3）根据病情选择适当的体位。

（4）根据患者缺氧程度予（适当）氧气吸入。

（5）保持患者身体和心理上得到良好的休息：限制活动减少氧耗量；为患者提供安静舒适的环境，限制探视。

（6）必要时每日测体重，记录 24h 尿量。

（三）气体交换受损

1. 相关因素　与肺循环淤血，肺部感染，及不能有效排痰与咳嗽相关。

2. 临床表现　如下所述。

（1）劳力性呼吸困难、端坐呼吸、发绀（是指毛细血管血液内还原斑红蛋白浓度超过 50g/L，是指皮肤、黏膜出现青紫的颜色，以口唇、舌、口腔黏膜、鼻尖、颊部、耳垂和指、趾末端最为明显）。

（2）咳嗽、咳痰、咯血。

（3）呼吸频率、深度异常。

3. 护理措施　如下所述。

（1）休息：为患者提供安静、舒适的环境，保持病房空气新鲜，定时通风换气。

（2）体位：协助患者取有利于呼吸的卧位，如高枕卧位、半坐卧位、端坐卧位。

（3）根据患者缺氧程度给予（适当）氧气吸入。

（4）咳嗽与排痰方法：协助患者翻身、拍背，利于痰液排出，保持呼吸道通畅。

（5）教会患者正确咳嗽、深呼吸与排痰方法：屏气 3~5s，用力地将痰咳出来，连续 2 次短而有力地咳嗽。

1）深呼吸：首先，患者应舒服地斜靠在躺椅或床上，两个膝盖微微弯曲，垫几个枕头在头和肩部后作为支撑，这样的深呼吸练习，也可以让患者坐在椅子上，以患者的手臂做支撑。其次，护理者将双手展开抵住患者最下面的肋骨，轻轻地挤压，挤压的同时，要求患者尽可能地用力呼吸，使肋骨突起，来对抗护理者手的挤压力。

2）年龄较大的心力衰竭患者排痰姿势：年龄较大、排痰困难的心衰患者，俯卧向下的姿势可能不适合他们，因为这样可能会压迫横膈膜，使得呼吸发生困难。可采取把枕头垫得很高，患者身体侧过来倚靠在枕头上，呈半躺半卧的姿势，这样将有助于患者排痰。

（6）病情允许时，鼓励患者下床活动，以增加肺活量。

（7）呼吸状况监测：呼吸频率、深度改变，有无呼吸困难、发绀。血气分析、血氧饱和度改变。

（8）向患者或家属解释预防肺部感染方法：如避免受凉、避免潮湿、戒烟等。

（四）体液过多

1. 相关因素　与静脉系统淤血致毛细血管压增高，R-A-A 系统活性和血管加压素水平，升高使水、钠潴留，饮食不当相关。

2. 临床表现　具体如下。

（1）水肿：表现为下垂部位如双下肢水肿，为凹陷性，起床活动者以足、踝内侧和胫前部较明显。仰卧者则表现为骶部、腰背部、腿部水肿，严重者可发展为全身水肿，皮肤绷紧而光亮。

（2）胸腔积液：全心心力衰竭者多数存在，右侧多见，主要与体静脉压增高及胸膜毛细血管通透性增加有关。

（3）腹腔积液：多发生在心力衰竭晚期，常并发有心源性肝硬化，由于腹腔内体静脉压及门静脉压增高引起。

（4）尿量减少，体重增加。

（5）精神差，乏力，焦虑不安。

（6）呼吸短促，端坐呼吸。

3. 护理措施 如下所述。

（1）水肿程度的评估：每日称体重，一般在清晨起床后排空大小便而未进食前穿同样的衣服、用同样的磅秤测量。如1~2d内体重快速增加，应考虑是否有水潴留，可增加利尿药的用量，应用利尿药后尿量明显增加，水肿消退。体重下降至正常时，体重又称干体重。同时为患者记出入水量。在急性期出量大于入量，出入量的基本平衡，有利于防止或控制心力衰竭。出量为每日全部尿量、大便量、引流量，同时加入呼吸及皮肤蒸发量600~800ml。入量为饮食、饮水量、水果、输液等，每日总入量为1 500~2 000ml。

（2）体位：尽量抬高水肿的双下肢，以利于下肢静脉回流，减轻水肿的程度。

（3）饮食护理：予低盐、高蛋白饮食，少食多餐。按病情限制钠盐及水分摄入，重度水肿盐摄入量为1g/d、中度水肿3g/d、轻度水肿5g/d；还要控制含钠高的食物摄入，如腊制品、发酵的点心、味精、酱油、皮蛋、方便面、啤酒、汽水等。每日的饮水量通常一半量在用餐时摄取，另一半量在两餐之间摄入，必要时可给患者行口腔护理，以减轻口渴感。

（4）用药护理：应用强心苷和利尿药期间，监测水、电解质平衡情况，及时补钾。控制输液量和速度。

（5）保持皮肤清洁干燥，保持衣着宽松舒适，床单、衣服干净平整。观察患者皮肤水肿消退情况，定时更换体位，避免水肿部位长时间受压，避免在水肿明显的下肢行静脉输液，防止皮肤破损和压疮形成。

（五）活动无耐力

1. 相关因素 与心排血量减少，组织缺血、缺氧及胃肠道淤血引起食欲缺乏、进食减少有关。

2. 临床表现 具体如下。

（1）生活不能自理。

（2）活动持续时间短。

（3）主诉疲乏、无力。

3. 护理措施 如下所述。

（1）评估心功能状态。

（2）设计活动目标与计划，以调节其心理状况，促进活动的动机和兴趣。让患者了解活动无耐力原因及限制活动的必要性，根据心功能决定活动量。

（3）循序渐进为原则，逐渐增加患者的活动量，避免使心脏负荷突然增加。

（4）注意监测活动时患者心率、呼吸、面色、发现异常立即停止活动。

（5）在患者活动量允许范围内，让患者尽可能自理，为患者自理活动提供方便条件。①将患者的常用物品放置在患者容易拿到的地方。②及时巡视病房，询问患者有无生活需要，及时满足其需求。③教会患者使用节力技巧。

（6）教会患者使用环境中的辅助设施，如床栏，病区走廊内、厕所内的扶手等，以增加患者的活动耐力。

（7）根据病情和活动耐力限制探视人次和时间。

（8）间断或持续鼻导管吸氧，氧流量2~3L/min，严重缺氧时4~6L/min为宜。

（六）潜在并发症：电解质紊乱

1. 相关因素 如下所述。

（1）全身血流动力学、肾功能及体内内分泌的改变。

（2）交感神经张力增高与R-A-A系统活性增高的代偿机制对电解质的影响。

（3）心力衰竭使Na^+-K^+-ATP酶受抑制，使离子交换发生异常改变。

（4）药物治疗可影响电解质：①袢利尿药及噻嗪类利尿药可导致低钾血症、低钠血症和低镁血症。②保钾利尿药如螺内酯可导致高钾血症。③血管紧张素转换酶抑制药（ACEI）可引起高钾血症，尤其肾功能不全的患者。

2. 临床表现 具体如下。

（1）低钾血症：轻度乏力至严重的麻痹性肠梗阻、肌肉麻痹、心电图的改变（T波低平、U波）、心律失常，并增加地高辛的致心律失常作用。

（2）低钠血症：轻度缺钠的患者可有疲乏、无力、头晕等症状，严重者可出现休克、昏迷，甚至死亡。

（3）低镁血症：恶心，呕吐，乏力，头晕，震颤，痉挛，麻痹，严重低镁可导致房性或室性心律失常。

（4）高钾血症：乏力及心律失常。高钾血症会引起致死性心律失常，出现以下 ECG 改变：T 波高尖；P-R 间期延长；QRS 波增宽。

3. 护理措施　如下所述。

（1）密切监测患者的电解质，及时了解患者的电解质变化，尤其是血钾、血钠和血镁。

（2）在服用利尿药、ACEI 等药物期间，密切观察患者的尿量和生命体征变化，观察患者有无因电解质紊乱引起的胃肠道反应、神志变化、心电图改变。

（3）一旦出现电解质紊乱，应立即报告医生，给予相应的处理。

1）低钾血症：停用排钾利尿药及洋地黄制剂；补充钾剂，通常应用 10% 枸橼酸钾口服与氯化钾静脉应用均可有效吸收。传统观念认为严重低钾者可静脉补钾，静滴浓度不宜超过 40mmol/L，速度最大为 20mmol/h（1.5g/h），严禁用氯化钾溶液直接静脉推注。但新的观点认为在做好患者生命体征监护的情况下，高浓度补钾也是安全的。

高浓度静脉补钾有如下优点：能快速、有效地提高血钾的水平，防止低钾引起的心肌应激性及血管张力的影响；高浓度静脉补钾避免了传统的需输注大量液体，从而减轻了心脏负荷，尤其适合于心力衰竭等低钾血症患者。

高浓度补钾时的护理：①高浓度静脉补钾必须在严密的监测血清钾水平的情况下和心电监护下进行，需每 1~2h 监测 1 次血气分析，了解血清钾水平并根据血钾提高的程度来调整补钾速度，一般心力衰竭患者血钾要求控制在 4.0mmol/L 以上，> 45mmol/L 需停止补钾。②严格控制补钾速度，最好用微泵调节，速度控制在 20mmol/h 以内，补钾的通道严禁推注其他药物，避免因瞬间通过心脏的血钾浓度过高而致心律失常。③高浓度静脉补钾应在中心静脉管道内输注，严禁在外周血管注射，因易刺激血管的血管壁引起剧痛或静脉炎。④补钾期间应监测尿量 > 30ml/h，若尿量不足可结合中心静脉压（CVP）判断血容量，如为血容量不足应及时扩容使尿量恢复。⑤严密观察心电图改变，了解血钾情况，如 T 波低平，ST 段压低，出现 U 波，提示低钾可能，反之 T 波高耸则表示有高钾血症的可能。⑥补钾的同时也应补镁，因为细胞内缺钾的同时多数也缺镁，且缺镁也易诱发心律失常，甚至有人认为即使血镁正常也应适当补镁，建议监测血钾的同时也监测血镁的情况。

2）低钠血症：稀释性低钠血症患者对利尿药的反应很差，血浆渗透压低，因此选用渗透性利尿药甘露醇利尿效果要优于其他利尿药，联合应用强心药和袢利尿药。甘露醇 100~250ml 需缓慢静滴，一般控制在 2~3h 内静滴，并在输注到一半时应用强心药（毛花苷 C），10~20min 后根据患者情况静脉注射呋塞米 100~200mg。

真性低钠血症利尿药的效果很差。应当采用联合应用大剂量袢利尿药和输注小剂量高渗盐水的治疗方法。补钠的量可以参照补钠公式计算。

补钠量（g）=（142mmol/L- 实测血清钠）× 0.55 × 体重（kg）/17 根据临床情况，一般第 1d 输入补充钠盐量的 1/4~1/3，根据患者的耐受程度及血清钠的水平决定下次补盐量。具体方案 1.4%~3.0% 的高渗盐水 150ml，30min 内快速输入，如果尿量增多，应注意静脉给予 10%KCl 20~40ml/d，以预防低钾血症。入液量为 1 000ml，每天测定患者体重、24h 尿量、血电解质和尿的实验室指标。严密观察心肺功能等病情变化，以调节剂量和滴速，一般以分次补给为宜。

3）低镁血症：有症状的低镁血症：口服 2~4mmol/kg 体重，每 8~24h 服 1 次。补镁的过程中应注意不要太快，如过快会超过肾阈值，导致镁从尿液排出。无症状者亦应口服补充。不能口服时，也可用 50% 硫酸镁 20ml 溶于 50% 葡萄糖 1 000ml 静滴，缓慢滴注。通常需连续应用 3~5d 才能纠正低镁血症。

4）高钾血症：出现高钾血症时，应立即停用保钾利尿药，纠正酸中毒；静注葡萄糖酸钙剂对抗高钾对心肌传导的作用，这种作用是快速而短暂的，一般数分钟起作用，但只维持不足 1h。如 ECG 改变持续存在，5min 后再次应用。为了增加钾向细胞内的转移，应用胰岛素 10U 加入 50% 葡萄糖 50ml 静滴可在

10~20min 内降低血钾，此作用可持续 4~6h；应用祥利尿药以增加钾的肾排出；肾功能不全的严重高血钾（ > 7mmol/L）患者应当立即给予透析治疗。

（七）潜在的并发症：洋地黄中毒

1. 相关因素　与洋地黄类药物使用过量、低血钾等因素有关。

2. 临床表现　具体如下。

（1）胃肠道反应：一般较轻，常见食欲缺乏、恶心、呕吐、腹泻、腹痛。

（2）心律失常：服用洋地黄过程中，心律突然转变，是诊断洋地黄中毒的重要依据。如心率突然显著减慢或加速，由不规则转为规则，或由规则转为有特殊规律的不规则。洋地黄中毒的特征性心律失常有：多源性室性期前收缩呈二联律，特别是发生在心房颤动基础上；心房颤动伴完全性房室传导阻滞与房室结性心律；心房颤动伴加速的交接性自主心律呈干扰性房室分离；心房颤动频发交界性逸搏或短阵交界性心律；室上性心动过速伴房室传导阻滞；双向性交界性或室性心动过速和双重性心动过速。洋地黄引起的不同程度的窦房和房室传导阻滞也颇常见。应用洋地黄过程中出现室上性心动过速伴房室传导阻滞是洋地黄中毒的特征性表现。

（3）神经系统表现：可有头痛、失眠、忧郁、眩晕，甚至神志错乱。

（4）视觉改变：可出现黄视或绿视以及复视。

（5）血清地高辛浓度 > 2.0ng/ml。

3. 护理措施　如下所述。

（1）遵医嘱正确给予洋地黄类药物。

（2）熟悉洋地黄药物使用的适应证、禁忌证和中毒反应，若用药前心率 < 60 次 /min，禁止给药。用药适应证：心功能 II 级以上各种心力衰竭，除非有禁忌证，心功能 III、IV 级收缩性心力衰竭，窦性心律的心力衰竭。

用药禁忌证：预激综合征并心房颤动，二度或三度房室传导阻滞，病态窦房结综合征无起搏器保护者，低血钾。

洋地黄中毒敏感人群：老年人；急性心肌梗死心肌炎、肺心病、重度心力衰竭；肝、肾功能不全；低钾血症、贫血、甲状腺功能减退症。

使地高辛浓度升高的药物：奎尼丁、胺碘酮、维拉帕米。

（3）了解静脉使用毛花苷 C 的注意事项：需稀释后才能使用，成人静脉注射毛花苷 C 洋地黄化负荷剂量为 0.8mg，首次给药 0.2mg 或 0.4mg 稀释后静脉推注，每隔 2~4h 可追加 0.2mg，24h 内总剂量不宜超过 0.8~1.2mg。对于易于发生洋地黄中毒者及 24h 内用过洋地黄类药物者应根据情况酌情减量或减半量给药。推注时间一般 15~20min，推注过程中密切观察患者心律和心率的变化，一旦心律出现房室传导阻滞、长间歇，心率 < 60 次 /min，均应立即停止给药，并通知医生。

（4）注意观察患者有无洋地黄中毒反应的发生。

（5）一旦发生洋地黄中毒，及时处理洋地黄制剂的毒性反应：①临床中毒患者立即停药，同时停用排钾性利尿药，重者内服不久时立即用温水、浓茶或 1 : 2 000 高锰酸钾溶液洗胃，用硫酸镁导泻。②内服通用解毒药或鞣酸蛋白 3~5g。③发生少量期前收缩或短阵二联律时可口服 10% 氯化钾液 10~20ml，每日 3~4 次，片剂有发生小肠炎、出血或肠梗阻的可能，故不宜用。如中毒较重，出现频发的异位搏动，伴心动过速、室性心律失常时，可静脉滴注氯化钾，注意用钾安全。④如有重度房室传导阻滞、窦性心动过缓、窦房阻滞、窦性停搏、心室率缓慢的心房颤动及交界性逸搏心律等，根据病情轻重酌情采用硫酸阿托品静脉滴注、静脉注射或皮下注射。⑤当出现洋地黄引起的各种快速心律失常时如伴有房室传导阻滞的房性心动过速和室性期前收缩等患者，苯妥英钠可称为安全有效的良好药物，可用 250mg 稀释于 20ml 的注射用水或生理盐水中（因为强碱性，不宜葡萄糖液稀释），于 5~15min 内注射完，待转为窦性心律后，用口服法维持，每次 0.1g，每日 3~4 次。⑥出现急性快速型室性心律失常，如频发室性期前收缩、室性心动过速、心室扑动及心室颤动等，可用利多卡因 50~100mg 溶于 10% 葡萄糖溶液 20ml，在 5min 内缓慢静脉注入，若无效可取低限剂量重复数次，间隔 20min，总量不超过 300mg，心律失常控制后，继以

1~3mg/min 静脉滴注维持。

除上述方法外，电起搏对洋地黄中毒诱发的室上性心动过速和引起的完全性房室传导阻滞且伴有阿-斯综合征者是有效而适宜的方法。前者利用人工心脏起搏器发出的电脉冲频率，超过或接近心脏的异位频率，通过超速抑制而控制异位心律；后者是采用按需型人工心脏起搏器进行暂时性右室起搏。为避免起搏电极刺激诱发严重心律失常，应同时合用苯妥英钠或利多卡因。

（八）焦虑

1. 相关因素　与疾病的影响、对治疗及预后缺乏信心、对死亡的恐惧有关。
2. 临床表现　精神萎靡、消沉、失望；容易激动；夜间难以入睡；治疗、护理欠合作。
3. 护理措施　如下所述。
（1）患者出现呼吸困难、胸闷等不适时，守候患者身旁，给患者以安全感。
（2）耐心解答患者提出的问题，给予健康指导。
（3）与患者和家属建立融洽关系，避免精神应激，护理操作要细致、耐心。
（4）尽量减少外界压力刺激，创造轻松和谐的气氛。
（5）提供有关治疗信息，介绍治疗成功的病例，注意正面效果，使患者树立信心。
（6）必要时寻找合适的支持系统，如单位领导和家属对患者进行安慰和关心。

五、健康教育

（一）心理指导

急性心力衰竭发作时，患者因不适而烦躁。护士要以亲切语言安慰患者，告知患者尽量做缓慢深呼吸，采取放松疗法，稳定情绪，配合治疗及护理，才能很快缓解症状。长期反复发病患者，需保持情绪稳定，避免焦虑、抑郁、紧张及过度兴奋，以免诱发心力衰竭。

（二）饮示指导

（1）提供令人愉快、舒畅的进餐环境，避免进餐时间进行治疗。饮食宜少食多餐、不宜过饱，在食欲最佳的时间进食，宜进食易消化、营养丰富的食物。控制钠盐的摄入，每日摄入食盐 5g 以下。对使用利尿药患者，由于在使用利尿药的同时，常伴有体内电解质的排出，容易出现低血钾、低血钠等电解质紊乱，并容易诱发心律失常、洋地黄中毒等，可指导患者多食香蕉、菠菜、苹果、橙子等含钾高的食物。

（2）适当控制主食和含糖零食，多吃粗粮、杂粮，如玉米、小米、荞麦等；禽肉、鱼类，以及核桃仁、花生、葵花子等硬果类含不饱和脂肪酸较多，可多用；多食蔬菜和水果，不限量，尤其是超体重者，更应多选用带色蔬菜，如菠菜、油菜、番茄、茄子和带酸味的新鲜水果，如苹果、橘子、山楂，提倡吃新鲜蔬菜；多用豆油、花生油、菜油及香油等植物油；蛋白质按 2g/kg 供给，蛋白尽量多用黄豆及其制品，如豆腐、豆干、百叶等，其他如绿豆、赤豆。

（3）禁忌食物：限制精制糖，包括蔗糖、果糖、蜂蜜等单糖类；最好忌烟酒，忌刺激性食物及调味品，忌油煎、油炸等烹调方法；少用猪油、黄油等动物油烹调；禁用动物脂肪高的食物，如猪肉、牛肉、羊肉及含胆固醇高的动物内脏、动物脂肪、蛋黄等；食盐不宜多用，每天 2~4g；含钠味精也应适量限用。

（三）作息指导

减少干扰，为患者提供休息的环境，保证睡眠时间。有呼吸困难者，协助患者采取适当的体位。教会患者放松疗法如局部按摩、缓慢有节奏的呼吸或深呼吸等。根据不同的心功能采取不同的活动量。在患者活动耐力许可范围内，鼓励患者尽可能生活自理。教会患者保存体力，减少氧耗的技巧，在较长时间活动中穿插休息，日常用品放在易取放位置。部分自理活动可坐着进行，如刷牙、洗脸等。心力衰竭症状改善后增加活动量时，首先是增加活动时间和频率，然后才考虑增加运动强度。运动方式可采取半坐卧、坐起、床边摆动肢体、床边站立、室内活动、短距离步行。

（四）出院指导

（1）避免诱发因素，气候转凉时及时添加衣服，预防感冒。
（2）合理休息，体力劳动不要过重，适当的体育锻炼以提高活动耐力。

（3）进食富含维生素、粗纤维食物，保持大便通畅。少量多餐，避免过饱。

（4）强调正确按医嘱服药，不随意减药或撤换药的重要性。

（5）定期门诊随访，防止病情发展。

第二节　高血压

高血压是一种以动脉压升高为主要特征，同时伴有心、脑、肾、血管等靶器官功能性或器质性损害以及代谢改变的全身性疾病。我国目前采用的高血压诊断标准是《2005年中国高血压诊治指南》，是在未用抗高血压药情况下，收缩压≥140mmHg和（或）舒张压≥90mmHg，按血压水平将高血压分为3级。收缩压≥140mmHg和舒张压＜90mmHg单列为单纯性收缩期高血压。患者既往有高血压史，目前正在用抗高血压药，血压虽然低于140/90mmHg，亦应该诊断为高血压见表2-1。

表2-1　高血压诊断标准

类别	收缩压（mmHg）	舒张压（mmHg）
正常血压	＜120	＜80
正常高值	120~139	80~89
高血压	≥140	≥90
1级高血压（轻度）	140~159	90~99
2级高血压（中度）	160~179	100~109
3级高血压（重度）	≥180	≥110
单纯收缩期高血压	≥140	＜90

注：若患者的收缩压与舒张压分属不同的级别时，则以较高的分级为准。单纯收缩期高血压也可按照收缩压水平分为1、2、3级。

临床上高血压见于两类疾病，第一类为原发性高血压，又称高血压病，是一种以血压升高为主要临床表现而病因尚不明确的独立疾病（占所有高血压病患者的90%以上）。第二类为继发性高血压，又称症状性高血压，在这类疾病中病因明确，高血压是该种疾病的临床表现之一，血压可暂时性或持续性升高，如继发于急慢性肾小球肾炎、肾动脉狭窄等肾疾病之后的肾性高血压；继发于嗜络细胞瘤等内分泌疾病之后的内分泌性高血压；继发于脑瘤等疾病之后的神经源性高血压等。下面主要介绍原发性高血压。

一、病因和发病机制

（一）病因

高血压的病因尚未完全明了，可能与下列因素有关。

（1）遗传因素：调查表明，60%左右的高血压病患者均有家族史，但遗传的方式未明。某些学者认为属单基因常染色体显性遗传，但也有学者认为属多基因遗传。

（2）环境因素：包括饮食习惯（如饮食中热能过高以至肥胖或超重，高盐饮食等）、职业、噪声、吸烟、气候改变、微量元素摄入不足和水质硬度等。

（3）神经精神因素：缺少运动或体力活动，精神紧张或情绪创伤与本病的发生有一定的关系。

（二）发病机制

有关高血压的发病原理的学说较多，包括精神神经源学说、内分泌学说、肾源学说、遗传学说以及钠盐摄入过多学说等。各种学说各有其根据，综合起来认为高级神经中枢功能失调在发病中占主导地位，体液、内分泌因素、肾脏以及钠盐摄入过多也参与本病的发病过程。

外界环境的不良刺激以及某些不利的内在因素，引起剧烈、反复、长时间的精神紧张和情绪波动，导致大脑皮质功能障碍和下丘脑神经内分泌中枢功能失调。由此可通过下列几条途径促使周围小动脉痉挛，进而形成高血压：①皮质下血管舒缩中枢形成了以血管收缩神经冲动占优势的兴奋灶，引起细小动脉痉挛，外周血管阻力增加，血压增高。②大脑皮质功能失调可引起神经垂体释放更多的血管升压素，后者可直接引起小动脉痉挛，也可通过肾素－醛固酮系统，引起钠潴留，进一步促使小动脉痉挛。③大脑皮质功能失调也可引起垂体前叶促肾上腺皮质激素（ACTH）和肾上腺皮质激素分泌增加，促使钠潴留。④大脑皮质功能失调还可引起肾上腺髓质激素分泌增多，后者可直接引起小动脉痉挛，也可通过增加心排血量进一步加重高血压。

二、临床表现

（一）一般表现

大多数的高血压患者在血压升高早期仅有轻微的自觉症状，如头痛、头晕、失眠、耳鸣、烦躁、工作和学习精力不易集中，容易出现疲劳等。

（二）并发症

疼痛或出现颈背部肌肉酸痛紧张感。血压持久升高可导致心、脑、肾、血管等靶器官受损的表现。当出现心慌、气促、胸闷、心前区疼痛时表明心脏已受累；出现尿频、多尿、尿液清淡时表明肾脏受累；如果高血压患者突然出现神志不清、呼吸深沉不规则、大小便失禁等提示可能发生脑出血；如果是逐渐出现一侧肢体活动不利、麻木甚至麻痹应当怀疑是否有脑血栓的形成。

（三）高血压危险度分层

据心血管危险因素和靶器官受损的情况分层如下。

（1）低危组：男性年龄＜55岁、女性年龄＜65岁，高血压1级、无其他危险因素者，属低危组。典型情况下，10年随访中患者发生主要心血管事件的危险＜15%。

（2）中危组：高血压2级或1~2级同有1~2个危险因素，患者应否给予药物治疗，开始药物治疗前应经多长时间的观察，医生需予十分缜密的判断。典型情况下，该组患者随后10年内发生主要心血管事件的危险15%~20%，若患者属高血压1级，兼有一种危险因素，10年内发生心血管事件危险约15%。

（3）高危组：高血压水平属1级或2级，兼有3种或更多危险因素、兼患糖尿病或靶器官损害或高血压水平属3级但无其他危险因素患者属高危组。典型情况下，他们随后10年间发生主要心血管事件的危险20%~30%。

（4）极高危组：高血压3级同时有1种以上危险因素或兼患糖尿病或靶器官损害，或高血压1~3级并有临床相关疾病。典型情况下，随后10年间发生主要心血管事件的危险≥30%，应迅速开始最积极的治疗。

（四）几种特殊高血压类型

1. 高血压危象　在高血压疾病发展过程中，因为劳累、紧张、精神创伤、寒冷所诱发，出现烦躁不安、心慌、多汗、手足发抖、面色苍白、异常兴奋等临床表现，可伴有心绞痛、心力衰竭，也可伴有高血压脑病的临床表现。血压升高以收缩压升高为主，往往收缩压＞200mmHg。

2. 高血压脑病　在高血压疾病发展过程中，因为劳累、紧张、情绪激动等诱发，急性脑血液循环障碍，引起脑水肿和颅内压增高，出现头痛、呕吐、烦躁不安、心跳慢、视物模糊、意识障碍甚至昏迷等临床表现。血压升高以舒张压升高为主，往往舒张压＞120mmHg。

3. 恶性高血压　又称急进性高血压，是指舒张压和收缩压均显著增高，病情进展迅速，常伴有视网膜病变，多见于青年人，常常出现头晕、头痛、视物模糊、心慌、气短、体重减轻等临床表现，舒张压常＞130mmHg，易并发心、脑、肾等重要脏器的严重并发症，短时间内可因肾衰竭而死亡。

三、治疗

（一）药物治疗

临床上常用的降压药物主要有六大类：利尿药、α受体阻断药、钙通道阻滞药（CCBs）、血管紧张素转换酶抑制药（ACEI）、β受体阻断药以及血管紧张素Ⅱ受体拮抗药（ARBs）。临床试验结果证实几种降血压药物，均能减少高血压并发症。

1. 治疗目标　抗高血压治疗的最终目标是减少心血管和肾脏疾病的发病率和病死率。多数高血压患者，特别是 50 岁以上者 SBP 达标时，DBP 也会达标，治疗重点应放在 SBP 达标上。普通高血压患者降至 140/90mmHg 以下，糖尿病、肾病等高危患者降压目标是 < 130/80mmHg 以下，老年高血压患者的收缩压降至 150mmHg 以下。

需要说明的是，降压目标是 140/90mmHg 以下，而不仅仅是达到 140/90mmHg。如患者耐受，还可进一步降低，如对年轻高血压患者可降至 130/80mmHg 或 120/80mmHg。

2. 治疗原则　高血压的治疗应全面考虑患者的血压升高水平、并存的危险因素、临床情况，以及靶器官损害，确定合理的治疗方案。对不同危险等级的高血压患者应采用不同的治疗原则。选择抗高血压药物时应考虑对其他伴随疾病存在有利和不利的影响。

（1）潜在的有利影响：噻嗪类利尿药有助于延缓骨质疏松患者的矿物质脱失。β 受体阻断药可治疗心房快速房性心律失常或心房颤动，偏头痛，甲状腺功能亢进（短期应用），特发性震颤或手术期高血压。CCBs 治疗雷诺综合征和某些心律失常。α 受体阻断药可治疗前列腺疾病。

（2）潜在的不利影响：噻嗪类利尿药慎用于痛风或有明显低钠血症史的患者。β 受体阻断药禁用于哮喘、反应性气道疾病、二度或三度心脏传导阻滞。ACEI 和 ARBs 不适于准备怀孕的妇女，禁用于孕妇。ACEI 不适于有血管性水肿病史的患者。醛固酮拮抗药和保钾利尿药会导致高钾血症，应避免用于服药前血清钾超过 5.0mEq/L 的患者。

3. 治疗的有效措施　包括以下几点。

（1）降低高血压患者的血压水平是预防脑卒中及冠心病的根本，只要降低高血压患者的血压水平，就对患者有益处。

（2）由于大多数高血压患者需要两种或以上药物联合应用才能达到目标血压，故提倡小剂量降压药的联合应用或固定剂量复方制剂的应用。

（3）利尿药、β 受体阻断药、ACE 抑制药、钙通道阻滞药、血管紧张素受体拮抗药及小剂量复方制剂均可作为初始或维持治疗高血压的药物。

（4）推荐应用每日口服 1 次，降压效果维持 24h 的降压药，强调长期有规律的抗高血压治疗，达到有效、平稳、长期控制的要求。

（二）非药物治疗

非药物治疗是高血压的基础治疗，主要通过改善不合理的生活方式，减低危险因素水平，进而使血压水平下降。对 1 级高血压患者，仅通过非药物治疗就有可能使血压降至正常水平。对于必须接受药物治疗的 2、3 级高血压患者，非药物治疗可以提高药物疗效，减少药物用量，从而降低药物的不良反应，减少治疗费用（表 2-2）。

表 2-2　防治高血压的非药物措施

措施	目标	收缩压下降范围
减重	减少热量，膳食平衡，增加运动，BMI 保持 20~24kg/m²	5~20mmHg/ 减重 10kg
膳食限盐	北方首先将每人每日平均食盐量降至 8g，以后再降至 6g，南方可控制在 6g 以下	2~8mmHg
减少膳食脂肪	总脂肪 < 总热量的 30%，饱和脂肪 < 10%，增加新鲜蔬菜每日 400~500g，水果 100g，肉类 50~100g. 鱼虾类 50g 蛋类每周 3~4 枚，奶类每日 250g，每日食油 20~25g，少吃糖类和甜食	–

措施	目标	收缩压下降范围
增加及保持适当体力活动	一般每周运动 3~5 次，每次持续 20~60min。如运动后自我感觉良好，且保持理想体重，则表明运动量和运动方式会话	4~9mmHg
保持乐观心态，提高应激能力	通过宣教和咨询，提高人群自我防病能力。提倡选择适合个体的体育、绘画等文化活动，增加老年人社交机会，提高生活质量	—
戒烟、限酒	不吸烟；不提倡饮酒，如饮酒，男性每日饮酒精量不超过 25g，即葡萄酒小于 100~150ml（相当于 2~3 两），或啤酒小于 250~500ml（相当于 0.5~1 斤），或白酒小于 25~50ml（相当于 0.5~1 两）；女性则减半量，孕妇不饮酒。不提倡饮高度烈性酒。高血压及心脑血管病患者应尽量戒酒	2~4mmHg

注：BMI: 体重指数 = 体重 / 身高 ^{2}（kg/m^2）。

（三）特殊人群高血压治疗方案

1. 老年高血压　65 岁以上的老年人中 2/3 以上有高血压，老年人降压治疗强调平缓降压，应给予长效制剂，对可耐受者应尽可能降至 140/90mmHg 以下，但舒张压不宜低于 60mmHg，否则是预后不佳的危险因素。

2. 糖尿病　常并发血脂异常、直立性低血压、肾功能不全、冠心病，选择降压药应兼顾或至少不加重这些异常。

3. 冠心病　高血压并发冠心病的患者发生再次梗死或猝死的机会要高于不合并高血压的冠心病患者，它们均与高血压有直接关系，应积极治疗。研究显示，伴有冠心病的高血压患者，不论选用 β–受体阻断药还是钙通道阻滞药，作为控制血压的一线药物，最后结果是一样的。

4. 脑血管病　对于病情稳定的非急性期脑血管病患者，血压水平应控制在 140/90mmHg 以下。急性期脑血管病患者另作别论。

5. 肾脏损害　血肌酐 < 221μmol/L，首选 ACEI，因其对减少蛋白尿及延缓肾病变的进展有利；血肌酐 > 265μmol/L 应停用 ACEI，可选择钙通道阻滞药、α 受体阻断药、β 受体阻断药。伴有肾脏损害或有蛋白尿的患者（24h 蛋白尿 > 1g），控制血压宜更严格。

6. 妊娠高血压　因妊娠早期的血管扩张作用，在妊娠 20 周前，轻度高血压的患者不需药物治疗，从 16 周至分娩通常使用的较为安全的药物包括：甲基多巴、β 受体阻滞药、肼屈嗪（短期），降低所有的心血管危险因素，须停止吸烟。改变生活方式产生的效果与量和时间有关，某些人的效果更好。

四、高血压病常见护理问题

（一）疼痛：头痛

1. 相关因素　与血压升高有关。

2. 临床表现　头部疼痛。

3. 护理措施　如下所述。

（1）评估患者头痛的情况，如头痛程度（长海痛尺）、持续时间、是否伴有恶心、呕吐、视物模糊等伴随症状。

（2）尽量减少或避免引起或加重头痛的因素，保持病室环境安静，减少探视，护理人员做到操作轻、说话轻、走路轻、关门轻，保证患者有充足的睡眠。

（3）向患者讲解引起头痛的原因，嘱患者合理安排工作和休息，避免劳累、精神紧张、情绪激动等，戒烟、酒。

（4）指导患者放松的技巧，如听轻音乐、缓慢呼吸等。

（5）告知患者控制血压稳定和坚持长期、规律服药的重要性，加强患者的服药依从性。

（二）活动无耐力

1. 相关因素　与并发心力衰竭有关。

2. 临床表现　乏力，轻微活动后即感呼吸困难、无力等。

3. 护理措施　如下所述。

（1）告知患者引起乏力的原因，尽量减少增加心脏负担的因素，如剧烈活动等。

（2）评估患者心功能状态，评估患者活动情况，根据患者心功能情况制定合理的活动计划。督促患者坚持动静结合，循序渐进增加活动量。

（3）嘱患者一旦出现心慌、呼吸困难，胸闷等情况应立即停止活动，保证休息，并一次作为最大活动量的指征。

（三）有受伤的危险

1. 相关因素　与头晕、视物模糊有关。

2. 临床表现　头晕、眼花、视物模糊，严重时可出现晕厥。

3. 护理措施　如下所述。

（1）警惕急性低血压反应，避免剧烈运动、突然改变体位，改变体位时动作应缓慢，特别是夜间起床时；服药后不要站立太久，因为长时间的站立会使腿部血管扩张，血流增加，导致脑部供血不足；避免用过热的水洗澡，防止周围血管扩张导致晕厥。

（2）如出现晕厥、恶心、乏力时应立即平卧，头低足高位，促进静脉回流，增加脑部的血液供应。上厕所或外出应有人陪伴，若头晕严重应尽量卧床休息，床上大小便。

（3）避免受伤，活动场所应灯光明亮，地面防滑，厕所安装扶手，房间应减少障碍物。

（4）密切检测血压的变化，避免血压过高或过低。

（四）执行治疗方案无效

1. 相关因素　与缺乏相应治疗知识和治疗长期性、复杂性有关。

2. 临床表现　不能遵医嘱按时服药。

3. 护理措施　如下所述。

（1）告知患者按时服药的重要性，不能血压正常时就自行停药。

（2）嘱患者定期门诊随访，监测血压控制情况。

（3）坚持服药的同时还要注意观察药物的不良反应，如使用利尿药时应注意监测血钾水平，防止低血钾；用 β 受体阻断药应注意其抑制心肌收缩力、心动过缓、支气管痉挛、低血糖等不良反应；使用血管紧张素转换酶（ACE）抑制应注意其头晕、咳嗽、肾功能损害等不良反应。

（五）潜在并发症：高血压危重症

1. 相关因素　与血压短时间突然升高有关。

2. 临床表现　在高血压病病程中，患者血压显著升高，出现头痛、烦躁、心悸、气急、恶心、呕吐、视物模糊等。

3. 护理措施　如下所述。

（1）患者应进入加强监护室，绝对卧床休息，避免一切不良刺激，保证良好的休息环境。持续监测血压和尽快应用适合的降压药。

（2）安抚患者，做好心理护理，严密观察患者病情变化。

（3）迅速减压，静脉输注降压药，1h 使平均动脉血压迅速下降但不超过 25%，在以后的 2~6h 内血压降至 60（100~110）mmHg。血压过度降低可引起肾、脑或冠脉缺血。如果这样的血压水平可耐受和临床情况稳定，在以后 24~48h 逐步降低血压达到正常水平。

（4）急症常用降压药有硝普钠（静脉）、尼卡地平、乌拉地尔、二氮嗪，肼屈嗪、拉贝洛尔、艾司洛尔、酚妥拉明等。用药时注意效果以及有无不良反应，如静滴硝酸甘油等药物时应注意监测血压变化。

（5）向患者讲明遵医嘱按时服药，保证血压稳定的重要性，争取患者及家属的配合。

（6）告知患者如出现血压急剧升高、剧烈头痛。呕吐等不适应及时来院就诊。

（7）协助生活护理，勤巡视病房，勤询问患者的生活需要。

五、健康教育

高血压的健康教育就是根据文化、经济、环境和地理的差异，针对不同的目标人群采用多种形式进行信息的传播，公众教育应着重于宣传高血压的特点、原因和并发症的有关知识；它的可预防性和可治疗性，以及生活方式在高血压的预防和治疗中的作用。尤其应针对不同人群开展不同内容的健康教育。

（一）随访教育

1. 教育诊断　确定患者的目前行为状况、知识、技能水平和学习能力、态度和信念以及近期内患者首先要采取改变的问题。

2. 咨询指导　指导要具体化，行为改变从小量开始，多方面的参与支持，从各方面给患者持续的一致的正面的健康信息可加强患者行为的改变。要加强家庭和朋友的参与全体医务人员的参与。

3. 随访和监测　定期随访患者，及时评价和反馈，并继续设定下一步的目标，可使患者改变的行为巩固和持续下去。一旦开始应用抗高血压药物治疗，多数患者应每月随诊，调整用药直至达到目标血压。2级高血压或有复杂并发症的患者应增加随访的次数。每年至少监测 1 或 2 次血钾和肌酐。如血压已达标并保持稳定，可每隔 3~6 个月随访 1 次。如有伴随疾病如心力衰竭；或并发其他疾病如糖尿病；或实验室检查的需要均会影响随诊的频率。其他的心血管危险因素也应达到相应的治疗目标，并大力提倡戒烟。由于未控制的高血压患者服用小剂量阿司匹林脑出血的危险增加，只有在血压控制的前提下，才提倡小剂量阿司匹林治疗。

（二）饮示指导

在利尿药及其他降压药问世以前，高血压的治疗主要以饮食为主，随着药物学的发展，饮食治疗逐渐降至次要地位。然而近年来关于高血压病病因和发病机制的研究又促进人们重新评价营养在本病防治中的重要作用。其主要原因是由于：第一，高血压病作为一种常见病，其发生与环境因素，特别是与营养因素密切相关；第二，现有的各种降压药物均有一定的不良反应，而营养治疗不仅具有一定的疗效，而且合乎生理，因此更适宜于大规模人群的防治。

1. 营养因素在高血压痛防治中的作用　如下所述。

（1）钠和钾的摄入与高血压病的发病和防治有关：首先，流行病学方面大量资料表明，高血压病的发病率与居民膳食中钠盐摄入量呈显著正相关；其次，临床观察发现，不少轻度高血压患者，只需中度限制钠盐摄入，即可使其血压降至正常范围。即使是重度或顽固性高血压病患者，低盐饮食也常可增加药物疗效，减少用药剂量。第三，动物实验表明，钠盐摄入过多可使小鸡和大鼠形成高血压，血压增高的程度与盐量成正比。进一步研究还表明，钠盐对血压的影响与遗传因素有关。通过近亲交配所产生的对盐敏感的大鼠，即使喂以钠盐不高的饲料，也可产生高血压。钠盐摄入过多引起高血压的机制尚未明了。据认为可能与细胞外液扩张，心排血量增加，组织过分灌注，以至造成周围血管阻力增加和血压增高。有人发现高血压患者小动脉中每单位干重所含钠盐较正常人为高，这可使动脉壁增厚，血管阻力增加，也可使血管的舒缩性发生改变。

钾不论动物实验或人体观察均提示其具有对抗钠所引起的不利作用。临床观察表明，氯化钾可使血压呈规律性下降，而氯化钠则可使之上升。

（2）水质硬度和微量元素：软水地区高血压的发病率较硬水地区为高，这可能与微量元素镉有关。动物实验已证明，镉可引起大鼠的高血压，而当用镉的螯合剂时则可使其逆转。上海市高血压病研究所发现不论健康人或高血压患者的血压增高与血中镉含量的对数呈正相关。锌具有对抗镉的作用，其含量降低可使血压升高。此外，也有报道提到镁对高血压患者有扩张血管作用，能使大多数类型患者的心排血量增加。

（3）其他因素：包括热能、蛋白质、糖类和脂肪等也与本病的发生和防治有一定的联系。

2. 防治措施　具体如下。

（1）限制钠盐摄入：健康成人每天钠的需要量仅为 200mg（相当于 0.5g 食盐）。WHO 建议每人每日食盐量不超过 6g。我国膳食中约 80% 的钠来自烹调或含盐高的腌制品，因此限盐首先要减少烹调用盐及含盐高的调料，少食各种咸菜及盐腌食品。根据 WHO 的建议，北方居民应减少日常用盐一半，南方居民减少 1/3。

（2）减少膳食脂肪，补充适量优质蛋白质：有流行病学资料显示，即使不减少膳食中的钠和不减重，如果将膳食脂肪控制在总热量 25% 以下，P/S 比值维持在 1，连续 40d 可使男性 SBP 和 DBP 下降 12%，女性下降 5%。有研究表明每周吃鱼 4 次以上与吃鱼最少的相比，冠心病发病率减少 28%。建议改善动物性食物结构，减少含脂肪高的猪肉，增加含蛋白质较高而脂肪较少的禽类及鱼类。蛋白质占总热量 15% 左右，动物蛋白占总蛋白质 20%。蛋白质质量依次为：奶、蛋；鱼、虾；鸡、鸭；猪、牛、羊肉；植物蛋白，其中豆类最好。

（3）注意补充钾和钙：研究资料表明钾与血压呈明显负相关，中国膳食低钾、低钙，因此要增加含钾多、含钙高的食物，如绿叶菜、鲜奶、豆类制品等。这一点在使用利尿药，特别是当血钾含量偏低时尤为重要。

（4）多吃蔬菜和水果：增加蔬菜或水果摄入，减少脂肪摄入可使 SBP 和 DBP 有所下降。素食者比肉食者有较低的血压，其降压的作用可能基于水果、蔬菜、食物纤维和低脂肪的综合作用。人类饮食应以素食为主，适当肉量最理想。

（5）限制饮酒：尽管有研究表明非常少量饮酒可能减少冠心病发病的危险，但是饮酒和血压水平及高血压患病率之间却呈线性相关，大量饮酒可诱发心脑血管事件发作。因此不提倡用少量饮酒预防冠心病，提倡高血压患者应戒酒，因饮酒可增加服用降压药物的耐药性。如饮酒，建议每日饮酒量应为少量，男性饮酒的酒精不超过 25g，即葡萄酒 < 100~150ml，或啤酒 < 250~500ml，或白酒 < 25~50ml；女性则减半量，孕妇不饮酒。不提倡饮高度烈性酒。WHO 对酒的新建议是越少越好。

（三）心理护理

1. 评估患者　通过问诊了解患者的家庭、社会、文化状况及行为，分析患者的心理，向患者解释造成高血压病最主要的原因及疾病的转归，再向患者说明高血压病可以控制，甚至可以治愈，从而以增强患者战胜疾病的信心。

2. 克服心理障碍　针对中年高血压患者存在的不良心理进行施护。麻痹大意心理：自以为年轻，身强力壮，采取无所谓的态度。针对这种心理首先要唤起患者对疾病的重视，使之认识到防治高血压病的重要性，在调养方法和注意事项上给予正确的引导，使之配合医师治疗，同时给患者制定个体化健康教育计划，并调动家属参与治疗活动，配合医护完成治疗任务，使之早日康复。焦虑、紧张、恐惧心理：一些患者，认为得了高血压病就是终身疾病，而且还会得心脑血管病，于是，久而久之产生焦虑恐惧心理。采取的措施是暗示诱导，应诱导患者使其注意力从一个客体转移到另一个客体，从而打破原来心理上存在的恶性循环，保持乐观情绪，轻松愉快地接受治疗，以达到防病治病的目的。

（四）正确测量血压

血压测量是诊断高血压及评估其严重程度的主要手段，目前主要用以下 3 种方法：

1. 诊所血压　是目前临床诊断高血压和分级的标准方法，由医护人员在标准条件下按统一的规范进行测量。具体要求如下：

（1）选择符合计量标准的水银柱血压计或者经国际标准（BHS 和 AAMD）检验合格的电子血压计进行测量。

（2）使用大小合适的袖带，袖带气囊至少应包裹 80% 上臂。大多数人的臂围 25~35cm，应使用长 35cm、宽 12~13cm 规格气囊的袖带；肥胖者或臂围大者应使用大规格袖带；儿童使用小规格袖带。

（3）被测量者至少安静休息 5min，在测量前 30min 内禁止吸烟或饮咖啡，排空膀胱。

（4）被测量者取坐位，最好坐靠背椅，裸露右上臂，上臂与心脏处在同一水平。如果怀疑外周血管病，首次就诊时应测量左、右上臂血压。特殊情况下可以取卧位或站立位。老年人、糖尿病患者及出现直立性低血压情况者，应加测直立位血压。直立位血压应在卧位改为直立位后 1min 和 5min 时测量。

（5）将袖带缚于被测者的上臂，袖带的下缘应在肘弯上 2.5cm，松紧适宜。将听诊器探头置于肱动脉搏动处。

（6）测量时快速充气，使气囊内压力达到桡动脉搏动消失后再升高 30mmHg（4.0kPa），然后以恒定的速率（2~6mmHg/s）缓慢放气。在心率缓慢者，放气速率应更慢些。获得舒张压读数后，快速放气至零。

（7）在放气过程中仔细听取柯氏音，观察柯氏音第 I 时相（第一音）和第 V 时相（消失音）水银柱凸面的垂直高度。收缩压读数取柯氏音第 I 时相，舒张压读数取柯氏音第 V 时相。年龄 < 12 岁儿童、妊娠妇女、严重贫血、甲状腺功能亢进、主动脉瓣关闭不全及柯氏音不消失者，以柯氏音第 IV 时相（变音）定为舒张压。

（8）血压单位在临床使用时采用毫米汞柱（mmHg），在我国正式出版物中注明毫米汞柱与千帕斯卡（kPa）的换算关系，1mmHg=0.133kPa。

（9）应相隔 1~2min 重复测量，取 2 次读数的平均值记录。如果收缩压或舒张压的 2 次读数相差 5mmHg 以上，应再次测量，取 3 次读数的平均值记录。

2. 自测血压 具体如下。

（1）对于评估血压水平及严重程度，评价降压效应，改善治疗依从性，增强治疗的主动参与，自测血压具有独特优点。且无白大衣效应，可重复性较好。目前，患者家庭自测血压在评价血压水平和指导降压治疗上已经成为诊所血压的重要补充。然而，对于精神焦虑或根据血压读数常自行改变治疗方案的患者，不建议自测血压。

（2）推荐使用符合国际标准的上臂式全自动或半自动电子血压计，正常上限参考值为 135/85mmHg。应注意患者向医生报告自测血压数据时可能有主观选择性，即报告偏差，患者有意或无意选择较高或较低的血压读数向医师报告，影响医师判断病情和修改治疗。有记忆存储数据功能的电子血压计可克服报告偏差。血压读数的报告方式可采用每周或每月的平均值。家庭自测血压低于诊所血压，家庭自测血压 135/85mmHg 相当于诊所血压 140/90mmHg。对血压正常的人建议定期测量血压（20~29 岁，每 2 年测 1 次；30 岁以上每年至少 1 次）。

3. 动态血压 具体如下。

（1）动态血压监测能提供日常活动和睡眠时血压的情况：动态血压监测提供评价在无靶器官损害的情况下（白大衣效应）高血压的可靠证据，也有助于评估明显耐药的患者，抗高血压药物引起的低血压综合征，阵发性高血压以及自主神经功能失调。动态血压测值常低于诊所血压测值。通常高血压患者清醒时血压 ≥ 135/85mmHg，睡眠时 ≥ 120/75mmHg。动态血压监测值与靶器官损害的相关性优于诊所血压。动态血压监测能提供血压升高占测量总数的百分比、整体血压负荷及睡眠时血压降低的程度。大多数人在夜间血压下降 10%~20%，如果不存在这种血压下降现象，则其发生心血管事件的危险会增加。

（2）动态血压测量应使用符合国际标准的监测仪：动态血压的正常值推荐以下国内参考标准：24h 平均值 < 130/80mmHg，白昼平均值 < 135/85mmHg，夜间平均值 < 125/75mmHg。正常情况下，夜间血压均值比白昼血压值低 10%~15%。

（3）动态血压监测在临床上可用于诊断白大衣性高血压、隐蔽性高血压、顽固难治性高血压、发作性高血压或低血压，评估血压升高严重程度，但是目前主要仍用于临床研究，例如评估心血管调节机制、预后意义、新药或治疗方案疗效考核等，不能取代诊所血压测量。

（4）动态血压测量时应注意以下问题：①测量时间间隔应设定一般为每 30min 测 1 次。可根据需要而设定所需的时间间隔。②指导患者日常活动，避免剧烈运动。测血压时患者上臂要保持伸展和静止状态。③若首次检查由于伪迹较多而使读数 < 80% 的预期值，应再次测量。④可根据 24h 平均血压，日间血压或夜间血压进行临床决策参考，但倾向于应用 24h 平均血压。

（五）适量运动

1. 运动的作用 运动除了可以促进血液循环，降低胆固醇的生成外，还能增强肌肉、骨骼，减少关节僵硬的发生，增加食欲，促进肠胃蠕动、预防便秘、改善睡眠。

2. 运动的形式 最好养成持续运动的习惯，对中老年人应包括有氧、伸展及增强肌力练习 3 类，具体项目可选择步行、慢跑、太极拳、门球、气功等。

3. 运动强度的控制 每个参加运动的人特别是中老年人和高血压患者在运动前最好了解一下自己的身体状况，以决定自己的运动种类、强度、频度和持续运动时间。运动强度必须因人而异，按科学锻炼的要求，常用运动强度指标可用运动时最大心率达到 180（或 170）减去年龄，如 50 岁的人运动心率为 120~130 次 /min，如果求精确则采用最大心率的 60%~85% 作为运动适宜心率，需在医师指导下进行。运动频度一般要求每周 3~5 次，每次持续 20~60min 即可，可根据运动者身体状况和所选择的运动种类以及气候条件等而定。

（六）在医生指导下正确用药

1. 减药 高血压患者一般须终身治疗。患者经确诊为高血压后若自行停药，其血压（或迟或早）终将回复到治疗前水平。但患者的血压若长期控制，可以试图小心、逐步地减少服药数或剂量。尤其是认真地进行非药物治疗，密切地观察改进生活方式进度和效果的患者。患者在试行这种"逐步减药"时，应十分仔细地监测血压。

2. 记录 一般高血压病患者的治疗时间长达数十年，治疗方案会有多次变换，包括药物的选择。最好建议患者详细记录其用过的治疗药物及疗效。医生则更应为经手治疗的患者保存充分的记录，随时备用。

3. 剂量的调整 对大多数非重症或急症高血压，要寻找其最小有效耐受剂量药物，也不宜降压太快。故开始给小剂量药物，经 1 个月后，如疗效不够而不良反应少或可耐受，可增加剂量；如出现不良反应不能耐受，则改用另一类药物。随访期间血压的测量应在每天的同一时间，对重症高血压，须及早控制其血压，可以较早递增剂量和合并用药。随访时除患者主观感觉外，还要做必要的化验检查，以了解靶器官状况和有无药物不良反应。对于非重症或急症高血压，经治疗血压长期稳定达 1 年以上，可以考虑减少剂量，目的为减少药物的可能不良反应，但以不影响疗效为前提。

（1）选择针对性强的降血压药：降血压药物品种很多，个体差异很大，同一种药物不同的患者服用后的效果会因人而异。对医生开的降血压药，护理人员和患者必须了解药物的名称、作用、剂量、用法、不良反应等，并遵照医嘱按时服药。

（2）合适的剂量：一般由小剂量开始，逐渐调整到合适的剂量。晚上睡觉前的治疗剂量，尤其要偏小，因入睡后如果血压降得太低，则易出现脑动脉血栓形成。药品剂量不能忽大忽小，否则血压波动太大，会造成实质性脏器的损伤。

（3）不能急于求成：如血压降得太低，常会引起急性缺血性脑血管病和心脏缺血性疾病的发生。

（4）不要轻易中断治疗：应用降血压药过程中，症状改善后，仍需坚持长期服药，也不可随意减少剂量，必须听从医生的治疗安排。

（5）不宜频繁更换降血压药物：各种降血压药，在人体内的作用时间不尽相同，更换降血压药时，往往会引起血压的波动，换降血压药必须在医生指导下进行，不宜多种药合用，以避免药物不良反应。

（6）患痴呆症或意识不清的老人，护理人员必须协助服药，并帮助管理好药物，以免发生危险。

（7）注意观察不良反应，必要时，采取相应的防范措施。若患者突然出现头痛、多汗、恶心、呕吐、烦躁、心慌等症状，家人协助患者立即平卧抬高头部，用湿毛巾敷在头部；测量血压，若血压过高，应用硝苯地平嚼碎舌下含服等，以快速降血压；如果半小时后血压仍不下降，且症状明显，应立即去医院就诊。

第三节 心绞痛

心绞痛（angIna pectoris）是冠状动脉供血不足，心肌急剧的、暂时的缺血与缺氧引起的综合征。其特点为阵发性的前胸压榨性疼痛感觉，主要位于胸骨后部，可放射至左上肢，常发生于劳累或情绪激动时，持续数分钟，休息或服用硝酸酯制剂后消失。本病多见于男性，多数患者在 40 岁以上，劳累、情绪激动、饱食、受寒、阴雨天气、急性循环衰竭等为常见的诱因。

一、病因

1. 基本病因　对心脏予以机械性刺激并不引起疼痛，但心肌缺血、缺氧则引起疼痛。当冠状动脉的"供血"与心肌的"需氧"出现矛盾，冠状动脉血流量不能满足心肌代谢需要时，引起心肌急剧的、暂时的缺血、缺氧时，即产生心绞痛。

2. 其他病因　除冠状动脉粥样硬化外，主动脉瓣狭窄或关闭不全、梅毒性主动脉炎、肥厚性心肌病、先天性冠状动脉畸形、风湿性冠状动脉炎，都可引起冠状动脉在心室舒张期充盈障碍，引发心绞痛。

二、临床表现与诊断

（一）临床表现

1. 症状和体征　具体如下。

（1）部位：典型心绞痛主要在胸骨体上段或中段之后，可波及心前区，有手掌大小范围，可放射至左肩、左上肢前内侧，达无名指和小指；不典型心绞痛疼痛可位于胸骨下段、左心前区或上腹部，放射至颈、下颌、左肩胛部或右前胸。

（2）性质：胸痛为压迫、发闷，或紧缩性，也可有烧灼感。发作时，患者往往不自觉地停止原来的活动，直至症状缓解。

（3）诱因：典型的心绞痛常在相似的条件下发生。以体力劳累为主，其次为情绪激动。登楼、平地快步走、饱餐后步行、逆风行走、甚至用力大便或将臂举过头部的轻微动作，暴露于寒冷环境、进冷饮、身体其他部位的疼痛，以及恐怖、紧张、发怒、烦恼等情绪变化，都可诱发。晨间痛阈低，轻微劳力如刷牙、剃须、步行即可引起发作；上午及下午痛阈提高，则较重的劳力亦可不诱发。

（4）时间：疼痛出现后常逐步加重，然后在3~5min内逐渐消失，一般在停止原活动后缓解。一般为1~15min，多数3~5min，偶可达30min的，可数天或数星期发作1次，亦可1d内发作多次。

（5）硝酸甘油的效应：舌下含有硝酸甘油片如有效，心绞痛应于1~2min内缓解，对卧位型心绞痛，硝酸甘油可能无效。在评定硝酸甘油的效应时，还要注意患者所用的药物是否已经失效或接近失效。

2. 体征　平时无异常体征，心绞痛发作时常见心律增快、血压升高、表情焦虑、皮肤冷或出汗，有时出现第四或第三奔马律。可有暂时性心尖部收缩期杂音，是乳头肌缺血以致功能失调引起二尖瓣关闭不全所致。

（二）诊断

1. 冠心病诊断　具体如下。

（1）据典型的发作特点和体征，含用硝酸甘油后缓解，结合年龄和存在冠心病易患因素，除外其他原因所致的心绞痛，一般即可建立诊断。

（2）心绞痛发作时心电图：绝大多数患者ST段压低0.1mV（1mm）以上，T波平坦或倒置（变异型心绞痛者则有关导联ST段抬高），发作过后数分钟内逐渐恢复。

（3）心电图无改变的患者可考虑做负荷试验：发作不典型者，诊断要依靠观察硝酸甘油的疗效和发作时心电图的改变；如仍不能确诊，可多次复查心电图、心电图负荷试验或24h动态心电图连续监测，如心电图出现阳性变化或负荷试验诱发心绞痛发作亦可确诊。

（4）诊断有困难者可考虑行选择性冠状动脉造影或做冠状动脉CT：考虑施行外科手术治疗者则必须行选择性冠状动脉造影。冠状动脉内超声检查可显示管壁的病变，对诊断可能更有帮助。

2. 近年对确诊心绞痛的患者主张进行仔细的分型诊断　根据世界卫生组织"缺血性心脏病的命名及诊断标准"，现将心绞痛作如下归类。

（1）劳累性心绞痛：是由运动或其他增加心肌需氧量的情况所诱发的心绞痛。包括3种类型。①稳定型劳累性心绞痛：简称稳定型心绞痛，亦称普通型心绞痛。是最常见的心绞痛。指由心肌缺血缺氧引起的典型心绞痛发作，其性质在1~3个月内并无改变。即每日和每周疼痛发作次数大致相同，诱发疼痛的劳累和情绪激动程度相同，每次发作疼痛的性质和疼痛部位无改变，用硝酸甘油后也在相同时间内发生疗效。②初发型劳累性心绞痛：简称初发型心绞痛。指患者过去未发生过心绞痛或心肌梗死，而现在发生由心肌缺血缺氧引起的心绞痛，时间尚在 1~2 个月内。有过稳定型心绞痛但已数月不发生心绞痛，再发生心绞痛未到 1 个月者也归入本型。③恶化型劳累性心绞痛：进行型心绞痛指原有稳定型心绞痛的患者，在 3 个月内疼痛的频率、程度、诱发因素经常变动，进行性恶化。可发展为心肌梗死与猝死。

（2）自发性心绞痛：心绞痛发作与心肌需氧量无明显关系，与劳累性心绞痛相比，疼痛持续时间一般较长，程度较重，且不易为硝酸甘油所缓解。包括四种类型：①卧位型心绞痛：在休息时或熟睡时发生的心绞痛，其发作时间较长，症状也较重，发作与体力活动或情绪激动无明显关系，常发生在半夜，偶尔在午睡或休息时发作。疼痛常剧烈难忍，患者烦躁不安、起床走动。硝酸甘油的疗效不明显或仅能暂时缓解。可能与夜梦、夜间血压降低或发生未被察觉的左心室衰竭，以致狭窄的冠状动脉远端心肌灌注不足；或平卧时静脉回流增加，心脏工作量增加，需氧增加等有关。②变异型心绞痛：本型患者心绞痛的性质、与卧位型心绞痛相似，也常在夜间发作，但发作时心电图表现不同，显示有关导联的 ST 段抬高而与之相对应的导联中则 ST 段压低。本型心绞痛是由于在冠状动脉狭窄的基础上，该支血管发生痉挛，引起一片心肌缺血所致。③中间综合征：亦称冠状动脉功能不全。指心肌缺血引起的心绞痛发作历时较长，达 30min 或 1h 以上，发作常在休息时或睡眠中发生，但心电图、放射性核素和血清学检查无心肌坏死的表现。本型疼痛其性质是介于心绞痛与心肌梗死之间，常是心肌梗死的前奏。④梗死后心绞痛：在急性心肌梗死后不久或数周后发生的心绞痛。由于供血的冠状动脉阻塞，发生心肌梗死，但心肌尚未完全坏死，一部分未坏死的心肌处于严重缺血状态下又发生疼痛，随时有再发生梗死的可能。

（3）混合性心绞痛：劳累性和自发性心绞痛混合出现，因冠状动脉的病变使冠状动脉血流储备固定地减少，同时又发生短暂的再减损所致，兼有劳累性和自发性心绞痛的临床表现。有人认为这种心绞痛在临床上实甚常见。

（4）不稳定型心绞痛：在临床上被广泛应用并被认为是稳定型劳累性心绞痛和心肌梗死和猝死之间的中间状态。它包括了除稳定型劳累性心绞痛外的上述所有了类型。其病理基础是在原有病变上发生冠状动脉内膜下出血、粥样硬化斑块破裂、血小板或纤维蛋白凝集、冠状动脉痉挛等除了没有诊断心肌梗死的明确的心电图和心肌酶谱变化外，目前应用的不稳定心绞痛的定义根据以下 3 个病史特征做出。①在相对稳定的劳累相关性心绞痛基础上出现逐渐增强的疼痛。②新出现的心绞痛（通常 1 个月内），由很轻度的劳力活动即可引起心绞痛。③在静息和很轻劳力时出现心绞痛。

三、治疗原则

预防：主要预防动脉粥样硬化的发生和发展。

治疗原则：改善冠状动脉的血供；减低心肌的耗氧；同时治疗动脉粥样硬化。

（一）发作时的治疗

（1）休息：发作时立刻休息，经休息后症状可缓解。

（2）药物治疗：应用作用较快硝酸酯制剂。

（3）在应用上述药物的同时，可考虑用镇静药。

（二）缓解期的治疗

系统治疗，清除诱因、注意休息、使用作用持久的抗动脉粥样硬化药物，以防心绞痛发作，可单独、交替或联合应用。宜尽量避免各种确知足以诱致发作的因素。调节饮食，特别是一次进食不应过饱；禁绝烟酒。调整日常生活与工作量；减轻精神负担；保持适当的体力活动，但以不致发生疼痛症状为度；一般不需卧床休息。

（三）其他治疗

低分子右旋糖酐或羟乙基淀粉注射液，作用为改善微循环的灌流，可用于心绞痛的频繁发作。抗凝药，如肝素、溶血栓药和抗血小板药可用于治疗不稳定型心绞痛。高压氧治疗增加全身的氧供应，可使顽固的心绞痛得到改善，但疗效不易巩固。体外反搏治疗可能增加冠状动脉的血供，也可考虑应用。兼有早期心力衰竭者，治疗心绞痛的同时宜用快速作用的洋地黄类制剂。

（四）外科手术治疗

主动脉–冠状动脉旁路移植手术（coronary artery bypass grafting，CABG）方法：取患者自身的大隐静脉或内乳动脉作为旁路移植材料。一端吻合在主动脉，另一端吻合在有病变的冠状动脉段的远端，引主动脉的血液以改善该冠状动脉所供血的心肌的血流量。

（五）经皮腔内冠状动脉成形术

经皮腔内冠状动脉成形术（percutaneous transluminal coronary angioplasty，PTCA）方法：冠状动脉造影后，针对相应病变，应用带球囊的心导管经周围动脉送到冠状动脉，在导引钢丝的指引下进入狭窄部位；向球囊内加压注入稀释的造影剂使之扩张，解除狭窄。

（六）其他冠状动脉介入性治疗

由于PTCA有较高的术后再狭窄发生率，近来采用一些其他成形方法如激光冠状动脉成形术（PTCLA）、冠状动脉斑块旋切术、冠状动脉斑块旋磨术、冠状动脉内支架安置等，期望降低再狭窄发生率。

（七）运动锻炼疗法

谨慎安排进度适宜的运动锻炼有助于促进侧支循环的发展，提高体力活动的耐受量，改善症状。

四、常见护理问题

（一）舒适的改变：心绞痛

1. 相关因素　与心肌急剧、短暂地缺血、缺氧，冠状动脉痉挛有关。
2. 临床表现　阵发性胸骨后疼痛。
3. 护理措施　如下所述。

（1）心绞痛发作时立即停止步行或工作，休息片刻即可缓解。根据疼痛发生的特点，评估心绞痛严重程度（表2-3），制定相应活动计划。频发者或严重心绞痛者，严格限制体力活动，并绝对卧床休息。

表2-3　劳累性心绞痛分级

心绞痛分级	表现
Ⅰ级：日常活动时无症状	较日常活动重的体力活动，如平地小跑步、快速或持重物上三楼、上陡坡等时引起心绞痛
Ⅱ级：日常活动稍受限制	一般体力活动，如常速步行1.5~2km、上三楼、上坡等即引起心绞痛
Ⅲ级：日常活动明显受损	较日常活动轻的体力活动，如常速步行0.5~1km、上二楼、上小坡等即引起心绞痛
Ⅳ级：任何体力活动均引起心绞痛	轻微体力活动（如在室内缓行）即引起心绞痛，严重者休息时亦发生心绞痛

（2）遵医嘱给予患者舌下含服硝酸甘油、吸氧，记录心电图，并通知医生。心绞痛频发或严重者遵医嘱使用硝酸甘油静脉微泵推注。由于此类药物能扩张头面部血管，有些患者使用后会出现颜面潮红、头痛等症状，应向患者说明。

（3）用药后动态观察患者胸痛变化情况，同时监测ECG，必要时进行心电监测。

（4）告知患者在心绞痛发作时的应对技巧：一是立即停止活动；另一是立即含服硝酸甘油。向患者讲解含服硝酸甘油是因为舌下有丰富的静脉丛，吸收见效比口服硝酸甘油快。若疼痛持续15min以上不缓解，则有可能发生心肌梗死，需立即急诊就医。

（二）焦虑

1. 相关因素　与心绞痛反复频繁发作、疗效不理想有关。
2. 临床表现　睡眠不佳，缺乏自信心、思维混乱。
3. 护理措施　如下所述。

（1）向患者讲解心绞痛的治疗是一个长期过程，需要有毅力，鼓励其说出内心想法，针对其具体心理情况给予指导与帮助。

（2）心绞痛发作时，尽量陪伴患者，多与患者沟通，指导患者掌握心绞痛发作的有效应对措施。

（3）及时向患者分析讲解疾病好转信息，增强患者治疗信心。

（4）告知患者不良心理状况对疾病的负面影响，鼓励患者进行舒展身心的活动（如听音乐、看报纸）等活动，转移患者注意力。

（三）知识缺乏

1. 相关因素　与缺乏知识来源，认识能力有限有关。

2. 临床表现　患者不能说出心绞痛相关知识，不知如何避免相关因素。

3. 护理措施　如下所述。

（1）避免诱发心绞痛的相关因素：如情绪激动、饱食、焦虑不安等不良心理状态。

（2）告知患者心绞痛的症状为胸骨后疼痛，可放射至左臂、颈、胸，常为压迫或紧缩感。

（3）指导患者硝酸甘油使用注意事项。

（4）提供简单易懂的书面或影像资料，使患者了解自身疾病的相关知识。

五、健康教育

（一）心理指导

告知患者需保持良好心态，因精神紧张、情绪激动、饱食、焦虑不安等不良心理状态，可诱发和加重病情。患者常因不适而烦躁不安，且伴恐惧，此时鼓励患者表达感觉，告知尽量做深呼吸，放松情绪才能使疾病尽快消除。

（二）饮示指导

1. 减少饮食热能　控制体重少量多餐（每天4~5餐），晚餐尤应控制进食量，提倡饭后散步，切忌暴饮暴食，避免过饱；减少脂肪总量，限制饱和脂肪酸和胆固醇的摄入量，增加不饱和脂肪酸；限制单糖和双糖摄入量，供给适量的矿物质及维生素，戒烟戒酒。

2. 在食物选择方面，应适当控制主食和含糖零食　多吃粗粮、杂粮，如玉米、小米、荞麦等；禽肉、鱼类，以及核桃仁、花生、葵花子等硬果类含不饱和脂肪酸较多，可多食用；多食蔬菜和水果，不限量，尤其是超体重者，更应多选用带色蔬菜，如菠菜、油菜、番茄、茄子和带酸味的新鲜水果，如苹果、橘子、山楂，提倡吃新鲜泡菜；多用豆油、花生油、菜油及香油等植物油；蛋白质按劳动强度供给，冠心病患者蛋白质按2g/kg供给。尽量多食用黄豆及其制品，如豆腐、豆干、百叶等，其他如绿豆、赤豆也很好。

3. 禁忌食物　忌烟、酒、咖啡以及辛辣的刺激性食品；少用猪油、黄油等动物油烹调；禁用动物脂肪高的食物，如猪肉、牛肉、羊肉及含胆固醇高的动物内脏、动物脂肪、脑髓、贝类、乌贼鱼、蛋黄等；食盐不宜多用，每天2~4g；含钠味精也应适量限用。

（三）作息指导

制定固定的日常活动计划，避免劳累。避免突发性的劳力动作，尤其在较长时间休息以后。如凌晨起来后活动动作宜慢。心绞痛发作时，应停止所有活动，卧床休息。频发或严重心绞痛患者，严格限制体力活动，应绝对卧床休息。

（四）用药指导

1. 硝酸酯类　硝酸甘油是缓解心绞痛的首选药。

（1）心绞痛发作时可用短效制剂1片舌下含化，1~2min即开始起作用，持续半小时；勿吞服。如药物不易溶解，可轻轻嚼碎继续含化。

（2）应用硝酸酯类药物时可能出现头晕、头胀痛、头部跳动感、面红、心悸，继续用药数日后可自行消失。

（3）硝酸甘油应储存在棕褐色的密闭小玻璃瓶中，防止受热、受潮，使用时应注意有效期，每用6个月须更换药物。如果含服药物时无舌尖麻刺、烧灼感，说明药物已失效，不宜再使用。

（4）为避免直立性低血压所引起的晕厥，用药后患者应平卧片刻，必要时吸氧。长期反复应用会产生耐药性而效力降低，但停用10d以上，复用可恢复效力。

2. 长期服用 β 受体阻滞药者如使用阿替洛尔（氨酰心安）、美托洛尔（倍他乐克）时，应指导患者用药。

（1）不能随意突然停药或漏服，否则会引起心绞痛加重或心肌梗死。

（2）应在饭前服用，因食物能延缓此类药物吸收。

（3）用药过程中注意监测心率、血压、心电图等。

3. 钙通道阻滞药　目前不主张使用短效制剂（如硝苯地平），以减少心肌耗氧量。

（五）特殊及行为指导

（1）寒冷刺激可诱发心绞痛发作，不宜用冷水洗脸，洗澡时注意水温及时间。外出应戴口罩或围巾。

（2）患者应随身携带心绞痛急救盒（内装硝酸甘油片）。心绞痛发作时，立即停止活动并休息，保持安静。及时使用硝酸甘油制剂，如片剂舌下含服，喷雾剂喷舌底 1~2 下，贴剂粘贴在心前区。如果自行用药后，心绞痛未缓解。应请求协助救护。

（3）有条件者可以氧气吸入，使用氧气时，避免明火。

（4）患者洗澡时应告诉家属，不宜在饱餐或饥饿时进行，水温勿过冷过热，时间不宜过长，门不要上锁，以防发生意外。

（5）与患者讨论引起心绞痛的发作诱因，确定需要的帮助，总结预防发作的方法。

（六）病情观察指导

注意观察胸痛的发作时间、部位、性质、有无放射性及伴随症状，定时监测心率、心律。若心绞痛发作次数增加，持续时间延长，疼痛程度加重，含服硝酸甘油无效者，有可能是心肌梗死先兆，应立即就诊。

（七）出院指导

（1）减轻体重，肥胖者需限制饮食热量及适当增加体力活动，避免采用剧烈运动防治各种可加重病情的疾病，如高血压、糖尿病、贫血、甲状腺功能亢进等。特别要控制血压，使血压维持在正常水平。

（2）慢性稳定型心绞痛患者大多数可继续正常性生活，为预防心绞痛发作，可在 1h 前含服硝酸甘油 1 片。

（3）患者应随身携带硝酸甘油片以备急用，患者及家属应熟知药物的放置地点，以备急需。

第四节　心肌梗死

心肌梗死（myocardial infarction）是心肌缺血性坏死。为在冠状动脉病变基础上，发生冠状动脉供血急剧减少或中断，使相应的心肌严重而持久地急性缺血所致。

一、病因和发病机制

1. 病因　基本病因是冠状动脉粥样硬化（偶为冠状动脉痉挛、栓塞、炎症、先天性畸形、外伤、冠状动脉阻塞所致）。造成管腔狭窄和心肌供血不足，而侧支循环尚未建立时，下列原因加重心肌缺血即可发生心肌梗死。在此基础上，一旦冠状动脉血供进一步急剧减少或中断 20~30min，使心肌严重而持久地急性缺血达 0.5h 以上，即可发生心肌梗死。

另心肌梗死发生严重心律失常、休克、心力衰竭，均可使冠状动脉血流量进一步下降，心肌坏死范围扩大。

2. 发病机制　冠状动脉病变：血管闭塞处于相应的心肌部位坏死。

二、临床表现

临床表现与梗死面积大小、梗死部位、侧支循环情况密切相关。

1. 先兆　多数患者于发病前数日可有前驱症状，如原有心绞痛近日发作频繁，程度加重，持续时间较久，休息或硝酸甘油不能缓解，甚至在休息中或睡眠中发作。表现为突发上腹部剧痛、恶心、呕吐、急性心力衰竭，或严重律失常。心电图检查可显示 ST 段一过性抬高或降低，T 波高大或明显倒置。

2. 症状　具体如下。

（1）疼痛：最早出现症状。少数患者可无疼痛，起病即表现休克或急性肺水肿。有些患者疼痛部位在上腹部，且伴有恶心、呕吐、易与胃穿孔、急性胰腺炎等急腹症相混淆。

（2）全身症状：发热、心动过速、白细胞增高、红细胞沉降率增快，由坏死物质吸收所引起。一般在疼痛 24~48h 出现，程度与梗死范围呈正相关，体温 38℃左右，很少超过 39℃，持续约 1 周。

（3）胃肠道症状：疼痛可伴恶心、呕吐、上腹胀痛，与迷走神经受坏死物质刺激和胃肠道组织灌注不足等有关。

（4）心律失常：75%~95% 的患者伴有心律失常，以 24h 内为最多见，以室性心律失常最多。

（5）休克：20% 患者，数小时至 1 周内发生，主要原因如下。①心肌遭受严重损害，左心室排血量急剧将低（心源性休克）。②剧烈胸痛引起神经反射性周围血管扩张。③因呕吐、大汗、摄入不足所致血容量不足。

（6）心力衰竭：主要是急性左侧心力衰竭。可在最初几天内发生，或在疼痛、休克好转阶段，为梗死后心脏舒缩力减弱或不协调所致。急性心肌梗死引起的心力衰竭称为泵衰竭。按 Killip 分级法可分为：Ⅰ级，尚无明显心力衰竭；Ⅱ级，有左侧心力衰竭；Ⅲ级，有急性肺水肿；Ⅳ级，右心源性休克。

3. 体征　具体如下。

（1）心脏体征：心率多增快，第一心音减弱，出现第四心音。若心尖区出现收缩期杂音，多为乳头肌功能不全所致。反应性纤维心包炎者，有心包摩擦音。

（2）血压：均有不同程度的降低，起病前有高血压者，血压可降至正常。

（3）其他：可有心力衰竭、休克体征、心律失常有关的体征。

三、治疗原则

心肌梗死的救治原则为：①挽救濒死心肌，防止梗死扩大，缩小心肌缺血范围。②保护、维持心脏功能。③及时处理严重心律失常、泵衰竭及各种并发症。

（一）监护及一般治疗（momtoring and general care）

1. 休息　卧床休息 1 周，保持安静，必要时给予镇静药。
2. 吸氧　持续吸氧 2~3d，有并发症者须延长吸氧时间。
3. 监测　在 CCU 进行 ECG、血压、呼吸、监测 5~7d。
4. 限制活动　无并发症者，根据病情制定活动计划，详见护理部分。
5. 进食易消化食物　不宜过饱，可少量多餐。保持大便通畅，必要时给予缓泻药。

（二）解除疼痛（relief of pain）

尽快止痛，可应用强力止痛药。

（1）哌替啶（度冷丁）50~100mg 紧急肌内注射。

（2）吗啡 5~10mg 皮下注射，必要时 1~2h 后再注射 1 次以后每 4~6h 可重复应用，注意呼吸抑制作用。

（3）轻者：可待因 0.03~0.06g 口服或罂粟碱 0.03~0.06g 肌内注射或口服。

（4）试用硝酸甘油 0.3mg，异山梨酯 5~10mg 舌下含用或静脉滴注，注意心率增快，Bp 下降等不良反应。

（5）顽固者，人工冬眠疗法。

（三）再灌注心肌（myocardial reperfusion）

意义：再通疗法是目前治疗 AMI 的积极治疗措施，在起病 3~6h 内，使闭塞的冠状动脉再通，心肌得到再灌注，挽救濒死的心肌，以缩小梗死范围，改善预后。

适应证：再通疗法只适于透壁心肌梗死，所以心电图上必须要有 2 个或 2 个以上相邻导联 ST 段抬高 > 0.1mV，方可进行再通治疗。心肌梗死发病后 6h 内再通疗法是最理想的；发病 6~12h ST 段抬高的 AMI。

方法：溶栓疗法，紧急施行 PTCA，随后再安置支架。

1. 溶栓疗法（thrombolysis）　具体如下。

（1）溶栓的药物：尿激酶、链激酶、重组组织型纤维蛋白溶酶原激活药（rt-PA）等。

（2）注意事项：①溶栓期间进行严密心电监护：及时发现并处理再灌注心律失常。溶栓3h内心律失常发生率最高，84%的心律失常发生在溶栓4h之内。前壁心肌梗死时，心律失常多为室性心律失常，如频发室性期前收缩、加速室性自主心律、室性心动过速、心室颤动等；下壁梗死时，心律失常多发生窦性心动过缓、房室传导阻滞。②血压监测：低血压是急性心梗的常见症状，可由于心肌大面积梗死、心肌收缩力明显降低、心排血量减少所至，但也可能与血容量不足、再灌注性损伤、血管扩张药及并发出血等有关。一般低血压在急性心肌梗死后4h最明显。对单纯的低血压状态，应加强对血压的监测。在溶栓进行的30min内，10min测量1次血压；溶栓结束后3h内，30min测量1次；之后1h测量1次；血压平稳后根据病情延长测量时间。③用药期间注意出血倾向：在溶栓期间应严密观察患者有无皮肤黏膜出血、尿血、便血及颅内出血（观察瞳孔意识），输液穿刺部位有无瘀点、瘀斑、牙龈出血等。溶栓后3d内每天检查1次尿常规、大便隐血和出凝血时间，溶栓次日复查血小板，应尽早发现出血性并发症，早期采取有效的治疗措施。

（3）不宜溶栓的情况：①年龄大于70岁。②ST段抬高，时间>24h。③就诊时严重高血压（>180/110mmHg）。④仅有ST段压低（如非Q心梗，心内膜下心梗）及不稳定性心绞痛。⑤有出血倾向、外伤、活动性溃疡病、糖尿病视网膜病变，脑出血史及6个月内缺血性脑卒中史，夹层动脉瘤，半个月内手术等。

（4）判断再通指标

1）冠状动脉造影直接判断。

2）临床间接判断血栓溶解（再通）指标：①ECG抬高的ST段于2h内回降>50%。②胸痛2h内基本消失。③2h内出现再灌注性心律失常。④血清CK-MB酶峰值提前出现（14h内）。

2. 经皮冠状动脉腔内成形术　如下所述。

（1）补救性PTCA：经溶栓治疗，冠状动脉再通后又再堵塞，或再通后仍有重度狭窄者，如无出血禁忌，可紧急施行PTCA，随后再安置支架。预防再梗和再发心绞痛。

（2）直接PTCA：不进行溶栓治疗，直接进行PTCA作为冠状动脉再通的手段，其目的在于挽救心肌。

适应证：①对有溶栓禁忌或不适宜溶栓治疗的患者，以及对升压药无反应的心源性休克患者应首选直接PTCA。②对有溶栓禁忌证的高危患者，如年龄>70岁、既往有AMI史、广泛前壁心肌梗死以及收缩压<100mmHg、心率>100次/min或Killip分级>Ⅰ级的患者若有条件最好选择直接PTCA。

（四）控制休克

最好根据血流动力学监测结果用药。

1. 补充血容量　估计血容量不足，中心静脉压下降者，用低分子右旋糖酐、10%GS 500ml或0.9%NS500ml静脉滴入。输液后中心静脉压>18cmH_2O，则停止补充血容量。

2. 应用升压药　补充血容量后血压仍不升，而心排血量正常时，提示周围血管张力不足，此时可用升压药物。多巴胺或间羟胺微泵静脉使用，两者亦可合用。亦可选用多巴酚丁胺。

3. 应用血管扩张药　经上述处理后血压仍不升，周围血管收缩致四肢厥冷时可使用硝酸甘油。

4. 其他措施　纠正酸中毒，保护肾功能，避免脑缺血，必要时应用糖皮质激素和洋地黄制剂。

5. 主动脉内球囊反搏术（intraaortic balloon pumping，IABP）　上述治疗无效时可考虑应用IABP，在IABP辅助循环下行冠脉造影，随即行PTCA、CABG。

（五）治疗心力衰竭

主要治疗左侧心力衰竭，见心力衰竭急性左侧心力衰竭的急救。

（六）其他治疗

有助于挽救濒死心肌，防止梗死扩大，缩小缺血范围，根据患者具体情况选用。

1. β受体阻滞药、钙通道阻滞药，ACE抑制药的使用　改善心肌重构，防止梗死范围扩大改善预后。

2. 抗凝疗法　口服阿司匹林等药物。

3. 极化液疗法　有利于心脏收缩，减少心律失常，有利ST段恢复。极化液具体配置10%KCI 15ml＋胰岛素8U＋10%GS 500ml。

4. 促进心肌代谢药物 维生素 C、维生素 B_6、1、6- 二磷酸果糖、辅酶 Q_{10} 等。

5. 右旋糖酐 40 或羟乙基淀粉 降低血黏度，改善微循环。

（七）并发症的处理

1. 栓塞 溶栓或抗凝治疗。

2. 心脏破裂 乳头肌断裂、VSD 者手术治疗。

3. 室壁瘤 影响心功能或引起严重心律失常者手术治疗。

4. 心肌梗死后综合征 可用糖皮质激素、阿司匹林、吲哚美辛等。

（八）右室心肌梗死的处理

表现为右侧心力衰竭伴低血压者治疗以扩容为主，维持血压治疗，不宜用利尿药。

四、常见护理问题

（一）疼痛

1. 相关因素 与心肌急剧缺血、缺氧有关。

2. 主要表现 胸骨后剧烈疼痛，伴烦躁不安、出汗、恐惧或有濒死感。

3. 护理措施 如下所述。

（1）绝对卧床休息（包括精神和体力）：休息即为最好的疗法之一，病情稳定无特殊不适，且在急性期均应绝对卧床休息，严禁探视，避免精神紧张，一切活动包括翻身、进食、洗脸、大小便等均应在医护人员协助下进行，避免生扯硬拽现象。如果患者焦虑、抑郁情绪严重并有睡眠障碍等表现时，应根据病情选择没有禁忌的镇静药物，如哌替啶等。

（2）做好氧疗管理：心肌梗死时由于持续的心肌缺血缺氧，代谢物积聚或产生多肽类致痛物等，刺激神经末梢，经神经传导至大脑产生痛觉，而疼痛使患者烦躁不安、情绪恶化，加重心肌缺氧，影响治疗效果。若胸闷、疼痛剧烈或症状不缓解、持续时间长，氧流量可控制在 5~6L/min，待症状消失后改为 3~4L/min，一般不少于 72h，5d 后可根据情况间断给氧。

（3）患者的心理管理：疾病给患者带来胸闷、疼痛等压抑的感觉，再加上环境的生疏，可使患者恐惧、紧张不安，而这又导致交感神经兴奋引起血压升高，心肌耗氧量增加，诱发心律失常，加重心肌缺血坏死。因此，应了解患者的职业、文化、经济、家庭情况及发病的诱因，关心体贴患者，消除紧张恐惧心理，让患者树立战胜疾病的信心，使患者处于一个最佳心理状态。

（二）恐惧

1. 相关因素 可与下列因素有关。①胸闷不适、胸痛、濒死感。②因病房病友病重或死亡。③病室环境陌生看到监护、抢救设备太过紧张。

2. 主要表现 心情紧张、烦躁不安。

3. 护理措施 如下所述。

（1）消除患者紧张与恐惧心理：救治过程中要始终关心体贴，态度和蔼，鼓励患者表达自己的感受，安慰患者，使之尽快适应环境，进入患者角色。

（2）了解患者的思想状况，向患者讲清情绪与疾病的关系，使患者明白紧张的情绪会加重病情，使病情恶化。劝慰患者消除紧张情绪，使患者处于接受治疗的最佳心理状态。

（3）向患者介绍救治心梗的特效药及先进仪器设备，肯定效果与作用，使患者得到精神上的安慰和对医护人员的信任。在治疗护理过程中做到忙而不乱，紧张而有序，迅速而准确。

（4）给患者讲解抢救成功的例子，使其树立战胜疾病的信心。

（5）针对心理反应进行耐心解释，真诚坦率地为其排忧解难，做好生活护理，给他们创造一个安静、舒适、安全、整洁的休息环境。

（三）自理缺陷

1. 相关因素 与治疗性活动受限有关。

2. 主要表现 日常生活不能自理。

3. 护理措施　如下所述。

（1）心肌梗死急性期卧床期间协助患者洗漱进食、大小便及个人卫生等生活护理。

（2）将患者经常使用的物品放在易拿取的地方，以减少患者拿东西时的体力消耗。

（3）将呼叫器放在患者手边，听到铃响立即给予答复。

（4）提供患者有关疾病治疗及预后的确切消息，强调正面效果，以增加患者自我照顾的能力和信心，并向患者说明健康程序，不要允许患者延长卧床休息时间。

（5）在患者活动耐力范围内，鼓励患者从事部分生活自理活动和运动，以增加患者的自我价值感。

（6）让患者有足够的时间，缓慢地进行自理活动或者在活动过程中提供多次短暂的休息时间；或者给予较多的协助，以避免患者过度劳累。

（四）便秘

1. 相关因素　与长期卧床、不习惯床上排便、进食量减少有关。

2. 主要表现　大便干结，超过 2d 未排大便。

3. 护理措施　如下所述。

（1）合理饮食：提醒患者饮食要节制，要选择清淡易消化、产气少、无刺激的食物。进食速度不宜过快、少食多餐。

（2）遵医嘱给予大便软化药或缓泻药。

（3）鼓励患者定时排便，安置患者于舒适体位排便。

（4）不习惯于床上排便的患者，应向其讲明病情及需要在床上排便的理由并用屏风遮挡。

（5）告知病患者排便时不要太用力，可用手掌在腹部按乙状结肠走行方向做环形按摩。

（五）潜在并发症：心力衰竭

1. 相关因素　与梗死面积过大、心肌收缩力减弱有关。

2. 主要表现　咳嗽、气短、心悸、发绀，严重者出现肺水肿表现。

3. 护理措施　如下所述。

（1）避免诱发心力衰竭的因素：上感、劳累、情绪激动、感染，不适当的活动。

（2）若突然出现急性左侧心力衰竭，应立即采取急救，详见"心力衰竭"一节。

（六）潜在并发症：心源性休克

1. 相关因素　心肌梗死、心排血量减少。

2. 主要表现　血压下降，面色苍白、皮肤湿冷、脉细速、尿少。

3. 护理措施　如下所述。

（1）严密观察神志、意识、血压、脉搏、呼吸、尿量等情况并做好记录。

（2）观察患者末梢循环情况，如皮肤温度、湿度、色泽。

（3）注意保暖。

（4）保持输液通畅，并根据心率、血压、呼吸及用药情况随时调整滴速。

（七）潜在并发症：心律失常

1. 相关因素　与心肌缺血、缺氧、电解质失衡有关。

2. 主要表现　室性期前收缩、快速型心律失常、缓慢型心律失常。

3. 护理措施　如下所述。

（1）给予心电监护，监测患者心律、心率、血压、脉搏、呼吸及心电图改变，并做好记录。

（2）嘱患者尽量避免诱发心律失常的因素：如情绪激动、烟酒、浓茶、咖啡等。

（3）向患者说明心律失常的临床表现及感受，若出现心悸、胸闷、胸痛、心前区不适等症状，应及时告诉医护人员。

（4）遵医嘱应用抗心律失常药物，并观察药物疗效及不良反应。

（5）备好各种抢救药物和仪器：如除颤器、起搏器、抗心律失常药及复苏药。

五、健康教育

（一）心理指导

本病起病急，症状明显，患者因剧烈疼痛而有濒死感，又因担心病情及疾病预后而产生焦虑、紧张等情绪，护士应陪伴在患者身旁，允许患者表达出对死亡的恐惧如呻吟、易怒等，用亲切的态度回答患者提出的问题。解释先进的治疗方法及监护设备的作用。

（二）饮示指导

急性心梗 2~3d 时以流质为主，每天总热能 500~800kcal；控制液体量，减轻心脏负担，口服液体量应控制在 1 000ml/d；用低脂、低胆固醇、低盐、适量蛋白质、高食物纤维饮食，脂肪限制在 40g/d 以内，胆固醇应 < 300mg/d；选择容易消化吸收的食物，不宜过热过冷，保持大便通畅，排便时不可用力过猛；病情稳定 3d 后可逐渐改半流质、低脂饮食，总热能 1 000kcal/d 左右。避免食用辛辣或发酵食物，减少便秘和腹胀。康复期低糖、低胆固醇饮食，多吃富含维生素和钾的食物，伴有高血压病或心力衰竭者应限制钠盐摄入量。

在食物选择方面，心梗急性期主食可用藕粉、米汤、菜水、去油过筛肉汤、淡茶水、红枣泥汤；选低胆固醇及有降脂作用的食物，可食用的有鱼类、鸡蛋清、瘦肉末、嫩碎蔬菜及水果，降脂食物有山楂、香菇、大蒜、洋葱、海鱼、绿豆等。病情好转后改为半流质，可食用浓米汤、厚藕粉、枣泥汤、去油肉绒、鸡绒汤、薄面糊等。病情稳定后，可逐渐增加或进软食，如面条、面片、馄饨、面包、米粉、粥等。恢复期饮食治疗按冠心病饮食治疗。

禁忌食物：凡胀气、刺激性流质不宜吃，如豆浆、牛奶、浓茶、咖啡等；忌烟酒及刺激性食物和调味品，限制食盐和味精用量。

（三）作息指导

保证睡眠时间，2 次活动间要有充分的休息。急性期后 1~3d 应绝对卧床，第 4~6d 可在床上做上下肢被动运动。1 周后，无并发症的患者可床上坐起活动。每天 3~5 次，每次 20min，动作宜慢。有并发症者，卧床时间延长。第 2 周起开始床边站立→床旁活动→室内活动→完成个人卫生。根据患者对运动的反应，逐渐增加活动量。第 2 周后室外走廊行走，第 3~4 周试着上下 1 层楼梯。

（四）用药指导

常见治疗及用药观察如下。

1. 止痛　使用吗啡或哌替啶止痛，配合观察镇静止痛的效果及有无呼吸抑制，脉搏加快。

2. 溶栓治疗　溶栓过程中应配合监测心率、心律、呼吸、血压，注意胸痛情况和皮肤、牙龈、呕吐物及尿液有无出血现象，发现异常应及时报告医护人员，及时处理。

3. 硝酸酯类药　配合用药时间及用药剂量，使用过程中要注意观察疼痛有无缓解，有无头晕、头痛、血压下降等不良反应。

4. 抑制血小板聚集药物　药物宜餐后服。用药期间注意有无胃部不适，有无皮下、牙龈出血，定期检查血小板数量。

（五）行为指导

（1）大便干结时忌用力排便，应用开塞露塞肛或服用缓泻药如口服酚酞等方法保持大便通畅。

（2）接受氧气吸入时，要保证氧气吸入的有效浓度以达到改善缺氧状态的效果，同时注意用氧安全，避免明火。

（3）病情未稳定时忌随意增加活动量，以免加重心脏负担，诱发或加重心肌梗死。

（4）在输液过程中，应遵循医护人员控制的静脉滴注速度，切忌随意加快输液速度。

（5）当患者严重气急，大汗，端坐呼吸，应取坐位或半坐卧位，两腿下垂，有条件者立即吸氧。并应注意用氧的安全。

（6）当患者出现心脏骤停时，应积极处理。

（7）指导患者 3 个月后性生活技巧。

（8）选择一天中休息最充分的时刻行房事（早晨最好）。避免温度过高或过低时，避免饭后或酒后进行房事。

（9）如需要，可在性生活时吸氧。

（10）如果出现胸部不舒适或呼吸困难，应立即终止。

（六）病情观察指导

注意观察胸痛的性质、部位、程度、持续时间，有无向他处放射；配合监测体温、心率、心律、呼吸及血压及电解质情况，以便及时处理。

（七）出院指导

（1）养成良好的生活方式，生活规律，作息定时，保证充足的睡眠。病情稳定无并发症的急性心肌梗死，6周后可每天步行、打太极拳。8~12周可骑车、洗衣等。3~6个月后可部分或完全恢复工作。但不应继续从事重体力劳动、驾驶员、高空作业或工作量过大。

（2）注意保暖，适当添加衣服。

（3）饮食宜清淡，避免饱餐，忌烟酒及减肥，防止便秘。

（4）坚持按医嘱服药，随身备硝酸甘油，有多种剂型的药物，如片剂、喷雾剂，定期复诊。

（5）心肌梗死最初3个月内不适宜坐飞机及单独外出，原则上不过性生活。

微信扫码
◆临床科研
◆医学前沿
◆临床资讯
◆临床笔记

第三章
呼吸内科疾病护理

第一节　呼吸内科专科诊疗技术与护理

呼吸是人的基本需要。无论是急性突发性呼吸困难，还是慢性持续性呼吸困难，都会导致机体缺氧而危及生命和健康。护士有责任采取有效措施，掌握改善呼吸功能的护理技术，以解除患者的痛苦，满足患者的需要。

一、吸痰法

吸痰法（aspiration）是指经口、鼻腔、人工气道将呼吸道的分泌物吸出，以保持呼吸道通畅，预防吸入性肺炎、肺不张、窒息等并发症的一种方法。临床上主要用于年老体弱、危重、昏迷及麻醉未清醒前等各种原因引起的不能有效咳嗽排痰者。

临床有电动负压吸引器吸痰法和中心吸引装置吸痰法。

（一）电动负压吸引器

1. 构造及作用原理

（1）构造：主要由马达、偏心轮、气体过滤器、压力表及安全瓶和储液瓶组成。安全瓶和储液瓶是两个容器，容量为 1 000ml，瓶塞上有 2 根玻璃管，并有橡胶管相互连接。

（2）原理：接通电源后，马达带动偏心轮，从吸气孔吸出瓶内的空气，并由排气孔排出，这样不断地循环转动，使瓶内产生负压，将痰吸出。

2. 用物

（1）电动吸引器 1 台，多头电源插板。

（2）无菌治疗盘内放有盖容器 2 只（分别盛有无菌生理盐水和消毒吸痰管数根，成年人使用 12~14 号吸痰管，小儿使用 8~12 号吸痰管，气管插管患者使用 6 号吸痰管），无菌纱布，无菌止血钳或镊子，无菌持物钳置于盛有消毒液瓶内，弯盘。

（3）必要时备压舌板，开口器，拉舌钳，盛有消毒液的玻璃瓶（系于床栏）。

3. 操作方法

（1）检查吸引器各部连接是否完善，有无漏气：接通电源，打开开关，检查吸引器性能，调节负压。一般成年人吸痰负压 0.3~0.4mmHg（0.040~0.053kPa），小儿吸痰 0.25~0.3mmHg（0.033~0.040kPa），将吸痰管置于水中，试验吸引力，并冲洗皮管。

（2）将患者头部转向护士，并略有后仰：夹取纱布，吸痰管与玻璃接管另一侧连接。

（3）插入吸痰管，其顺序是由口腔前庭 – 颊部 – 咽部，将各部吸尽。如口腔吸痰有困难时，可由鼻腔插入（颅底骨折患者禁用），其顺序由鼻腔前庭→下鼻道→鼻后孔→咽部→气管（20~25cm），将分泌物逐段吸尽。若有气管插管或气管切开时，可由插管或套管内插入，将痰液吸出。昏迷患者可用压舌板或开口器先将口启开，再行吸引。

（4）吸痰时：吸痰管应自下向上，并左右旋转，以吸尽痰液，防止固定一处吸引而损伤黏膜，吸痰管取出后，吸水冲洗管内痰液，以免阻塞。

（5）吸痰中：随时擦净喷出的分泌物，注意观察患者呼吸频率的改变。在吸引过程中，如患者咳嗽厉害，应稍等片刻后再行吸出。

（6）吸毕：关闭吸引器开关，弃吸痰导管于小桶内，吸引胶管玻璃接头插入床栏上盛有消毒液瓶内备用，将患者口腔周围擦净。观察吸出液的量、颜色及性状，必要时做好记录。

4. 注意事项

（1）吸痰前，检查电动吸引器性能是否良好，连接是否正确。

（2）严格执行无菌操作：需分别由鼻、口腔、气管插管或气管套管内吸痰时，应各用 1 根吸痰管，防止上呼吸道感染播散到下呼吸道。每吸痰 1 次，更换 1 次吸痰管。

（3）插管时不可带负压，即反折吸痰管，吸痰动作轻柔，不可上下提插，避免损伤呼吸道黏膜。

（4）一次吸痰时间不应超过 15s，吸引器连续使用时间不超过 3min。

（5）痰液黏稠时，可使用蒸汽吸入，也可向气管插管或气管套管内滴入生理盐水或化痰药物，使痰稀释便于吸出。所用的吸痰管，其外径不得超过套管口径的 1/2。

（6）储液瓶内的吸出液应及时倾倒，不应超过瓶的 2/3，以免痰液吸入马达，损坏机器，储液瓶洗净后，应盛少量的水，以防痰液黏附于瓶底，妨碍清洗。

（二）中心吸引装置

利用管道通路到达各病室床单位，替代电动吸引器，较为普遍。中心吸引装置吸痰法操作方法如下。

1. 用物

（1）壁挂式吸引器。

（2）治疗盘内放：一次性带盖治疗碗 3 个（分别盛放试吸液、冲管液和无菌纱布）。一次性 PE 手套，一次性吸痰管。

2. 操作方法

（1）备齐用物，携至床旁，检查壁挂式吸引器各管连接是否正确，吸气管和排气管是否接错。

（2）将吸引器后盖的两个挂孔对准固定在墙上的真空管路插孔挂牢，玻璃接管与吸引器导管连接。

（3）按增加的方向旋动调节手轮，仪器即可接通真空管路的负压。调节负压，一般成人吸痰负压 0.04~0.05 kPa，小儿 0.03~0.04kPa。

（4）向患者解释，以取得合作，将患者的头侧转，面向护士，并略有后仰。戴上 PE 手套，吸痰管与玻璃接管另一侧连接。

（5）抽吸生理盐水润滑导管前端检查是否通畅，有无漏气，左手反折导管，右手拿取导管前端缓慢插入口、鼻腔，由深部向上提拉，左右旋转，吸净痰液。每次吸痰时间不超过 15s，痰多者应间隔 3~5min 再吸。

（6）每次吸痰完毕，应用无菌生理盐水抽吸冲洗，以防导管被痰液阻塞。

（7）吸毕，关吸引管，按减少的方向把调节手柄旋转，切断瓶内及吸管的负压。

3. 注意事项

（1）吸痰前应检查吸引器效能是否良好，各种连接管连接是否严密、正确。

（2）吸痰时要遵守无菌操作的原则，各种无菌物、导管及无菌水均应定时更换，以防污染呼吸道。

（3）插入导管动作应轻稳，不可用力，减少导管在呼吸道黏膜上拖、拉，采取间断吸引，以保护呼吸道黏膜。

（4）两次吸引之间应重新给患者吸氧，以防血氧过低。发现阵发性咳嗽及心律失常应立即停止吸引。

二、氧气吸入疗法

氧是生命活动所必需的物质，如果组织得不到足够的氧或不能充分利用氧，组织的代谢、功能，甚至形态结构都有可能发生异常改变，这一过程称为缺氧。

氧气吸入疗法（oxygen therapy）是指通过给氧，提高动脉氧分压（PaO_2）和动脉血氧饱和度（SaO_2），增加动脉血氧含量（CaO_2），纠正各种原因造成的缺氧状态，促进组织的新陈代谢，维持机体生命活动的一种治疗方法。

（一）供氧装置

现在临床常用的供氧装置是中心供氧装置。供应站总开关控制，各用氧单位配氧气表，打开流量表即可使用。此法迅速、方便。

目前，也有一些基层医院或室外临时救护所不具备中心供氧的条件，可以选择氧气筒供氧，配备氧气压力装置表。

（二）供氧方法

1. 双侧鼻导管给氧法　将双侧鼻导管插入鼻孔内约 1cm，导管环固定稳妥即可。此法比较简单，患者感觉比较舒服，容易接受，因而是目前临床上常用的给氧方法之一。

2. 面罩法　将面罩置于患者的口鼻部供氧，用松紧带固定，再将氧气接管连接于面罩的氧气进孔上，呼出的气体从面罩两侧孔排出。由于口、鼻部都能吸入氧气，效果较好。调节氧流量每分钟 6~8L。可用于病情较重、氧分压明显下降者。

3. 头罩法　将患者头部置于头罩里，罩面上有多个孔，可以保持罩内一定的氧浓度、温度和湿度。头罩与颈部之间要保持适当的空隙，防止二氧化碳潴留及重复吸入。此法主要用于小儿。

4. 氧气枕法　氧气枕是一长方形橡胶枕，枕的一角有一橡胶管，上有调节器可调节氧流量，氧气枕充入氧气，接上湿化瓶即可使用。此法可用于家庭氧疗、危重患者的抢救或转运途中，以枕代替氧气装置。

（三）供氧浓度

空气中的氧含量为 20.93%，为达到治疗效果，吸入氧气的浓度必须高于空气中的氧气浓度。吸氧浓度可通过以下公式换算：

吸入氧浓度 %=21+4× 氧流量（L/min）

氧气用量依病情而定，给氧浓度取决于缺氧状态，用鼻导管，成人轻度缺氧者，一般每分钟 1~2L；中度缺氧者每分钟 2~4L；重度缺氧者每分钟 4~6L。对于缺氧伴有二氧化碳潴留的患者，应控制氧流量每分钟 1~2L，以改善缺氧，同时又可避免二氧化碳潴留加重。对重度缺氧，不伴有二氧化碳潴留的患者，吸入氧浓度不需加以控制，通常达 35% 以上。高浓度吸氧时，常用间断给氧，如持续给氧的时间超过 24h，则浓度不超过 60% 为宜，以防发生氧中毒。

（四）注意事项

（1）用氧前，检查氧气装置有无漏气，是否通畅。

（2）严格遵守操作规程，注意用氧安全，切实做好"四防"，即防震、防火、防热、防油。

（3）使用氧气时，应先调节流量后应用。停用氧时，应先拔出导管，再关闭氧气开关。中途改变流量，先分离鼻导管与湿化瓶连接处，调节好流量再接上。以免一旦开关出错，大量氧气进入呼吸道而损伤肺部组织。

（4）用氧过程中，注意观察患者脉搏、血压、精神状态、皮肤颜色、呼吸方式等情况有无改善，衡量氧疗效果，同时可监测动脉血气分析判断疗效，根据变化及时调整用氧浓度。

（5）常用湿化液有蒸馏水：急性肺水肿用 20%~30% 酒精，具有降低肺泡内泡沫的表面张力，使肺泡泡沫破裂、消散，改善肺部气体交换，减轻缺氧症状的作用。

三、吸入疗法

（一）氧气驱动雾化吸入

氧气驱动雾化吸入疗法是临床上一种较好的祛痰、消炎、局部用药手段。具有操作简单、药物直达病灶、局部病灶药物浓度高、安全性好、不良反应小等优点。

1. 原理　基本原理是利用高速氧气流通过毛细管口并在管口产生负压，将药液由相邻的管口吸出，所吸出的药液又被毛细管口高速的氧气流撞击成细小的雾滴，成气雾状喷出，随患者呼吸进入呼吸道而达到治疗的作用。

2. 目的

（1）治疗呼吸道感染，消除炎症，稀释痰液以有利于痰液的排出，治疗急、慢性呼吸道炎症。

（2）解痉平喘，改善通气功能，用于治疗哮喘。

3. 用物准备

（1）必备物品

1）雾化吸入器1套。

2）吸氧装置1套：吸氧装置和湿化瓶（不装水）。

3）10ml注射器：用于抽吸药液。

4）药品：按医嘱备药。

（2）常用药物及其作用

1）湿化祛痰药：如 α-糜蛋白酶 2.5~5.0mg 加生理盐水 10ml 稀释后应用。

2）支气管扩张药：如异丙肾上腺素 0.25~0.50mg 加生理盐水 5~10ml；0.5% 非布丙醇加生理盐水 10ml；地塞米松 2~5mg 加生理盐水 5~10ml。

3）抗生素类药：常用药物有青霉素和庆大霉素。青霉素每次 5 万 ~10 万 IU，加生理盐水 5~10ml，注意应在皮试阴性的情况下应用；庆大霉素每次 4 万 ~8 万 IU，加生理盐水 10ml，以达到控制炎症的功效。

4. 操作方法

（1）按医嘱抽取药液，用蒸馏水稀释或溶解药物在 10ml 以内，注入雾化器的储液罐内。

（2）将雾化器储液罐与入管口旋紧连接，然后下端再与氧气装置的延长导管相连，注意连接应紧密，防止漏气。

（3）将洁净的口含嘴取出，与雾化器的吸入管口相连。

（4）调节氧气装置，储液罐有雾化液气体出现，下端无药液漏出，即雾化器安装完毕。

5. 注意事项

（1）在治疗前护士应详细介绍雾化吸入疗法的意义和方法、时间、效果及如何正确地配合，以达到最佳的治疗效果。

（2）操作时先检查雾化器各部件连接是否良好，有雾气出现时再让患者吸入。初次做此治疗，应教会患者使用方法：嘱患者漱口以清洁口腔，取舒适体位，最好采用半坐位或坐位，患者手持雾化器，用口完全含住雾化器吸嘴，紧闭口唇，用持雾化器的手堵住雾化器的开放端口，同时深吸气，可使药液充分达到支气管和肺内，吸入雾化液气后再屏气 1~2s，效果更好。

（3）吸入时间不宜过长，一般为 15~20min，氧流量不宜过大。

（4）治疗完毕，取下雾化器，关闭氧气，清理用物，协助患者漱口。每次要将储液罐、吸入管口、口含嘴冲洗干净，消毒后再用冷开水洗净，使患者能得到更好的休息。

（二）超声雾化吸入

超声波雾化器是应用超声波声能，将药液变成细微的气雾，由呼吸道吸入，达到治疗目的，其特点是雾量大小可以调节，雾滴小而均匀，药液随着深而慢的吸气被吸入终末支气管及肺泡。又因雾化器电子部分能产热，对雾化液有加温作用，使患者吸入温暖、舒适的气雾。

1. 超声波雾化器的结构

（1）超声波发生器：通电后输出高频电能。雾化器面板上操纵调节器有电源开关、雾化开关、雾量调节旋钮、指示灯及定时器。

（2）水槽与晶体换能器：水槽盛冷蒸馏水，其底部有一晶体换能器，接收发生器输出的高频电能，将其转化为超声波声能。

（3）雾化罐（杯）与透声膜：雾化罐盛药液，其底部是一半透明的透声膜，声能可透过此膜与罐内药液作用，产生雾滴喷出。

（4）螺纹管和口含嘴（或面罩）。

2. 原理　当超声波发生器输出高频电能，使水槽底部晶体换能器转换为超声波声能，声能振动并透过雾化罐底部的透声膜，作用于雾化罐内的液体，破坏了药液的表面张力和惯性，使药液成为微细的雾滴，通过导管随患者吸气而进入呼吸道。

3. 目的

（1）消炎、镇咳、祛痰。

（2）解除支气管痉挛，使气道通畅，改善通气功能。

（3）在胸部手术前后，预防呼吸道感染。

（4）配合人工呼吸做呼吸道湿化或间歇雾化吸入药物。

（5）应用抗癌药物治疗肺癌。

4. 使用方法

（1）接上电源，雾化储液罐与雾化器连接。

（2）将待吸入的药物放入储液罐。

（3）打开雾化器上的开关，嘱患者深呼气至残气位，张开口腔，张口咬住喷嘴，缓慢深吸气到肺总量时可屏气 4~10s，注意吸气时盖住储液罐上端开口，呼气时打开。

（4）持续雾化时间 10~15min。

5. 注意事项

（1）使用前，先检查机器各部有无松动、脱落等异常情况。机器和雾化罐编号要一致。

（2）水槽底部的晶体换能器和雾化罐底部的透声膜薄而质脆，易破碎，应轻按，不能用力过猛。

（3）水槽和雾化罐切忌加温水或热水。

（4）特殊情况需连续使用，中间须间歇 30min。

（5）每次使用完毕，将雾化罐和"口含嘴"浸泡于消毒溶液内 60min。

四、胸腔穿刺术

胸腔穿刺的目的是抽取胸腔积液送检，明确胸腔积液的性质，协助诊断；排除胸腔积液或积气，缓解压迫症状，避免胸膜粘连增厚；胸腔内注射药物，辅助治疗。适用于胸腔积液性质不明者；大量胸腔积液或气胸者；脓胸抽脓灌洗治疗或恶性胸腔积液者。

（一）术前准备

1. 患者准备　向患者解释操作的目的、术中可能产生的不适及注意事项。消除患者的紧张情绪，使其积极配合。穿刺部位经直接叩诊，或结合 X 线、超声检查确定。胸腔积液者，其穿刺点在患侧肩胛下第 7~9 肋间隙或腋中线 6~7 肋间隙；气胸者，取患侧锁骨中线第 2 肋间隙进针。

2. 用物准备　常规消毒治疗盘一套，无菌胸腔穿刺包（内有胸腔穿刺针或气胸针和与之相连的胶管、5ml 和 50ml 的注射器、7 号针头、血管钳、洞巾、纱布），1% 普鲁卡因或 20% 利多卡因针剂，1：1 000 肾上腺素，无菌手套，无菌试管，量杯等。

（二）术中配合

1. 体位　协助患者反坐靠背椅上，双臂平放于椅背上缘；危重患者取半卧位，上臂支撑头颈部，使肋间隙增宽。

2. 方法　常规消毒穿刺点皮肤，术者戴手套、铺洞巾，护士用胶布固定洞巾两上角，以防滑脱；打开利多卡因，供医生抽吸药液，进行逐层浸润麻醉直达胸膜。术者左手示指和拇指固定穿刺部位的皮肤和肋间，右手持穿刺针（将与之相连的胶管用血管钳夹紧），沿局麻处肋骨上缘缓慢刺入胸壁直到胸膜，将 50ml 注射器接上胶管，松开止血钳，抽取胸腔积液或气体，针筒抽满后再次用血管钳夹紧胶管，然后取下注射器，将液体注入弯盘中。术毕拔出穿刺针，穿刺点消毒后覆盖无菌纱布，稍用力压迫穿刺部位片刻，用胶布固定。

3. 术中的护理要点　操作中密切观察患者的脉搏、面色等变化，以判断患者对穿刺的耐受性。注意询问患者有无异常的感觉，如患者有任何不适，应减慢或立即停止抽吸。抽吸时，若患者突觉头晕、心悸、面色苍白、脉细、四肢发凉，提示患者可能出现"胸膜反应"，应立即停止抽吸，协助患者平卧，密切观察血压，防止休克。

（三）术后护理

（1）嘱患者半卧位或平卧位休息，观察呼吸、脉搏、血压等；注意观察穿刺点有无渗血或液体流出；注入药物者，嘱患者转动体位，以便药液在胸腔内混匀，并观察患者对注入药物的反应。

（2）记录抽出液体的色、质、量，及时送检标本。

（四）注意事项

（1）每次抽液、抽气时不宜过快、过多，以防胸腔内压骤然下降，发生肺水肿、循环障碍或纵隔移位等意外。首次抽液量不宜超过600ml，之后每次抽液量不宜超过1 000ml，诊断性抽液50~100ml即可。

（2）按需要留取胸腔积液标本，如需要，再注射药物。

（3）严格无菌操作。

五、胸腔闭式引流术

胸腔闭式引流指将胸膜腔内的气体或液体引流到体外，且引流系统与大气不相通。其主要目的是将胸膜腔内的气体或液体排出；重建胸膜腔内负压，促使肺复张；平衡胸腔两侧压力，预防纵隔移位及肺萎陷。

（一）适应证

无严格量化指标，近年来指征已放宽，其适应原则主要有：

（1）自发性气胸，肺压缩 > 50% 者。

（2）外伤性血、气胸，尤其外伤较重者便于连续观察引流情况，以便及时处理。

（3）大量或持续胸腔积液，需要彻底引流，便于诊断治疗者。

（4）脓胸早期彻底引流，以利于炎症消散、肺复张。

（5）胸内手术后的引流。

（二）禁忌证

（1）非胸腔内积气或积液肺大疱、肺囊肿等。

（2）出血性疾病、接受抗凝治疗者。

（3）精神疾病或不合作者。

（4）局部皮肤感染者。

（三）并发症

（1）麻醉药过敏严重时可引起休克。

（2）胸膜反应头晕、面色苍白、出汗、心悸、胸部压迫感或剧痛、昏厥等。

（3）切口感染可导致胸腔感染。

（4）出血可能导致血胸。

（四）胸腔引流管的安置部位

插管部位通常选择在患侧胸部锁骨中线第2肋间或腋前线第4~5肋间。可依据体征及胸部X线检查结果确定。如果为局限性气胸则需经X线检查定位后选择最佳插管部位。对于并发胸腔积液较多的气胸，插管的部位应选择在气液交界面，以利于排气同时排液。

（五）胸腔引流的装置

传统的胸腔闭式引流装置有3种，即单瓶、双瓶、三瓶。目前，各种一次性使用的塑料胸腔引流装置已被临床广泛应用。

单瓶水封系统：胸腔闭式引流瓶内装无菌生理盐水500ml。"水封"是指瓶内的水封绝了空气，使空气不能穿透水面，只能将空气从胸膜腔内引出而不能使空气由长管进入胸膜腔。瓶盖上有2个孔，其中一个插有长管上连胸腔引流管、下端插至水面下1~2cm，将胸膜腔压力维持在10~20Pa以下；另一个孔保持瓶内空间与大气相通作为空气通路，由胸膜腔引流出的气体浮出水面后经此孔排出。一般情况下，瓶内长管中的水柱高出水平面8~10cm，并随呼吸上下波动。

（六）护理

1. 引流　如下所述。

（1）用物准备：治疗盘 1 套、胸腔穿刺包、胸腔穿刺针、引流瓶、无菌手套、5ml 注射器 1 支、垫巾、缝线、碘伏、药品（2% 利多卡因 10ml，0.9% 盐水 500ml，遵医嘱准备药物）、止血钳 2 把。

（2）操作过程

1）向患者解释引流的目的和注意事项。

2）配合医生，严格执行无菌操作。

3）皮肤切口处要求缝合严密并固定，以免发生漏气或引流管脱出。

4）打开无菌胸腔引流瓶，倒入无菌生理盐水，使长管在液面下 3~4cm，妥善固定。并在引流瓶的水位线上注明日期、时间和液量。

5）完善护理记录：核对患者→说明目的→备齐用物→摆好体位→置入胸管→连接引流瓶→保持通畅→妥善固定→注意观察。

（3）注意事项

1）保持管道密闭，任何一处有空气进入胸膜腔都会产生正压导致肺萎陷或纵隔移位，因此要确保引流系统的密闭性。胸腔置管处以无菌敷料包盖严密。

2）引流系统所有接头要连接紧密、固定妥善，随时检查引流装置是否密闭及引流管有无脱落，患者每一次改变体位时都要查看。

3）若引流管自胸腔滑脱，立即用手封闭伤处皮肤，消毒处理后以凡士林纱布封闭伤口，并协助医师进一步处理。

4）若引流管连接处脱落或引流瓶损坏，应立即用两把止血钳双重夹闭胸腔闭式引流管，更换引流装置。

5）搬动患者或更换引流瓶时，双重夹闭引流管以防空气进入胸腔。

6）瓶内长管浸入水下 3~4cm，引流瓶始终保持直立。

7）自胸膜腔内引流出的气体进入引流瓶会产生气泡，间歇性气泡是正常的，若呼气及吸气时均产生持续性气泡，提示可能有空气渗入引流系统或胸膜腔，应立即找出渗漏点并修补，若引流系统无渗漏点但却有快速的气泡，提示发生了相当大的空气漏失（如支气管胸膜瘘），立即通知医师采取措施预防肺萎陷、纵隔偏移及皮下气肿。

2. 保持引流管通畅　胸腔闭式引流主要靠重力引流，有效保持引流通畅的方法有以下几种。

（1）患者通常取半卧位，使胸腔容积增大，有利于呼吸及引流。若患者能躺向插管一侧，应密切观察勿躺在引流管上，以防压迫或扭曲胸管；侧躺时可在胸管两侧垫以折叠的毛巾以防胸管受压。

（2）经常查看引流管路是否通畅，保证胸管无扭曲或受到压迫、无血凝块堵塞等情况。观察引流管是否通畅的最简单方法是观察引流瓶内是否有气体排出及水封瓶中水柱波动情况。术后初期，水柱波动范围较大，但随着胸膜腔内气体或液体的排出，残腔缩小，水封瓶中水柱波动范围也逐渐缩小。当水封瓶中水柱停止波动时，应根据患者情况及体征，必要时可行胸透和胸部拍摄 X 线片，以确定引流管是否被血块、脓块等堵塞，是否被胸带、敷料或缝线压迫扭曲。怀疑引流管有梗阻时，可通过挤压、旋转等方法解除梗阻，并嘱患者咳嗽、深呼吸，如以上方法均不能恢复其波动，应及时通知医师处理。

（3）使用胸腔闭式引流时，应鼓励患者深呼吸和咳嗽，不仅能清除支气管分泌物，还能促进肺扩张、促使胸膜腔内气体或液体排出。患者早期下床活动时，要妥善携带胸腔闭式引流装置。

3. 严格无菌操作，防止逆行感染　如下所述。

（1）引流装置应保持无菌，水封瓶内装无菌生理盐水，更换引流瓶或其他连接管时应遵守无菌原则。

（2）保持胸壁引流口处敷料清洁、干燥，一旦渗湿，及时更换。

（3）引流瓶应低于胸壁引流口平面 60~100cm，搬运患者时应夹闭管路，以防瓶内液体反流回胸膜腔。

（4）按规定时间更换引流瓶及引流瓶内的液体（液体最长不超过 24h），更换时严格无菌操作。

4. 观察记录　如下所述。

（1）注意观察长管中水柱波动，因为水柱波动的幅度反映无效腔及胸膜腔内负压的大小。一般情况下，水柱上下波动 4~6cm。若波动过高可能存在肺不张；若无波动提示引流管不畅或肺已完全扩张；若患者出现胸闷气促、气管向健侧偏移等肺受压的症状，应怀疑为引流管被血块阻塞，立即通知医生处理。

（2）观察引流液体的量、性质、颜色等，准确记录：胸腔手术后第一个24h的引流量通常为200~500ml。术后引流液多为血性，但若数小时后引流液仍为血性或血性引流液停止后再次出现，应考虑患者胸腔内可能发生快速的出血，要立即通知医师处理。

5. 拔管　如下所述。

（1）一般置管引流48~72h后，临床观察无气体溢出或引流量明显减少且颜色变浅，24h引流液 < 50ml，脓液 < 10ml，患者无呼吸困难，听诊患侧呼吸音正常（肺叶切除术后例外），X线胸片示肺膨胀良好、胸膜腔内无积液积气，即可拔管。

（2）拔管时患者可坐在床边或躺在健侧，嘱患者先深吸一口气，在吸气末迅速拔除引流管，立即用凡士林纱布和厚敷料封闭胸部伤口，外加包扎固定。

（3）拔管后观察患者有无胸闷、呼吸困难、伤口漏气、渗液、出血、皮下气肿等，如有异常及时通知医师处理。

六、纤维支气管镜检查

纤维支气管镜是一种由光导玻璃纤维束制成的可以弯曲的支气管内镜，它具有管径细、视镜弯曲度可调节和视野范围大等优点，能够直接观察气管、支气管、肺段及亚肺段支气管，便于做支气管黏膜的刷检和活检、经支气管肺活检和肺泡灌洗，目前已成为呼吸系统疾病诊断及治疗的重要工具。纤维支气管镜检查的目的是为了确定侵犯气管、支气管病变的部位和范围，明确肺部疾病的病理和细胞学诊断；清除阻塞气道的分泌物或气管内异物，也可进行气管、支气管内的介入治疗等。

（一）术前准备

1. 患者准备　向患者说明检查的目的，操作过程及有关配合注意事项，消除紧张情绪，取得配合。拍摄胸片，检测肝功能、血小板出凝血时间，行心电图检查。术前4h禁食水，术前30min肌内注射阿托品 0.5mg，地西泮 10mg。有活动义齿者应取下。检查前要询问有无药物过敏史。

2. 用物准备　纤维支气管镜、冷光源、活检钳、细胞刷、负压吸引器、吸氧装置、氧气、鼻导管、注射器、纱布、治疗巾、防护眼罩、防护服、无菌手套、标本瓶、玻璃刷片、2% 利多卡因、肾上腺素、生理盐水。

（二）术中配合

（1）麻醉：先以 2% 利多卡因 5ml 雾化吸人和咽喉部喷雾局麻。以 2% 利多卡因喷入一侧鼻孔，然后以 1%~2% 麻黄素溶液浸泡的棉签收缩该侧的鼻甲黏膜，充分麻醉鼻腔黏膜和收缩鼻黏膜血管。

（2）嘱患者全身放松，平静呼吸，检查者在直视下循腔插入，先检查健侧，后检查患侧。

（3）根据需要配合医生做好吸引、活检、治疗等，标本采集后立即固定送检。

（4）术中严密观察病情变化。

（三）术后护理

（1）术后 2h 禁食水，2h 后进温凉流质或半流质饮食为宜。

（2）术后 0.5h 内减少说话，使声带得到休息。鼓励患者咳出痰液或血液，术后少量咯血属正常现象，应向患者解释勿使其产生紧张心理。

（3）检查后如有声嘶或咽喉部疼痛，给予雾化吸入。

（4）密切观察患者有无发热、胸痛，观察呼吸道出血情况，若为痰中带血丝，不需特殊处理，当出血较多时，及时通知医生，发生大咯血时配合抢救。

（5）及时留取痰标本送检。

（四）注意事项

（1）患者因麻醉术后咽喉部可能有不适感，2h 后如需进食水，应逐渐尝试进行，可先小口饮水，吞咽顺利、无呛咳方能进食。

（2）经气管镜活检的患者应注意咯血及气胸等并发症出现，如咯血不止或有胸闷，气短、呼吸困难等症状，应及时报告医生，立即处理。

（3）少数患者在做完纤维支气管镜后，可能出现继发感染、发热、咳嗽、痰多等情况，可酌情应用抗生素治疗。

（4）严格无菌操作。

七、动脉血气分析

动脉血气分析能客观反映呼吸衰竭的性质和程度，是判断有无缺氧和二氧化碳潴留的最可靠方法。对指导氧疗、机械通气各种参数的调节以及酸碱和电解质失衡均有重要意义。适用于各种疾病、创伤或手术发生呼吸功能衰竭、心肺复苏后、急慢性呼吸衰竭，以及机械通气的患者。

（一）术前准备

1. 患者准备 向患者说明穿刺的目的和注意事项。让患者取坐位或卧位，以方便采血和舒适为宜。充分暴露采血部位。

2. 物品准备 一次性血气针（无需备肝素溶液）或2ml无菌注射器，皮肤消毒液，无菌消毒棉签，橡皮塞，肝素钠稀释液等。

（二）术中配合

（1）用2ml无菌注射器抽吸肝素钠稀释溶液1~2ml，来回抽动针芯，使肝素钠溶液与注射器充分接触，然后排净注射器内的肝索钠溶液和空气（如一次性血气针则无需抽吸肝素钠溶液）。

（2）选择动脉血管，一般选择股动脉、桡动脉或肱动脉为穿刺部位，先用手指摸清动脉的搏动、走向和深度；常规消毒穿刺部位皮肤及操作者触摸动脉的手指（一般为左手中指和示指）；用左手示指和中指固定动脉，右手持注射器与皮肤呈30°~ 45°角穿刺为宜，若取股动脉等深动脉穿刺，则需垂直进针，当见有血液自动流入针管内则穿刺成功，采血1~2ml即可。

（3）拔出针头后，立即用消毒干棉签压迫穿刺处，操作者迅速将针头斜面刺入橡皮塞，用手旋转注射器数次，使血液和肝素钠溶液充分混匀。

（三）术后护理

（1）采集后立即送检，详细填写化验单，注明采血时间、吸氧方法及浓度、患者体温、机械通气参数等。

（2）拔出针头后，立即用消毒干棉签压迫穿刺处，请第二人继续按压5min以上。

（四）注意事项

（1）采血前了解患者诊断，如有经血液传染的传染病患者，操作人员要做好保护措施。

（2）尽量保持患者情绪稳定，因为患者紧张、恐惧、剧烈活动或明显气喘均可影响检查结果。

（3）防止空气进入标本中，如有气泡立即排出，以免影响检查结果。

（4）避免反复穿刺引起局部皮下瘀血。如抽出血液为暗红色，应警惕为静脉血。

（5）如有凝血机制障碍者，应延长按压时间。

（6）严格无菌操作。

第二节 呼吸内科常见症状的护理

一、咳嗽与咳痰（cough，expectoration）

（一）定义

咳嗽是呼吸系统最常见的症状之一。咳嗽是一种反射性防御动作，通过咳嗽可以有效清除呼吸道内分泌物和进入气道内的异物。咳嗽是由于延髓咳嗽中枢受刺激引起的。但咳嗽也有不利的一面，它可使呼吸道内感染扩散，剧烈的咳嗽可导致呼吸道出血，甚至诱发自发性气胸等。因此若长期、频繁、剧烈咳嗽影响工作、休息，则为病理状态。咳痰是气管、支气管的分泌物或肺泡内的渗出液，借助咳嗽将其排出称为咳痰。

（二）护理评估

1. 病因评估

（1）呼吸道疾病：从鼻咽部至小支气管整个呼吸道黏膜受到刺激时，可引起咳嗽。咽喉炎、喉结核、喉癌等可引起干咳，气管—支气管炎、支气管扩张、支气管哮喘、支气管内膜结核及各种物理（包括异物）、化学、过敏因素对气管、支气管的刺激以及肺部细菌、结核菌、真菌、病毒、支原体或寄生虫感染以及肺部肿瘤均可引起咳嗽和（或）咳痰。呼吸道感染是引起咳嗽、咳痰最常见的原因。

（2）胸膜疾病：如各种原因所致的胸膜炎、胸膜间皮瘤、自发性气胸或胸腔穿刺等均可引起咳嗽。

（3）心血管疾病：当二尖瓣狭窄或其他原因所致左心衰竭引起肺淤血、肺水肿，或因右心及体循环静脉栓子脱落引起肺栓塞时，肺泡及支气管内漏出物或血性渗出物，刺激肺泡壁及支气管黏膜，引起咳嗽。

（4）中枢神经因素：从大脑皮质发出冲动传至延髓咳嗽中枢，可随意引致咳嗽或抑制咳嗽反射，脑炎、脑膜炎时也可出现咳嗽。

2. 症状评估

（1）咳嗽的性质：咳嗽无痰或痰量甚少，称干性咳嗽，见于急性或慢性咽喉炎、急性支气管炎初期、喉癌、气管受压、支气管异物、支气管肿瘤、原发性肺动脉高压、二尖瓣狭窄以及胸膜炎等；咳嗽伴有痰液称湿性咳嗽，见于慢性支气管炎、肺炎、支气管扩张、肺脓肿和空洞型肺结核等。

（2）咳嗽的时间和节律：突然出现的发作性咳嗽，常见于吸入刺激性气体所致急性咽喉炎、气管与支气管异物、百日咳、气管或支气管分叉部受压迫等，少数支气管哮喘也可表现为发作性咳嗽。长期慢性咳嗽，多见于慢性呼吸道疾病，如慢性支气管炎、支气管扩张、慢性肺脓肿、肺结核等。此外，慢性支气管炎、支气管扩张和肺脓肿等病，咳嗽往往于清晨或夜间变动体位时加剧，并伴咳痰。左心衰竭、肺结核夜间咳嗽明显。

（3）咳嗽的音色：指咳嗽声音的特点。咳嗽声音嘶哑，多见于声带炎、喉炎、喉结核、喉癌和喉返神经麻痹等；金属音调咳嗽，见于纵隔肿瘤、主动脉瘤或支气管癌压迫气管；鸡鸣样咳嗽，表现为连续阵发性剧咳伴有高调吸气回声，多见于百日咳、会厌、喉部疾患或气管受压；咳嗽声音低微或无声，见于严重肺气肿、极度衰弱或声带麻痹患者。

（4）痰的性质和量：痰的性质可分为黏液性、浆液性、脓性和血性等。黏液性痰多见于急性支气管炎、支气管哮喘及大叶性肺炎的初期，也可见于慢性支气管炎、肺结核等。浆液性痰见于肺水肿。脓性痰见于化脓性细菌性下呼吸道感染。血性痰是由于呼吸道黏膜受侵害、损害毛细血管或血液渗入肺泡所致。急性呼吸道炎症时痰量较少，痰量增多常见于支气管扩张、肺脓肿和支气管胸膜瘘，且排痰与体位有关，痰量多时静置后出现分层现象：上层为泡沫、中层为浆液或浆液脓性、下层为坏死组织。恶臭痰提示有厌氧菌感染。铁锈色痰为典型肺炎球菌肺炎的特征；黄绿色或翠绿色痰，提示铜绿假单胞菌感染；痰白黏稠且牵拉成丝难以咳出，提示有真菌感染；大量稀薄浆液性痰中含粉皮样物，提示棘球蚴病（包虫病）；粉红色泡沫痰是肺水肿的特征。日咳数百或上千毫升浆液泡沫样痰，应考虑弥漫性肺泡癌的可能。

3. 心理－社会状况　评估患者的精神状况、情绪状态，有无疲乏、失眠、焦虑、抑郁、情绪不稳、注意力不集中等，以及患病以来对生活、学习、工作的影响及程度。

（三）护理措施

1. 环境　提供整洁、舒适的病房环境，减少不良刺激，尤其避免尘埃和烟雾的刺激。保持室内空气新鲜、洁净，经常开窗通风，保持室内适宜的温度（18~22℃）和湿度（50%~70%）。

2. 饮食　给予高蛋白、高维生素饮食，避免油腻辛辣等刺激性食物。适当补充水分，一般饮水1 500ml/d 以上，使呼吸道黏膜湿润和修复，利于痰液稀释和排出。

3. 促进有效排痰

（1）指导患者有效咳嗽：适用于神志清醒能咳嗽的患者，有效咳嗽的方法为患者取舒适的坐位或卧位，先行 5~6 次深而慢的呼吸，于深吸气末屏气，身体前倾，做 2~3 次短促咳嗽，将痰液咳至咽部，再迅速用力将痰咳出。或用自己的手按压上腹部，帮助咳嗽。或患者取仰卧屈膝位，可借助膈肌、腹肌收缩增加腹压，有效咳出痰液。

（2）湿化和雾化疗法：适用于痰液黏稠不易咳出者，目的是湿化气道、稀释痰液。常用的湿化剂有蒸馏水、生理盐水、低渗盐水。临床上常在湿化剂中加入药物（如痰溶解剂、支气管舒张剂、激素等）以雾化的方式吸入，以达到祛痰、消炎、止咳、平喘的作用。但在气道湿化时应注意：

1）防止窒息：干结的分泌物湿化后膨胀易阻塞支气管，应帮助患者翻身、拍背、及时排痰，尤其是体弱、无力咳嗽者。

2）避免湿化过度：过度湿化有利于细菌生长，加重呼吸道感染，还可引起气道黏膜水肿、狭窄、阻力增加，甚至诱发支气管痉挛，严重时可导致体内水潴留，加重心脏负荷。要注意观察患者的情况，湿化时间不宜过长，一般以 10~20min 为宜。

3）控制湿化温度：温度过高引起呼吸道灼伤，温度过低可致气道痉挛、寒战反应，一般应控制湿化温度在 35~37℃。

4）防止感染：定期进行装置、病房环境消毒，严格无菌操作。

5）观察各种吸入药物的不良反应，激素类药物吸入后应指导患者漱口，避免霉菌性口腔炎发生。

（3）胸部叩击与胸壁震荡：适用于久病体弱、长期卧床、排痰无力的患者，禁用于未经引流的气胸、肋骨骨折及有病理性骨折史、咯血、低血压及肺水肿等患者。

1）胸壁叩击法：患者取侧卧位或在他人协助下取坐位，叩击者右手的手指指腹并拢，使掌侧呈杯状，以手腕力量，由肺底自下向上、由外向内、迅速而有节律的叩击胸壁，震动气道，每一肺叶叩击 1~3min，120~180 次 /min，叩击时发出一种空而深的拍击音则表明手法正确。

2）胸壁震荡法：操作者双手掌重叠，并将手掌置于欲引流的胸廓部位，吸气时，手掌随胸廓扩张慢慢抬起，不施加任何压力，从吸气末开始，在整个呼气期手掌紧贴胸壁，施加一定压力并做轻柔的上下抖动即快速收缩和松弛手臂和肩膀（肘部伸直），以震荡患者胸壁 5~7 次，每一部位重复 6~7 个呼吸周期。震荡法只在呼气末进行，且紧跟叩击后进行。操作力度、时间和病情观察：力量适中，以患者不感到疼痛为宜，每次叩击和（或）震荡时间以 5~15min 为宜，应安排在餐后 2h 至餐前 30min 完成，操作时要注意观察患者的反应。操作后护理：在患者休息时，协助患者排痰；做好口腔护理，祛除痰液气味；询问患者的感受，观察痰液情况，复查生命体征、肺部呼吸音及湿啰音变化。

（4）体位引流：是利用重力作用使肺、支气管内分泌物排出体外，又称重力引流。适用于支气管扩张、肺脓肿、慢性支气管炎等痰液较多者。禁用于呼吸衰竭、有明显呼吸困难和发绀者、近 1~2 周内曾有大咯血史、严重心血管疾病或年老体弱不能耐受者。具体方法见支气管扩张患者的护理。

（5）机械吸痰：适用于无力咳出黏稠痰液、意识不清或排痰困难者。经患者的口、鼻腔、气管插管或气管切开处进行负压吸痰。注意事项：每次吸引时间少于 15s，两次抽吸间隔时间大于 3min；吸痰动作要迅速、轻柔，将不适感降至最低；在吸痰前、中、后适当提高吸入氧的浓度，避免吸痰引起低氧血症；严格无菌操作，避免呼吸道交叉感染。

4. 正确留取痰标本

（1）一般检查应以清晨第一口痰为宜，采集时应先漱口，然后用力咳出气管深处痰液，盛于清洁容器内送检。

（2）细菌培养，需用无菌容器留取并及时送检。

（3）做 24h 痰量和分层检查时，应嘱患者将痰吐在无色广口瓶内，需要时可加少许石炭酸以防腐。

（4）做浓集结核杆菌检查时，需留 12~24h 痰液送检。

5. 健康教育

（1）病情缓解、咳嗽症状消失后，应向患者讲解预防原发病复发的具体措施。

（2）指导患者加强身体锻炼，增加机体所需营养，提高自身的抗病能力，预防疾病。

（3）如原发病复发应及时就诊治疗。

二、咯血（hemoptysis）

（一）定义

咯血是指喉及喉以下呼吸道任何部位的出血，经口腔排出。咯血须与口腔、鼻、咽部出血及上消化道出血引起的呕血相鉴别（表3-1）。

表3-1 咯血与呕血的鉴别

鉴别点	咯血	呕血
病因	肺结核、支气管扩张症、肺炎、肺脓肿、肺癌、心脏病等	消化性溃疡、肝硬化、急性胃黏膜病变、胆道出血、胃癌等
出血前症状	喉部痒感、胸闷、咳嗽等	上腹不适、恶心、呕吐等
出血方式	咯出	呕出，可为喷射状
血色	鲜红	棕红、暗红，有时为鲜红色
血中混有物	痰、泡沫	食物残渣、胃液
反应	碱性	酸性
黑便	无、若咽下血液量较多时可有	有，可为柏油样便，呕血停止后仍持续数日
出血后痰液性状	常有血痰数日	无痰

（二）护理评估

1. 病因评估

（1）支气管疾病：常见的有支气管扩张症、支气管肺癌、支气管结核和慢性支气管炎等；较少见的有支气管结石、支气管腺瘤、支气管非特异性溃疡等。

（2）肺部疾病：常见的有肺结核、肺炎、肺脓肿；较少见的有肺淤血、肺梗死、肺真菌病、肺吸虫病、肺泡炎等。

（3）心血管疾病：较常见的是二尖瓣狭窄。某些先天性心脏病如房间隔缺损、动脉导管未闭等引起的肺动脉高压时，亦可发生咯血。

（4）其他：血液病（如血小板减少性紫癜、白血病、血友病、再生障碍性贫血等），急性传染病（如流行性出血热、肺出血型钩端螺旋体病等），风湿病（如结节性动脉周围炎、系统性红斑狼疮、Wegener肉芽肿、白塞病）或气管、支气管子宫内膜异位症等均可引起咯血。

2. 症状评估

（1）年龄：青壮年咯血多见于肺结核、支气管扩张症、风湿性心瓣膜病（二尖瓣狭窄）等。40岁以上，有长期吸烟史者，要高度警惕支气管肺癌。

（2）咯血量：每天咯血量在100ml以内为小量，100~500ml为中等量，500ml以上（或一次咯血100~500ml）为大量。大量咯血主要见于空洞性肺结核、支气管扩张症和慢性肺脓肿。支气管肺癌咯血主要表现为持续或间断痰中带血，少有大咯血。慢性支气管炎和支原体肺炎咳嗽剧烈时，可偶见痰中带血或血性痰。

（3）颜色和性状：肺结核、支气管扩张症、肺脓肿、支气管结核、出血性疾病，咯血颜色鲜红；铁锈色血痰主要见于肺炎球菌（大叶）性肺炎、肺吸虫病和肺泡出血；砖红色胶冻样血痰主要见于克雷白杆菌肺炎。二尖瓣狭窄肺淤血咯血一般为暗红色，左心衰竭肺水肿时咯浆液性粉红色泡沫样血痰，并发肺梗死时常咯黏稠暗红色血痰。

（4）伴随症状：常伴有发热、胸痛、咳嗽、脓痰、皮肤黏膜出血、黄疸等。

（5）大咯血窒息先兆：患者出现情绪紧张、面色灰暗、喉头痰鸣、咯血不畅。

（6）大咯血窒息的表现：患者表情恐怖、张口瞪目、大汗淋漓、唇指发绀、意识丧失等。

3. 心理-社会状况 患者一旦咯血，不论咯血量多少，都会情绪紧张、呼吸心跳加快，反复咯血者常有烦躁不安、焦虑、恐惧等心理反应。

（三）护理措施

1. 环境　保持病室安静，减少不良刺激。

2. 休息避免不必要的谈话，减少肺部活动。小量咯血者静卧休息，大量咯血者绝对卧床休息，不宜随意搬动。协助患者取患侧卧位或平卧位头偏向一侧，嘱其尽量将血轻轻咯出，绝对不要屏气，以免诱发喉头痉挛，造成呼吸道阻塞而发生窒息。

3. 饮食　大量咯血者暂禁食，小量咯血者宜进少量凉或温的饮食。多饮水及多食含纤维素食物，保持大便通畅。

4. 用药护理　遵医嘱应用止血药物，如垂体后叶素，并注意观察疗效及不良反应。垂体后叶素有收缩小动脉的作用，故高血压、冠心病及孕妇忌用。注射过快可引起恶心、便意、心悸、面色苍白等不良反应。

5. 防止窒息的护理　发现窒息先兆时，立即通知医生，置患者于侧卧头低足高位，轻拍背部以利血块排出，并尽快用吸引器吸出或用手指套上纱布清除口、咽、鼻部血块，必要时用舌钳将舌牵出，清除积血。及时为患者漱口，擦净血迹，保持口腔清洁、舒适，以免因口腔异味刺激引起再度咯血。床边备好吸痰器、鼻导管、气管插管和气管切开包等急救用品，以便协助医生及时抢救。

6. 心理护理　大咯血患者易产生恐惧、焦虑的心情，应守护在患者身边，安慰患者，轻声、简要解释病情，减轻患者的紧张情绪，消除恐惧感，告知患者心情放松有利止血，并配合治疗。

三、胸痛（chest pain）

（一）定义

胸痛是由于胸内脏器或胸壁组织病变引起的胸部疼痛。因痛阈个体差异性大，故胸痛的程度与原发疾病的病情轻重并不完全一致。

（二）护理评估

1. 病因评估

（1）胸壁疾病：急性皮炎、皮下蜂窝织炎、带状疱疹等。

（2）心血管疾病：心绞痛、急性心肌梗死、肺梗死等。

（3）呼吸系统疾病：胸膜炎、胸膜肿瘤、自发性气胸、肺炎、急性气管 – 支气管炎、肺癌等。

（4）纵隔疾病：纵隔炎、纵隔肿瘤等。

（5）其他：膈下脓肿、肝脓肿、脾梗死等。

2. 症状评估

（1）发病年龄：青壮年胸痛，多为胸膜炎、自发性气胸、心肌病、风湿性心脏病。老年人则应注意心绞痛与心肌梗死。

（2）胸痛部位：胸壁的炎症性病变，局部可有红、肿、热、痛表现；带状疱疹是成簇的水疱沿一侧肋间神经分布伴神经痛，疱疹不超过体表中线。非化脓性肋骨软骨炎多侵犯第一、二肋软骨，呈单个或多个隆起，有疼痛但局部皮肤无红肿表现。食管及纵隔病变，胸痛多在胸骨后。心绞痛及心肌梗死的疼痛多在心前区及胸骨后或剑突下。自发性气胸、胸膜炎及肺梗死的胸痛多位于患侧的腋前线及腋中线附近。

（3）胸痛性质：带状疱疹呈刀割样痛或灼痛。食管炎则多为烧灼痛。心绞痛呈绞窄性并有窒息感。心肌梗死则疼痛更剧烈而持久并向左肩和左臂内侧放射。干性胸膜炎常呈尖锐刺痛或撕裂痛。肺癌常有胸部闷痛。肺梗死则表现突然的剧烈刺痛、绞痛，并伴有呼吸困难与发绀。

（4）持续时间：平滑肌痉挛或血管狭窄缺血所导致疼痛为阵发性；炎症、肿瘤、栓塞或梗死所导致疼痛呈持续性。如心绞痛发作时间短暂，而心肌梗死疼痛持续时间很长且不易缓解。

（5）影响疼痛的因素：包括发生诱因、加重与缓解因素。劳累、体力活动、精神紧张可诱发心绞痛。休息、含服硝酸甘油可使心绞痛缓解，而对心肌梗死则无效。胸膜炎和心包炎的胸痛则可因深呼吸与咳嗽而加剧。

（6）伴随症状：胸痛伴吞咽困难者提示食管疾病（如反流性食管炎）。伴有咳嗽或咯血者提示为肺部疾病，可能为肺炎、肺结核或肺癌。伴随呼吸困难者提示肺部较大面积病变，如大叶性肺炎或自发性气胸、渗出性胸膜炎，以及过度换气综合征。

3. 心理－社会评估　胸痛发作时，患者常烦躁不安、坐卧不宁，因对疾病的担心而情绪抑郁、焦虑甚至恐惧，而影响休息和睡眠。

（三）护理措施

1. 一般护理　保持病房环境安静、舒适，协助患者采取舒适的体位，部分患者采取患侧卧位，以减少胸壁与肺的活动，缓解疼痛。

2. 对症护理　指导患者在咳嗽、深呼吸或活动时，用手按压疼痛的部位制动，用以减轻疼痛。对疼痛剧烈者，遵医嘱使用镇痛药物，观察并记录疗效及不良反应。教会患者采用减轻疼痛的方法，如放松技术、局部按摩、穴位按压及欣赏音乐等，以转移对疼痛的注意力，延长镇痛药用药的间隔时间，减少对药物的依赖和成瘾。

3. 心理护理　及时向患者说明胸痛的原因及治疗护理措施，取得患者的信任。与患者及家属讨论疼痛发作时分散注意力的方法，保持情绪稳定，注意休息，配合治疗。

四、肺源性呼吸困难

（一）定义

呼吸困难（dyspnea）是指患者主观感觉空气不足、呼吸费力，客观表现为呼吸活动用力，并伴有呼吸频率、深度与节律异常。肺源性呼吸困难是由于呼吸系统疾病引起肺通气和（或）肺换气功能障碍，导致缺氧和（或）二氧化碳潴留。

（二）护理评估

1. 病因评估

（1）呼吸道和肺部疾病：有感染、气道炎症、气道阻塞或狭窄、肿瘤、肺动脉栓塞等，如肺炎、慢性阻塞性肺部疾病、支气管哮喘、支气管肺癌等。

（2）胸廓疾患：气胸、大量胸腔积液、严重胸廓、脊柱畸形和胸膜肥厚等。

2. 症状评估

（1）吸气性呼吸困难：特点是吸气显著困难，重者由于呼吸肌极度用力，胸腔负压增大，吸气时胸骨上窝、锁骨上窝和肋间隙明显凹陷，称"三凹征"，常伴有干咳及高调吸气性喉鸣。

（2）呼气性呼吸困难：特点是呼气费力，呼气时间延长而缓慢，常伴有哮鸣音。

（3）混合性呼吸困难：特点是吸气与呼气均感费力，呼吸频率增快、变浅，常伴有呼吸音异常（减弱或消失），可有病理性呼吸音。

（4）伴随症状：发作性呼吸困难伴哮鸣音，伴一侧胸痛、发热、咳嗽、咳脓痰、意识障碍等。

3. 心理－社会状况　了解患者的心理反应，如有无紧张、疲乏、注意力不集中、焦虑、抑郁或恐惧，以及睡眠障碍和行为改变。

（三）护理措施

1. 环境　提供安静舒适、空气洁净的病房环境，温度、湿度适宜，避免刺激性的气体吸入。

2. 休息　协助患者采取舒适的体位，如抬高床头或半卧位。严重呼吸困难者应尽量减少活动和不必要的谈话，减少耗氧量。

3. 饮食　保证每日摄入足够的热量，给予富含维生素、易消化的食物。张口呼吸者给予足够的水分，摄入量在 1 500~2 000ml/d，做口腔护理 2~3 次 /d。

4. 对症护理

（1）遵医嘱给予抗感染药物、支气管扩张药、祛痰药等。气道分泌物较多者，协助患者有效排痰，保证气道通畅。

（2）遵医嘱给予合理氧疗，纠正缺氧，缓解呼吸困难。

（3）指导患者采取有效的呼吸技巧，如教会慢性阻塞性肺气肿患者做缓慢深呼吸、缩唇呼吸、腹式呼吸等，训练呼吸肌，增加肺活量。

5. 心理护理　医护人员应陪护患者，适当安慰患者，做好心理疏导，增强患者安全感，减轻紧张、焦虑情绪，缓解症状，有利于休息和睡眠。

第三节　睡眠呼吸暂停低通气综合征护理

睡眠呼吸暂停低通气综合征（sleep apnea hypopnea syndrome，SAHS）是指各种原因导致睡眠状态下反复出现呼吸暂停和（或）低通气，引起低氧血症、高碳酸血症，睡眠中断，从而使机体发生一系列病理生理改变的临床综合征。病情逐渐发展可出现肺动脉高压、肺心病、呼吸衰竭、高血压、心律失常、脑血管意外等严重并发症。

在 40 岁以上人群中，男性多于女性，老年人患病率更高。阻塞型睡眠呼吸暂停低通气综合征在美国的患病率为 2%~4%，西班牙 1.2%~3.9%，澳大利亚高达 6.5%，日本约 1.3%~4.2%，我国香港地区 4.1%，上海市 3.62%，长春市为 4.81%。

睡眠呼吸暂停低通气综合征是指每晚睡眠过程中呼吸暂停反复发作 30 次以上或睡眠呼吸暂停低通气指数（apnea hypopnea index，AHI）≥ 5 次 / 小时并伴有嗜睡等临床症状。呼吸暂停是指在睡眠过程中口鼻呼吸气流完全停止 10 秒以上。低通气是指睡眠过程中呼吸气流强度（幅度）比基础水平降低 50% 以上，并伴有血氧饱和度比基础水平下降 ≥ 4% 或微醒觉，（低通气包括三个特点：气流明显减少大于 50%；气流中度减少小于 50% 并伴有氧去饱和度大于 40%；或气流中度减少小于 50%，伴有脑电图出现微觉醒睡眠呼吸暂停低通气指数是指每小时睡眠时间内呼吸暂停低通气的次数。）

一、病因及发病机制

1. 中枢型睡眠呼吸暂停低通气综合征（central sleep apnea syndrome，CSAS）　单纯 CSAS 较少见，一般少于呼吸暂停患者的 10%，也有报道只有 4%。通常可进一步分为高碳酸血症和正常碳酸血症两大类。可与阻塞型睡眠呼吸暂停低通气综合征并存，多数有运动系统或神经系统的病变。神经系统的病变，如血管栓塞或变性疾病引起的脊髓病变、脑炎、枕骨大孔发育畸形、脊髓灰质炎、家族性自主神经异常等；或有肌肉疾患，肌强直性营养不良、膈肌的病变、肌病。部分充血性心力衰竭经常出现称为 Cheyne-Stokes 呼吸的中枢性呼吸暂停，其发病机制可能与以下因素有关：①睡眠时呼吸中枢对各种不同刺激的反应性减低；②中枢神经系统对低氧血症特别是 CO_2 浓度改变引起的呼吸反馈调节的不稳定性；③呼气与吸气转换机制异常等。

2. 阻塞型睡眠呼吸暂停低通气综合征（obstructive sleep apnea hypopnea syndrome，OSAHS）

（1）解剖学因素：多数有上呼吸道特别是鼻、咽部位狭窄的病理基础，如肥胖、变应性鼻炎、鼻息肉、扁桃体肥大、咽壁肥厚、软腭松弛、悬雍垂过长、肢端肥大症、巨舌、舌根后坠、先天性小颌畸形等。

（2）体液、内分泌因素：OSAHS 多见于男性以及绝经后的妇女，肥胖、肢端肥大症、甲状腺功能减低症或注射睾酮的患者也有一定的发病率。其发病机制可能与睡眠状态下上气道软组织、肌肉的塌陷性增加。睡眠期间上气道肌肉对低氧和二氧化碳的刺激反应性降低有关，此外还与神经因素有关。

二、临床表现

1. 白天临床表现

（1）嗜睡是最常见的症状，轻者可表现为日间工作或学习时间困倦、瞌睡，严重时吃饭、与人谈话时即可入睡，甚至发生更为严重的后果，如驾车时打瞌睡导致交通事故等。

（2）头晕乏力由于夜间反复呼吸暂停、低氧血症，使睡眠连续性中断，醒觉次数增多，睡眠质量下降，常有轻重不同的疲倦、头晕、乏力。

（3）精神行为异常、注意力不集中、记忆力和判断力下降、精细操作能力下降，症状严重时不能胜任工作，老年人可表现为痴呆。夜间低氧血症对大脑的损害以及睡眠结构的改变，尤其是深睡眠时相减少是主要的原因。

（4）头痛常在清晨或夜间出现，隐痛多见，不剧烈，可持续 1~2h，有时需服止痛药才能缓解。与血压升高、颅内压及脑血流的变化有关。

（5）个性变化烦躁、焦虑、易激动等，家庭和社会生活均会受一定影响，由于与家庭成员和朋友情感逐渐疏远，可出现抑郁症。

（6）有 10% 的患者可出现性欲减退，甚至阳痿。

2. 夜间临床表现

（1）打鼾是主要症状，鼾声不规则，高低不等，往往是鼾声气流停止 – 喘气鼾声交替出现，一般气流中断时间为 20~30s，个别长达 2min 以上，此时患者可出现明显的发绀症状。

（2）呼吸暂停 75% 的同室或同床睡眠者发现患者有呼吸暂停，常常担心呼吸不能恢复而推醒患者，呼吸暂停多随着喘气、憋醒或响亮的鼾声而终止。OSAHS 患者有明显的胸腹矛盾呼吸。

（3）憋醒呼吸暂停后突然憋醒，常伴有翻身，四肢不自主运动甚至抽搐，或突然坐起，感觉心慌、胸闷或心前区不适。

（4）多动不安因低氧血症，患者夜间翻身、转动较频繁。

（5）多汗出汗较多，以颈部、上胸部明显，与气道阻塞后呼吸用力和呼吸暂停导致的高碳酸血症有关。

（6）夜尿部分患者诉夜间小便次数增多，个别出现遗尿。

（7）睡眠行为异常表现为恐惧、惊叫、呓语、夜游、幻听等。

3. 全身器官损害的表现　OSAHS 患者常以心血管系统异常表现为首发症状和体征，可以是高血压、冠心病的独立危险因素。

（1）高血压病 OSAHS 患者高血压的发生率为 45%，且降压药物的治疗效果不佳。

（2）冠心病表现为各种类型心律失常、夜间心绞痛和心肌梗死。这是由于缺氧引起冠状动脉内皮损伤，脂质在血管内膜沉积，以及红细胞增多血粘度增加所致。

（3）各种类型的心律失常。

（4）肺心病和呼吸衰竭。

（5）缺血性或出血性脑血管病。

（6）精神异常如躁狂性精神病或抑郁症。

（7）糖尿病。

三、辅助检查

1. 血液检查　病情时间长，低氧血症严重者，血红细胞计数和血红蛋白可有不同程的度增加。

2. 动脉血气分析　病情严重或已并发肺心病、呼吸衰竭者，可有低氧血症、高碳酸血症和呼吸性酸中毒。

3. 胸部 X 线检查　并发肺动脉高压、高血压、冠心病时，可有心影增大，肺动脉段突出等相应表现。

4. 肺功能检查　病情严重有肺心病、呼吸衰竭时，有不同程度的通气功能障碍。

5. 心电图　有高血压、冠心病时，出现心室肥厚、心肌缺血或心律失常等变化。

四、诊断要点

根据患者睡眠时打鼾伴呼吸暂停、白天嗜睡、身体肥胖、颈围粗及其他临床症状可作出初步诊断。确诊有赖于多导睡眠图监测。

五、治疗要点

1. 一般治疗　对引起上呼吸道阻塞的原发病进行治疗。

2. 减肥治疗　减肥能明显降低呼吸暂停和低通气的发生。

3. 药物治疗　鼻塞的患者睡前用血管收缩剂滴鼻，有呼吸道感染着给予抗感染治疗。

4. 气道正压通气（positive airway pressure，PAP）　适应证：① AHI ≥ 15 次 / 小时的患者；② AHI < 15

次／小时，但白天嗜睡等症状明显的患者；③手术治疗失败或复发者；④不能耐受其他方法治疗者，禁忌证为昏迷、咯血、肺大疱、血压不稳定等。

（1）经鼻持续气道正压通气：是治疗中重度 OSAHS 患者的首选方法，可以有效地消除夜间打鼾、呼吸暂停和通气等，也可显著改善白天嗜睡、头痛及记忆力减退等症状。可用于不适合手术和经手术、减肥等治疗效果不佳者。

（2）双水平气道内正压通气（bilevel positive ainvay pressure，BiPAP），在 CPAP 机的基础上发展起来的小型、可携型、使用简便的无创人工呼吸机，吸气、呼气正压可分别调节，同步性能好，较 CPAP 易于被患者接受。

（3）自动调压智能（auto-CPAP）呼吸机治疗：根据患者睡眠时气道阻塞所致血氧饱和度降低程度不同，呼吸机送气压力自行随时调节，患者耐受性好，但价格昂贵。

5. 外科手术治疗

（1）腭垂软腭咽成型术（uvulopalatopharyngoplasty，UPPP）：为目前最常用的手术方法，适用于咽腔狭窄的患者。手术复发较常见（50%~70%）。术后鼾声消失并不意味着呼吸暂停和低氧血症的改善，术后仍应随访和监测患者。

（2）正颌手术：少数 OSAHS 患者有不同程度的下颌畸形。

（3）气管切开造口术：用于严重的 OSAHS 伴严重的低氧血症，导致昏迷、心力衰竭、肺心病或心律失常者，是防止气道阻塞、解除窒息最有效的急救措施。

6. 口腔内矫治器　可使睡眠时的呼吸暂停或低通气有一定程度的减少，改善血氧饱和度并提高睡眠质量。

六、护理诊断、护理措施及依据

1. 气体交换受损　与睡眠时呼吸暂停和低通气有关。

（1）体位：协助患者采取有效措施维持侧卧位睡眠，可使用安眠枕或睡衣后缝制小球的方法，有利于保证患者头向一侧或保持侧卧位。

（2）戒烟酒：吸烟可引起咽喉炎，增加上呼吸道狭窄。饮酒可加重打鼾及睡眠呼吸暂停，患者睡前 3~5h 应避免饮酒。

（3）减少危险因素：避免服用安眠药，适当减肥，防治上呼吸道感染等。

（4）PAP 治疗的护理

1）保证夜间治疗时间：指导患者 PAP 治疗的关键在于长期佩戴 PAP 呼吸机，经常（≥70%）夜晚使用 PAP 机，每晚使用 ≥4h。当患者体型肥胖、病情重，需要的 PAP 压力较高时，有些患者在睡梦中将鼻罩扯掉中断治疗，应调整合适的 PAP 压力，或使用 BiPAP 呼吸机增加舒适度。

2）选择合适的面罩：鼻罩比口鼻全罩更为舒适，可选择鼻枕来进行 PAP 治疗，其不良反应小、漏气少、对睡眠干扰小，经口漏气者可采用全面罩治疗。

3）气道湿化：PAP 治疗时使用湿化器可减轻口咽鼻部的不适症状（鼻塞、鼻内干燥、通气不畅），从而提高患者对 PAP 治疗的依从性。

4）防止皮肤破损：在每次用鼻罩之前，应先洗脸，清洗鼻罩，可防止皮肤过敏。使用气泡型鼻罩、额部垫海绵等防止鼻背溃疡。

5）心理护理：PAP 呼吸机只是一种呼吸辅助装置，呼吸的节律完全由患者自己控制，尽力加深加快呼吸与其配合，反而会加重不适感觉，患者应努力调整自己的心态，心情平静、按平时的节律呼吸。

6）减少噪音：采取带耳塞、隔音玻璃罩或将 PAP 呼吸机置于壁橱内等方法可减少噪音的影响。

7）病情观察：注意观察患者是否因通气障碍出现憋醒、精神行为异常、惊恐，以及 PAP 治疗过程的适应于配合情况。

2. 睡眠型态紊乱　与睡眠中出现打鼾、呼吸暂停和憋醒有关。

七、健康指导

1. 疾病知识指导　使患者了解 OSAHS 的相关知识，识别病情的因素，指导戒烟戒酒。通过讲座、宣传手册和个别指导，帮助患者学会正确使用 PAP 呼吸机，并定期随访评价和提高 PAP 治疗的依从性，保证治疗效果。

2. 运动指导　肥胖是引起睡眠呼吸暂停的原因之一，鼓励患者进行有效的体育锻炼，减轻体重，增加有效通气。

第四节　急性呼吸窘迫综合征护理

急性呼吸窘迫综合征（acute respiratory distress syndrome，ARDS）是急性肺损伤（acute lung injury，ALI）的严重阶段，两者为同一疾病过程的两个阶段。ALI 和（或）ARDS 是指由心源性以外的各种肺内、外致病因素导致的急性、进行性呼吸衰竭。其主要病理特征为由于肺微血管通透性增高，肺泡渗出富含蛋白质的液体，进而导致肺水肿及透明膜形成，可伴有肺间质纤维化。病理生理改变以肺容积减少、肺顺应性降低和严重通气 / 血流比例失调为主。临床表现为呼吸窘迫和顽固性低氧血症，肺部影像学表现为非均一性的渗出性病变。

一、病因及发病机制

1. 病因　ARDS 的病因尚不清楚。与 ARDS 发病相关的危险因素包括肺内因素（直接因素）和肺外因素（间接因素）。

（1）肺内因素：是指对肺的直接损伤，包括：①化学性因素，如吸入毒气、烟尘、胃内容物及氧中毒等；②物理性因素，如肺挫伤、咽放射性损伤等；③生物性因素，如重症肺炎。国外报道，误吸胃内容物是发生 ARDS 的最常见的危险因素，当吸入物的 pH 小于 2.5 时，尤其容易发生，而国内以重症肺炎为主要原因。

（2）肺外因素：包括严重休克、感染中毒症、严重非胸部创伤、大面积烧伤、大量输血、急性胰腺炎、药物或麻醉品中毒等。

2. 发病机制　ALI 和 ARDS 的发病机制尚未完全阐明。除有些致病因素对肺泡膜的直接损伤外，更重要的是多种炎症细胞（巨噬细胞、中性粒细胞、血小板）及其释放的炎性介质和细胞因子间接介导的肺炎症反应，激发机体产生系统性炎症反应综合征（systemic inflammatory response syndrome，SIRS），即机体失控的自我持续放大和自我破坏的炎症反应，导致一系列病理生理改变。

（1）细胞学机制：①中性粒细胞在 ALI 和（或）ARDS 的发生发展过程中起着十分重要的作用。损伤因素一方面可以使中性粒细胞在肺内聚集、激活，并通过"呼吸爆发"释放氧自由基、蛋白酶和炎性介质，导致炎症反应和肺组织损伤；另一方面可以延迟中性粒细胞的凋亡，引起过度和失控的炎症反应和肺组织损伤。②巨噬细胞、肺毛细血管内皮细胞：可分泌肿瘤坏死因子 α 和白细胞介 -1 等炎性介质，对启动早期炎症反应和维持炎症反应起重要作用。

（2）肺内炎性介质和抗炎介质的平衡失调：新近研究表明，在发生系统性炎症反应综合征的同时，机体启动了一系列内源性抗炎介质和抗炎性内分泌激素，出现抗炎反应，称为代偿性抗炎症反应综合征（compensatory anti-inflammatory response syndrome，CARS），对机体产生保护作用。在 ALI 和（或）ARDS 时，除炎性介质增加外，还有 IL-4、IL-10、IL-13 等抗炎介质释放不足，造成肺内炎症反应和抗炎反应的失衡。

（3）对机体的影响：在炎性细胞和炎症介质的作用下，导致肺毛细血管内皮细胞和肺泡上皮细胞损伤，肺泡膜通透性增加，使毛细血管内液体和蛋白质漏入肺间质和肺泡，引起肺间质和肺泡水肿。肺泡大量积水又可使肺泡肺表面活性物质减少，导致小气道陷闭和肺泡萎陷不张，使功能残气量和有效参与气体交换的肺泡数量减少，因而称 ALI/ARDS 肺为"婴儿肺（baby lung）"或"小肺（small lung）"，导致弥散和通气功能障碍、通气 / 血流比例失调和肺顺应性下降。另外，由于病变不均，重力依赖区（dependent regions），仰卧位时靠近背部的肺区，出现严重肺水肿和肺不张，通气功能极差；而在非重力依赖区（non-dependent regions），仰卧位时靠近胸前壁的肺区的肺泡通气功能基本正常，从而进一步加重肺内分流，造成严重的低氧血症和呼吸窘迫。

3. 病理 ARDS的主要病理改变是肺广泛性充血水肿和肺泡内透明膜形成。病理过程可分为三个阶段：渗出期、增生期和纤维化期，三个阶段常重叠存在。ARDS肺组织的大体表现为肺呈暗红或暗紫红的肝样变，可见水肿、出血，重量明显增加，切面有液体渗出，故有"湿肺"之称。显微镜下早期可见肺微血管充血、出血、微血栓形成，肺间质和肺泡内有富含蛋白质的水肿液及炎症细胞浸润；72h后，由凝结的血浆蛋白、细胞碎片、纤维索及残余的肺表面活性物质混合形成透明膜，伴灶性或大片肺泡萎陷。可见Ⅰ型肺泡上皮受损坏死；1~3周以后，逐渐过渡到增生期和纤维化期，可见Ⅱ型肺泡上皮、成纤维细胞增生和胶原沉积。部分肺泡的透明膜经吸收消散而修复，亦可有部分形成纤维化。ARDS患者容易并发肺部继发感染，可形成肺小脓肿等炎症改变。

二、临床表现

除原发病的表现外，常在受到发病因素攻击（严重创伤、休克、误吸胃内容物等）后12~48h内（偶有长达5天）突然出现进行性加重的呼吸困难、发绀、常伴有烦躁、焦虑、出汗，患者常感到胸廓紧束、严重憋气，即呼吸窘迫，不能用通常的吸氧疗法改善，也不能用其他原发心肺疾病（气胸、肺气肿、肺不张、肺炎、心力衰竭）解释。咳嗽、咳痰，甚至出现咳血水样痰或小量咯血。早期体征可无异常，或仅在双肺闻及少量细湿啰音，后期多闻及水泡音，可有管状呼吸音。

三、辅助检查

1. X线胸片 X线胸片的表现以演变快速多变为特点。早期可无异常或呈轻度间质改变，表现为边缘模糊的肺纹理增多。继之出现斑片状以至融合成大片状的浸润阴影，大片阴影中可见支气管充气征。后期可出现肺间质纤维化的改变。

2. 动脉血气分析 典型的改变为PaO_2降低，pH升高。肺氧合功能指标包括肺泡–动脉氧分压差 [（A–a）O_2]、肺内分流（Qs/QT）、呼吸指数 [P（A–a）/O_2PaO_2]、氧合指数（PaO_2/FiO_2，以PaO_2的mmHg值除以吸入氧分数FiO_2获得）等，其中PaO_2/FiO_2最为常用，是诊断AU或ARDS的必要条件，正常值为400~500，ALI时≤300，ARDS时≤200。

3. 床边肺功能监测 肺顺应性降低，无效腔通气量比例（VD/VT）增加，但无呼气流速受限。

4. 血流动力学监测 通常仅用于与左心衰竭鉴别有困难时，一般肺毛细血管楔压（PCWP）＜12mmHg，若＞18mmHg则支持左心衰竭的诊断。

四、诊断要点

中华医学会呼吸病学分会1999年制定的诊断标准如下：①有ALI/ARDS的高危因素。②急性起病、呼吸频数和（或）呼吸窘迫。③低氧血症：ALI时动脉血氧分压（PaO_2）/吸入氧分数值（FiO_2）≤300；ARDS时PaO_2/FiO_2≤200。④胸部X线检查显示两肺浸润阴影。⑤PCWP≤18mmHg或临床上能除外心源性肺水肿。符合以上5项条件者，可以诊断AU或ARDS。

五、治疗要点

ARDS的治疗原则与一般急性呼吸衰竭相同。主要治疗措施包括：积极治疗原发病，氧疗，机械通气以及调节液体平衡等。

1. 治疗原发病 是治疗ALI/ARDS首要原则和基础，应积极寻找原发病灶并予以彻底治疗。原因不明确时，都应怀疑感染的可能，治疗上应选择广谱抗生素。

2. 纠正缺氧 采取有效措施，尽快提高PaO_2。一般需高浓度给氧使PaO_2≥60mmHg或SaO_2≥90%。轻症者可使用面罩给氧，但多数患者需使用机械通气。

3. 机械通气 ALI 阶段的患者可试用无创正压通气，无效或病情加重时尽快气管插管或切开行有创机械通气。机械通气的目的是提供充分的通气和氧合，以支持器官功能。但由于 ARDS 肺病变的不均匀性，传统的机械通气潮气量可以使顺应性较好、位于非重力依赖区的肺泡过度充气而造成肺泡破坏，加重肺损伤；而萎陷的肺泡在通气过程中仍维持于萎陷状态，造成局部扩张肺泡和萎陷肺泡之间产生剪切力，进一步加重肺损伤。目前 ARDS 机械通气的关键在于：①复张萎陷的肺泡并使其维持在开放状态，以增加肺容积和改善氧合；②避免肺泡随呼吸周期反复开闭所造成的损伤。因此，ARDS 的机械通气采用肺保护性通气（lung-protective ventilation），主要措施如下。

（1）呼吸末正压（positive end-expiratory pressure，PEEP）：适当的 PEEP 可使萎陷的小气道和肺泡再开放，防止肺泡随呼吸周期反复开闭，使呼气末肺容量增加，并可减轻肺损伤和肺泡水肿，从而改善肺泡弥散功能和通气/血流比例，减少肺内分流，达到改善氧合和肺顺应性的目的。但 PEEP 可增加胸内正压，减少回心血量，从而降低心排出量，并有加重肺损伤的潜在危险。因此在应用 PEEP 时应注意：①对血容量不足的患者，应补充足够的血容量以代偿回心血量的不足；同时不能过量，以免加重肺水肿。②从低水平开始，先用 $5cmH_2O$，逐渐增加至合适的水平，争取维持 PaO_2 大于 $60mmHg$ 而 FiO_2 小于 0.6。一般 PEEP 水平为 $8\sim18cmH_2O$。

（2）小潮气量（low tidal volume）：由于 ARDS 导致肺泡萎陷和功能性残气量减少，有效参与气体交换的肺泡数减少，因此，要求机械通气采用小潮气量，防止肺泡过度扩张。通气量为 $6\sim8ml/kg$，使吸气平台压控制在 $30\sim35cmH_2O$ 以下，可允许一定程度的 CO_2 潴留和呼吸性酸中毒（pH7.25~7.30）。并发代谢性酸中毒时需适当补碱。

（3）通气模式的选择：目前尚无统一的标准，压力控制通气可以保证气道吸气压不超过预设水平，避免呼吸机相关肺损伤，因而较容量控制通气更常用。反比通气的吸气相长于呼气相，与正常吸呼比相反，可以改善氧合，当与压力控制通气联合使用时，延长的吸气时间可以产生一延长的低压气流，从而改善气体的弥散功能。联合使用肺复张法（recruitment maneuver）、俯卧位通气等以进一步改善氧合。

4. 液体管理 为减轻肺水肿，应合理限制液体入量，以可允许的较低循环容量来维持有效循环，保持肺脏于相对"干"的状态。在血压稳定和保证组织器官灌注前提下，液体出入量宜轻度负平衡，可使用利尿药促进水肿的消退。必要时需放置肺动脉导管监测 PAWP，指导液体管理。由于毛细血管通透性增加，胶体物质可渗至肺间质，所以在 ARDS 早期，不宜输注胶体液。对于创伤出血多者，最好输新鲜血。用库存 1 周以上的血时，应加用微过滤器，以免发生微栓塞而加重 ARDS。

5. 营养支持与监护 ARDS 时机体处于高代谢状态，应补充足够的营养。全静脉营养可引起感染和血栓形成等并发症，应提倡早期给予胃肠营养，不仅可避免静脉营养的不足，而且能够保护胃肠黏膜，防止肠道菌群异位。ARDS 患者应安置在 ICU，动态监测呼吸、循环、水电解质、酸碱平衡及其他重要脏器的功能，以便及时调整治疗方案。

6. 其他治疗 糖皮质激素、表面活性物质替代治疗、吸入一氧化二氮等可能有一定的价值。

六、预后

尽管现代复苏技术和危重疾病早期抢救水平提高，并在 ARDS 的发病机制、病理生理和呼吸支持等方面有显著进展，但其病死率仍高达 30%~70%，仍有 49% 的患者死于多器官功能障碍综合征，单纯由于呼吸衰竭导致的死亡仅占所有死亡患者的 16%。存活者大部分在 1 年内能完全恢复接近正常，部分遗留肺纤维化，但多不影响生活质量。

七、护理诊断／合作性问题

1. 潜在并发症 重要器官缺氧性损伤。

（1）体位、休息与活动：帮助患者取舒适且有利于改善呼吸状态的体位，一般呼吸衰竭的患者取半卧位或坐位，趴伏在床桌上，借此增加辅助呼吸肌的效能、促进肺膨胀。为减少体力消耗、降低耗氧量，患者需卧床休息，并尽量减少自理活动和不必要的操作。ALI/ARDS 在必要时可采用俯卧位辅助通气，以改善氧合。

（2）给氧：氧疗能提高肺内氧分压，使 PaO_2 和 SaO_2 升高，从而减轻组织损伤，恢复脏器功能；减轻呼吸做功，减少耗氧量；降低缺氧性肺动脉高压，减轻右心负荷。因此，氧疗是低氧血症患者的重要处理措施，应根据其基础疾病、呼吸衰竭的类型和缺氧的严重程度选择适当的给氧方法和吸入氧分数。Ⅰ型呼吸衰竭和 ARDS 患者需吸入较高浓度（$FiO_2 > 50\%$）氧气，使 PaO_2 迅速提高到 60mmHg 或 $SaO_2 > 90\%$。Ⅱ型呼吸衰竭的患者通常在 $PaO_2 < 60$mmHg 时才开始氧疗，应予低浓度（$< 35\%$）持续给氧，使 PaO_2 控制在 60mmHg 或 SaO_2 在 90% 或略高，以防因缺氧完全纠正，使外周化学感受器失去低氧血症的刺激而导致呼吸抑制，反而会导致呼吸频率和幅度降低，加重缺氧和 CO_2 潴留。

1）给氧方法：常用的给氧法有鼻导管、鼻塞和面罩给氧。鼻导管和鼻塞法使用简单方便，不影响进食和咳痰；但吸入氧分数不稳定，高流量吸氧时对局部黏膜有刺激，故氧流量不能超过 7L/min，用于轻度呼吸衰竭和Ⅱ型呼吸衰竭的患者。面罩包括普通面罩（simple face mask）、无重吸面罩（non-rebreather mask）和文丘里面罩（Venturi mask）。使用普通面罩以 5~8L/min 的氧流量给氧时，FiO_2 约为 40%（5L/min）、45%~50%（6L/min）和 55%~60%（8L/min），用于低氧血症比较严重的Ⅰ型呼吸衰竭和 ARDS 患者。无重吸面罩带有储氧袋，在面罩和储氧袋之间有一单向阀，患者吸气时允许氧气进入面罩内，而呼气时避免呼出的废气进入储氧袋。面罩上还有数个呼气孔，并有单向皮瓣，允许患者在呼气时将呼出的废气出至空气中，并在吸气时阻止空气进入面罩内，因此，这种面罩的吸入氧分数最高，可达 90% 以上，常用于有严重低氧血症、呼吸状态极不稳定的Ⅰ型呼吸衰竭和 ARDS 患者。文丘里面罩能够提供准确的吸入氧分数，在面罩的底部与供养源之间有一调节器，可以准确控制进入面罩的空气量，并通过调节氧流量精确地控制空气与氧气混合的比例，因此能够按需要调节吸入氧分数，对于慢性阻塞性肺疾病引起的呼吸衰竭尤其使用。

2）效果观察：氧疗过程中，应注意观察氧疗效果，如吸氧后呼吸困难缓解、心率减慢、发绀减轻，表示氧疗有效；如果意识障碍加深或呼吸过度表浅、缓慢，可能 CO_2 潴留加重。应根据动脉血气分析结果和患者的临床表现，及时调整氧流量和浓度，保证氧疗效果，防止氧中毒和 CO_2 麻醉。如通过普通面罩或无重复呼吸面罩进行高浓度氧疗后，不能有效地改善患者的低氧血症，应配合医生进行气管插管和机械通气。

3）注意事项：氧疗时应注意保持吸入氧气的湿化，以免氧气干燥对呼吸道产生刺激作用，并促进气道黏液栓形成。输送氧气的导管、面罩、气管导管应妥善固定，使患者舒适；保持其清洁与通畅，定时更换消毒，防止交叉感染。向患者及家属说明氧疗的重要性，嘱其勿擅自停止吸氧或变动氧流量。

（3）促进有效通气：指导Ⅱ型呼吸衰竭的患者进行缩唇呼吸，通过腹式呼吸时膈肌的运动和缩唇呼吸促使气体均匀而缓慢的呼出，以减少肺内残气量，增加有效通气量，改善通气功能。

（4）用药护理：按医嘱及时准确给药，并观察疗效及不良反应。患者使用呼吸兴奋剂时应保持呼吸道通畅，适当提高氧浓度，静滴时速度不宜过快，注意观察呼吸频率、节律、神志变化以及动脉血气的变化，以便调整剂量。

（5）心理支持：呼吸衰竭及 ARDS 患者因呼吸困难、预感病情危重、可能危及生命，常会产生紧张焦虑的情绪，应根据患者的心理需求，通过语言、表情、手势等与患者交流，解释疾病的发展过程和积极配合治疗的重要性，鼓励患者树立战胜疾病的信心。

（6）病情监测：呼吸衰竭及 ARDS 患者需安置 ICU 进行严密监护，监测的内容包括：①呼吸状况：呼吸频率、节律及深度，使用呼吸机辅助呼吸情况，呼吸困难的程度。②缺氧及 CO_2 潴留情况：观察有无发绀、球结膜水肿、肺部有无异常呼吸音及啰音。③循环状态：监测心率、心律及血压，必要时进行血流动力学检测。④意识状态及神经精神症状：观察有无肺性脑病的表现，如有异常及时通知医生。昏迷者应评估肌张力、腱反射、瞳孔及病理反射。⑤液体平衡状态：观察和记录每小时的液体出入量和尿量，有肺水肿的患者需适当保持负平衡。⑥实验室检查结果：监测生化检查和血气分析检查结果，了解电解质和酸碱平衡情况。

（7）配合抢救：备齐抢救物品及药品，发现病情严重时需及时配合抢救，赢得最佳抢救时机，提高成功率。同时做好家属的心理支持。

2. 清理呼吸道无效　与呼吸道感染、分泌物过多或黏稠、咳嗽无力及大量液体和蛋白质漏入肺泡有关。

（1）保持呼吸道通畅，促进痰液引流：呼吸衰竭及 ARDS 患者的呼吸道净化作用减弱，炎性分泌物增加、痰液黏稠，引起肺泡通气不足。在实施氧疗和改善通气之前，应采取各种措施，使呼吸道保持通畅。具体措施包括：①指导并协助患者进行有效的咳嗽、咳痰。②每 1~2h 翻身一次，并给予扣背，促进痰液排出。③病情严重、意识不清的患者因其口、咽、舌部肌肉松弛，咳嗽无力，分泌物黏稠不易咳出，导致呼吸道分泌物及舌后坠阻塞气道，应协助患者取仰卧位，头后仰，托起下颌，并用多孔导管经口进行机械吸引，清除口咽部分泌物，并能刺激咳嗽，有利于气道内的痰液咳出。如有气管插管或气管切开，则给予气管内吸痰，吸痰时应注意无菌操作，动作轻柔。严重 ARDS 患者使用 PEEP 后常会出现 "PEEP 依赖"，如中断 PEEP，即使是吸痰时的短时间中断也会出现严重的低氧血症和肺泡内重新充满液体，此时需要更大的 PEEP 和较长的时间（常大于 30min）才能使患者恢复到吸痰前的血氧水平。因此，应使用密闭系统进行吸痰和呼吸治疗，保持呼吸管道的连接状态，避免中断 PEEP。④饮水、口服祛痰药和雾化吸入可湿化和稀释痰液，使痰液易于咳出或吸出。

（2）痰的观察及记录：注意观察痰液的性质、量、色、味及痰液的实验室检查结果，并及时记录。按医嘱及实验室检查要求正确留取痰标本。发现痰液量、色及黏稠度等发生变化或出现特殊气味，应及时与医生联系，以便调整治疗方案。

（3）应用抗生素的护理：按医嘱正确给予抗生素治疗，以控制肺部感染。密切观察药物的疗效与不良反应。

八、其他护理诊断

1. 低效型呼吸型态　与不能进行有效呼吸有关。
2. 焦虑　与呼吸窘迫、疾病危重及对环境和事态失去自主控制有关。
3. 自理缺陷　与严重缺氧、呼吸困难、机械通气有关。
4. 营养失调：低于机体需要量与气管插管和代谢增高有关。
5. 潜在并发症　误吸、呼吸机相关性肺炎、呼吸机相关肺损伤等。

九、健康教育

（1）疾病知识指导：向患者及家属讲解疾病的发生、发展和转归。

（2）呼吸锻炼的指导：教会患者有效咳嗽、咳痰技术，如缩唇呼吸、腹式呼吸、体位引流、拍背等方法，提高患者的自我护理能力，加速康复，延缓肺功能恶化。

（3）用药指导：出院时应将患者使用的药物、剂量、用法和注意事项告诉患者，并写在纸上交给患者以便需要时使用。指导并教会低氧血症的患者及家属学会合理的家庭氧疗方法及其注意事项。

（4）活动与休息：根据患者的具体情况指导患者制定合理的活动与休息计划，教会患者避免氧耗量较大的活动，并在活动过程中增加休息。

（5）合理安排膳食，加强营养。

（6）戒烟：避免吸入有害烟雾和刺激性气体。

（7）向家属讲解呼吸衰竭的征象及简单处理：若有气急、发绀加重等变化，应尽早就医。

第五节　急性上呼吸道感染护理

急性上呼吸道感染（acute upper respirator tract infection）简称上感，是外鼻孔至环状软骨下缘包括鼻腔、咽或喉部急性炎症的概称。常见病原体为病毒，少数由细菌引起。患者不分年龄、性别、职业和地区，一般病情较轻，病程较短，预后良好。但由于发病率高，有时可引起严重的并发症，具有一定的传染性，应积极防治。本病是人类最常见的传染病之一，多发生于冬春季节，一般为散发，在气候突变时亦可引起局部或大范围的流行。通过含有病毒的飞沫，或经污染的手和用具传播。由于病毒类型较多，人体对其感染后产生的免疫力较弱且短暂，病毒间也无交叉免疫，故可反复发病。

一、病因与发病机制

急性上呼吸道感染约 70%~80% 由病毒引起，其中主要包括鼻病毒、冠状病毒、腺病毒、流感病毒等。细菌感染占 20%~30%，可单独或继发于病毒感染后发生，以口腔定植菌溶血性链球菌多见。接触病原体后是否发病，取决于传播途径和人群易感性。各种可导致全身或呼吸道局部防御功能降低的原因如受凉、淋雨、过度紧张或疲劳等，均可诱发本病。年老体弱、儿童和有慢性呼吸道疾病者易患本病。

二、临床表现

1. 症状和体征　根据病因和临床表现不同，可分为不同的类型。

（1）普通感冒（common cold）：为病毒感染所致，又称急性鼻炎或上呼吸道卡他，俗称"伤风"。起病较急，以鼻咽部卡他症状为主要表现。严重者有发热、轻度畏寒和头痛等。体检可见鼻腔黏膜充血、水肿、有分泌物，咽部可轻度充血。一般经 5~7 天痊愈，伴并发症者可致病程迁延。

（2）急性病毒性咽炎和喉炎：急性病毒性咽炎常由鼻病毒、腺病毒、副流感病毒和呼吸道合胞病毒等引起。表现为咽部发痒和烧灼感，咽痛不明显。急性病毒性喉炎多由流感病毒、副流感病毒和腺病毒等所致，以声音嘶哑、讲话困难为主要表现，可有发热、咽痛或咳嗽，咳嗽时咽喉疼痛加重。体检可见喉部水肿、充血、局部淋巴结轻度肿大伴触痛，有时可闻及喉部喘息声。

（3）急性疱疹性咽峡炎：主要由柯萨奇病毒 A 所致。夏季多发，多见于儿童。表现为明显咽痛，常伴有发热，病程一周左右。体检可见咽充血，软腭、腭垂（悬雍垂）、咽和扁桃体表面有灰白色疱疹及浅表溃疡，周围有红晕。

（4）急性咽结膜炎：常由腺病毒、柯萨奇病毒引起。夏季好发，儿童多见，游泳传播为主。病程 4~6 天，表现为咽痛、畏光、流泪、发热和咽、结膜明显充血。

（5）急性咽扁桃体炎：多由溶血性链球菌引起，其次由流感嗜血杆菌、肺炎链球菌和葡萄球菌等引起。起病急，咽痛明显，伴畏寒、发热，体温超过 39℃。可见咽部明显充血，扁桃体肿大、充血，表面有黄色点状渗出物，颌下淋巴结肿大伴压痛。肺部检查无异常体征。

2. 并发症　本病如不及时治疗，可并发急性鼻窦炎、中耳炎、气管－支气管炎。部分患者可继发病毒性心肌炎、肾小球肾炎、风湿热等。

三、实验室及其他检查

1. 血常规　病毒感染者，白细胞计数正常或偏低，淋巴细胞比例升高。细菌感染者，可见白细胞计数和中性粒细胞增多，并有核左移现象。

2. 病原学检查　因病毒类型繁多，且明确类型对治疗无明显帮助，一般无需明确病原学检查。可利用免疫荧光法等方法判断病毒类型。细菌培养可判断细菌类型和药物敏感试验。

四、治疗要点

目前尚无特异抗病毒药物，以对症处理为主，同时戒烟、注意休息、多饮水、保持室内空气流通和防治继发细菌感染。

1. 对症治疗　头痛、发热、全身肌肉酸痛者可给予解热镇痛药；鼻塞可用盐酸伪麻黄碱等选择性收缩上呼吸道黏膜血管的药物，也可用 1% 麻黄碱滴鼻；频繁喷嚏、多量流涕给予抗过敏药物；咳嗽明显可使用镇咳药。

2. 抗菌药物治疗　普通感冒无需使用抗菌药物，如有白细胞升高、咽部脓苔、咯黄痰和流鼻涕等细菌感染证据，可根据当地流行病学史和经验用药，选择口服青霉素、第一代头孢菌素、大环内酯类或喹诺酮类药物。

3. 抗病毒药物治疗　一般无需应用，如出现发热，发病超过 2 天，免疫缺陷者，可使用。利巴韦林和奥司他韦有较广的抗病毒谱，对流感病毒、副流感病毒和呼吸道合胞病毒等有较强的抑制作用，可缩短病程。

4. 中医治疗　选用具有清热解毒和抗病毒作用的中药，有助于改善症状，缩短病程。

五、护理评估

1. 病史评估　询问患者是否有流行病学接触史，是否有受凉、淋雨、过度疲劳等防御功能降低史。

2. 身体评估　有无咽痒、咽干或咽痛，或伴有鼻塞、喷嚏、流清水样鼻涕，甚至发热等症状。有无鼻腔黏膜充血、水肿、分泌物，咽部充血等体征。

3. 实验室及其他检查的评估　了解患者血常规、细菌学、病毒学等实验室检查及放射线检查结果。

六、护理诊断 / 问题

舒适受损：鼻塞、流涕、咽痛、头痛与病毒、细菌感染等有关。

七、护理措施

1. 一般护理

（1）环境和休息：保持室内温湿度适宜，空气流通，症状较轻者适当休息，病情较重或年老者以卧床休息为主。

（2）饮食护理：清淡、富含维生素、易消化、足够热量饮食。发热者适当增加饮水量。

（3）口腔护理：进食后漱口或按时给予口腔护理，防止口腔感染。

2. 病情观察观察体温及主要症状。高热者遵医嘱给予物理或药物降温。药物治疗后症状不缓解或出现其他症状者，应及时就诊。

3. 用药护理遵医嘱用药且注意观察药物疗效和不良反应。对于可导致头晕、嗜睡等不良反应的抗过敏药物，指导患者夜间服用，避免在工作或驾车时使用。

4. 防止交叉感染注意隔离患者，减少探视，避免交叉感染。指导患者咳嗽或打喷嚏时应避免对着他人。患者使用的餐具、痰盂等用具应按规定消毒。

5. 健康指导

（1）疾病知识指导：帮助患者及家属掌握上呼吸道感染的常见诱因，避免受凉、过度疲劳，注意保暖；保持室内空气清新、阳光充足；在高发季节少去人群密集的公共场所；戒烟；防止交叉感染等。药物治疗后症状不缓解，或出现耳鸣、耳痛、外耳道流脓等中耳炎症状，或恢复期出现胸闷、心悸、眼睑水肿、腰酸或关节痛者，应及时就诊。

（2）疾病预防指导：注意劳逸结合，避免受凉和过度劳累，加强锻炼、增强体质、生活饮食规律、改善营养，提高机体抵抗能力。必要时注射疫苗预防，如流感疫苗。年老体弱易感者应注意防护，上呼吸道感染流行时应戴口罩，尽量避免出入人多的公共场合。

第六节　慢性阻塞性肺疾病

慢性阻塞性肺疾病（chronic obstructive pulmonary disease，COPD）是一种具有气流受限特征的肺部疾病，气流受限不完全可逆，呈进行性发展，但是可以预防和治疗，主要累及肺部，也可以引起肺外各器官的损害。

一、病因与发病机制

1. 个体因素　遗传因素（如 α_1- 抗胰蛋白酶缺乏等）、哮喘和气道高反应性是慢性阻塞性肺疾病的危险因素。

2. 环境因素　吸烟、职业性粉尘和化学物质、空气污染、生物燃料烟雾、感染。

二、临床表现

1. 症状　本病起病缓慢、病程较长。主要症状是：①呼吸困难；②慢性咳嗽；③咳痰；④喘息和胸闷；⑤其他，如体重下降、食欲缺乏等。

2. 体征　早期体征可无异常，随着疾病进展出现桶状胸、呼吸浅快，严重者可有缩唇呼吸、胸腹矛盾运动、前倾坐位等；叩诊呈过清音、心浊音界缩小、肺下界和肝浊音界下降；听诊两肺呼吸音减弱，呼气延长，部分患者可闻及干性啰音和（或）湿性啰音。

3. 并发症　COPD 可并发慢性呼吸衰竭、自发性气胸、慢性肺源性心脏病。

三、分级与分期

1. COPD 的严重程度分级　根据第一秒用力呼气容积占用力肺活量的百分比（FEV_1/FVC）、第一秒用力呼气容积占预计值百分比（FEV1% 预计值）将 COPD 的严重程度分为 I 级（轻度）、II 级（中度）、III 级（重度）和 IV 级（极重度）。

2. COPD 病程分期　①急性加重期：指在短期内咳嗽、咳痰、气短和（或）喘息加重、脓痰量增多，可伴发热等症状。②稳定期：指咳嗽、咳痰、气短等症状稳定或轻微。

四、辅助检查

1. 实验室检查　动脉血气分析早期无异常，随病情进展可出现低氧血症、高碳酸血症、酸碱平衡失调等，用于判断呼吸衰竭的类型。COPD 并发细菌感染时，血白细胞升高，核左移。痰培养可能检出病原菌。

2. 影像学检查　早期胸片可无变化，可逐渐出现肺纹理增粗、紊乱等非特异性改变。可出现肺气肿改变，其对 COPD 诊断特异性不高，可作为确定肺部并发症及鉴别其他肺部疾病的检查。

3. 肺功能检查　是判断气流受限的主要客观指标。吸入支气管扩张剂后 FEV_1/FVC < 70%，可确定为持续气流受限。肺总量（TLC）、功能残气量（FRC）、残气量（RV）升高，肺活量（VC）减低，表明肺过度充气。

五、治疗要点

1. 稳定期治疗

（1）教育与劝导吸烟的患者戒烟，脱离粉尘环境。

（2）药物治疗：①支气管舒张药：短期应用可以缓解症状，长期规律应用可预防和减轻症状，常选用沙丁胺醇、沙美特罗、异丙托溴铵等定量吸入剂，茶碱缓（控）释片。②祛痰药：盐酸氨溴索或羧甲司坦。③对 FEV_1 < 50% 预计值并有并发症或反复加重的 COPD 患者可规律性吸入糖皮质激素。

（3）长期家庭氧疗（long term oxygen therapy，LTOT）：对 COPD 慢性呼吸衰竭者可提高生活质量和生存率。目标是在海平面水平、静息状态下、患者 PaO_2 > 60mmHg 和（或）SaO_2 升至 90%。LTOT 的指征是：① PaO_2 ≤ 55mmHg 或 SaO_2 ≤ 88%，有或没有高碳酸血症。② PaO_2 55~70mmHg 或 SaO_2 < 89%，并有肺动脉高压、心力衰竭所致的水肿或红细胞增多症，持续低流量鼻导管吸氧，1~2L/min，每天 15h 以上。

（4）康复治疗：呼吸生理治疗、肌肉训练、营养支持、精神治疗和教育等。

（5）外科治疗：肺大泡切除、肺减容术、支气管镜肺减容术、肺移植术。

2. 急性加重期治疗　根据病情严重程度决定门诊或住院治疗。给予控制性氧疗；给予抗生素、糖皮质激素、支气管舒张药、祛痰药等；对症处理，必要时可使用机械通气治疗。

六、护理措施

1. 一般护理

（1）运动与休息：患者采取舒适的体位，如可取半卧位或坐位，以利呼吸。视病情进行适当的活动，以不感到疲劳、不加重症状为宜；极重度患者宜采取身体前倾位，使辅助呼吸肌参与呼吸。

（2）饮食：①给予高热量、高蛋白、高维生素饮食。②正餐进食量不足时，应安排少食多餐，避免在餐前和进餐时过多饮水。③腹胀的患者应进软食，细嚼慢咽，避免进食产气食物，如汽水、啤酒、豆类、马铃薯和胡萝卜等；避免进食易引起便秘的食物，如油煎食物、坚果等。

2. 病情观察　观察咳嗽、咳痰的情况，呼吸困难的程度，监测动脉血气和水、电解质、酸碱平衡情况。

3. 对症护理

（1）低氧的护理：①呼吸困难伴低氧血症者，一般采用鼻导管持续低流量吸氧，氧流量 1~2L/min，应避免吸入氧气浓度过高而引起二氧化碳潴留。②提倡进行每天持续 15h 以上的长期家庭氧疗，不但能改善缺氧症状，还有助于降低肺循环阻力，减轻肺动脉高压和右心负荷。③氧疗有效的指标：患者呼吸困难减轻、呼吸频率减慢、发绀减轻、心率减慢、活动耐力增加。

（2）咳嗽、咳痰的护理：详见本章第一节肺炎的护理。

4. 用药的护理　①观察抗生素、支气管舒张药和祛痰药物疗效及不良反应。②可待因具有麻醉性中枢镇咳作用，不良反应包括：恶心、呕吐、便秘，有成瘾的可能，可因抑制咳嗽而加重呼吸道阻塞。③喷托维林是非麻醉性中枢镇咳药，不良反应有口干、恶心、腹胀、头痛等。

5. 呼吸无力的护理呼吸生理治疗、肌肉训练可以改善患者活动能力，提高生活质量。

（1）缩唇呼吸：缩唇呼吸的技巧是通过缩唇形成的微弱阻力来延长呼气时间，增加气道压力，延缓气道塌陷。患者闭嘴经鼻吸气，然后通过缩唇（吹口哨样）缓慢呼气，同时收缩腹部（图 3-1）。吸气与呼气时间比为 1：2 或 1：3。缩唇大小程度与呼气流量：以能使距口唇 15~20cm 处，与口唇等高点水平的蜡烛火焰随气流倾斜又不至于熄灭为宜。

（2）膈式或腹式呼吸：患者可取立位、平卧位或半卧位，两手分别放于前胸部与上腹部。用鼻缓慢吸气时，膈肌最大程度下降，腹肌松弛，腹部凸出，手感到腹部向上抬起。呼气时用口呼出，腹肌收缩，膈肌松弛，膈肌随腹腔内压增加而上抬，推动肺部气体排出，手感到腹部下降（图 3-2）。

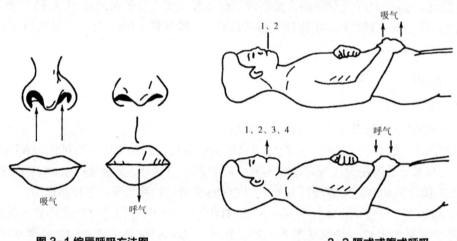

图 3-1 缩唇呼吸方法图　　　　**3-2 膈式或腹式呼吸**

另外，可以在腹部放置小枕头、杂志或书锻炼腹式呼吸。如果吸气时，物体上升，证明是腹式呼吸。缩唇呼吸和腹式呼吸每天训练 3~4 次，每次重复 8~10 次。腹式呼吸要增加能量消耗，因此指导患者只能在疾病恢复期如出院前进行训练。

（3）有效咳嗽：用力呼气以促进分泌物清除。

（4）全身性运动：包括步行、登楼梯、踏车等。

6. 健康指导

（1）住院指导：戒烟是预防 COPD 的重要措施，应劝导患者戒烟；避免粉尘和刺激性气体的吸入；避免和呼吸道感染患者接触。

（2）出院指导：①出院后继续用药者，应遵医嘱按疗程服药。定期随访进行肺通气功能的监测，识别使病情恶化的因素。②指导家庭氧疗患者和家属注意供氧装置周围严禁烟火，防止氧气燃烧爆炸；定期更换、清洁、消毒氧疗装置。③在呼吸道传染病流行期间，尽量避免去人群密集的公共场所，在潮湿、大风、严寒气候时，避免室外活动，根据气候变化及时增减衣物，避免受凉感冒，预防呼吸道感染。④教会患者和家属依据呼吸困难与活动之间的关系，判断呼吸困难的严重程度，学会自我控制病情的技巧，如腹式呼吸及缩唇呼吸锻炼等。

（3）接种疫苗：流行性感冒（流感）疫苗有灭活疫苗和减毒活疫苗，应根据每年预测的流感病毒种类制备，该疫苗可降低慢性阻塞性肺疾病患者的病情严重程度和病死率，可每年接种1次（秋季）或2次（秋、冬季）。

微信扫码
◆临床科研
◆医学前沿
◆临床资讯
◆临床笔记

第四章
消化内科疾病护理

第一节　肠结核

一、概述

肠结核（intestinal tuberculosis）是结核杆菌（tubercle bacillus）侵犯肠道引起的慢性特异性感染。过去在我国比较常见，随着人民生活水平的提高、卫生保健事业的发展及结核患病率的下降，本病亦逐渐减少。发病年龄为2~72岁，而以21~40岁最多，女性多于男性，约为1.85∶1。根据大体形态学表现，肠结核可分为溃疡型、增殖型和混合型。绝大多数病例继发于肠外结核病，主要是肺结核。无肠外结核病灶者称原发性肠结核，占肠结核的10%以下。

二、护理评估

（一）评估患者的健康史及家族史

询问患者既往身体状况，尤其是近期是否患有身体其他部位的结核病，或近期是否与结核患者接触过。

（二）临床症状的评估与观察

1. 评估患者腹痛的症状　有腹痛症状者占95%以上，疼痛性质一般为隐痛或钝痛，禁食易诱发或加重，出现腹痛与排便，排便后疼痛可有不同程度的缓解。

2. 评估患者腹泻与便秘的症状　腹泻常与腹痛相伴随。大便每日数次至数十次，半成形或水样，常有黏液，重症患者有广泛溃疡可有脓血便，量多，有恶臭味。常在清晨排便，故有"鸡鸣泻"之称。小肠结核如果病变广泛，可引起吸收不良而发生脂肪泻。无腹泻而只有便秘者约占25%。腹泻与便秘交替常被认为是肠结核的典型症状。腹泻数日继而便秘，如此循环交替。

3. 评估患者有无腹部肿块　主要见于增殖型肠结核。溃疡型肠结核病有局限性腹膜炎，病变肠曲和周围组织粘连，或同时有肠系膜淋巴结结核，也可出现腹部肿块。

4. 评估患者的营养状况、有无营养障碍　因进食可诱发疼痛，患者常有食欲不振、畏惧进食，食量因而减少，肠管炎症引起的淋巴梗阻、淤张，使肠局部蠕动异常，发生肠内容物淤滞，加之肠道菌群失调等因素干扰了食物的消化与吸收，甚至发生脂肪泻，从而体重下降，并有贫血等一系列营养障碍的表现。

5. 评估患者有无发热症状　溃疡型肠结核有结核毒血症，表现为午后低热、不规则热、弛张热或稽留高热，体温多在38℃，伴有盗汗。增殖型肠结核可无发热或有时低热。

6. 评估患者有无肠外表现　可有倦怠、消瘦、苍白，随病程发展可出现维生素缺乏、脂肪肝、营养不良性水肿等表现。部分患者可出现活动性肺结核的临床表现。

7. 评估患者有无肠梗阻、肠出血、肠穿孔的症状　并发肠梗阻时有腹绞痛，常位于右下腹或脐周，伴有腹胀、肠鸣音亢进、肠型与蠕动波；并发肠穿孔时，由于病变周围多有组织粘连，弥漫性腹膜炎较少见。

（三）辅助检查评估

1. 血液检查　溃疡型肠结核可有中度贫血，无并发症时白细胞计数一般正常，90%的病例血沉明显增快。

2. 粪便检查 外观常为糊状不成形便，或有黏液，镜检见少量脓细胞或红细胞，潜血可呈弱阳性。

3. 纯化（结核）蛋白衍生物皮内试验（purified protein derivative test，PPD） 如为强阳性有助于本病的诊断。

4. X线检查 X线征象有：①肠蠕动过快，钡剂通过加速，有间歇性张力亢进，病变部位黏膜皱襞僵硬和增厚；②钡剂通过病变部位出现激惹现象，称为 Stierlin 征；③小肠有梗阻时有肠管扩张、钡剂排空延迟和分节现象，钡剂呈雪花样分布、边缘锯齿状；④盲肠不充盈，升结肠缩短；⑤盲肠部位扭曲，回盲瓣出现裂隙，回肠末端出现宽底三角形、底向盲肠，称为 Fleischner 征。

5. 内镜检查 内镜特征有：①回盲部为主；②肠黏膜充血、水肿；③环形溃疡、溃疡边缘呈鼠咬状；④大小、形态各异的炎性息肉，肠腔变窄；⑤病理检查可见干酪样坏死性肉芽肿或用抗酸染色法发现抗酸结核杆菌。

6. 结核菌素（简称结素）试验 目前通用的结素有两类。一是旧结素（OT），是结核菌的代谢产物，由结核菌培养滤液制成，主要含结核蛋白。OT 抗原不纯可引起非特异反应。另一类是结核菌纯蛋白衍化物（PPD），是从旧结素滤液中提取结核蛋白精制而成，为纯结素，不产生非特异性反应，故临床上广泛使用。方法：通常在左前臂屈侧中部皮内注射 0.1ml（5U），48~72 小时后测皮肤硬结直径。阴性：< 5mm；弱阳性：5~9mm；阳性：10~19mm；强阳性：> 20mm 或局部有水疱、坏死。

（四）心理社会因素评估

（1）评估患者对肠结核的认识程度。

（2）评估患者心理承受能力、性格类型。

（3）评估患者是否缺少亲人及朋友的关爱。

（4）评估患者是否存在焦虑及恐惧心理。

（5）评估患者是否有经济负担。

（6）评估患者的生活方式及饮食习惯。

（五）腹部体征的评估

疼痛部位大多在右下腹部，也可在脐周、上腹或全腹部，因病变所在的部位不同而异。腹部肿块常位于右下腹，一般比较固定，中等质地，伴有轻度或中度压痛。

三、护理问题

1. 腹痛 由于病变肠曲痉挛及蠕动增强所致。

2. 腹泻 由溃疡型肠结核所致肠功能紊乱所致。

3. 便秘 由肠道狭窄、梗阻或胃肠功能紊乱所致。

4. 体温过高 由结核毒血症所致。

5. 营养失调：低于机体需要量由于结核杆菌毒性作用、消化吸收功能障碍所致。

6. 有肛周皮肤完整性受损的危险与腹泻有关。

7. 潜在的并发症：肠梗阻、肠穿孔由于溃疡愈合后或腹腔粘连后出现的瘢痕收缩所致。

8. 知识缺乏 缺乏结核病的预防及治疗知识。

9. 焦虑 由病程长、疗程长所致。

10. 活动无耐力 由肠结核引起的体质衰弱所致。

四、护理目标

（1）患者主诉腹痛缓解。

（2）患者主诉大便次数减少或恢复正常的排便。

（3）患者体温恢复正常。

（4）患者体重增加，或精神状况转好、面色红润。

（5）患者在住院期间肛周皮肤完整无破损。

（6）通过护士密切观察能够及早发现梗阻或穿孔症状和腹部体征，及时给予处理。

（7）患者在住院期间能够复述肠结核的预防、保健知识。

（8）患者焦虑程度减轻，能积极主动配合治疗。

（9）患者住院期间活动耐力不断增加。

五、护理措施

（一）一般护理

（1）为患者提供舒适安静的环境，嘱患者卧床休息，避免劳累。

（2）室内定时通风，保持空气清新，调节合适的温度湿度。

（3）患者大便次数多，指导患者保护肛周皮肤，每次便后用柔软的卫生纸擦拭，并用温水清洗，以软毛巾蘸干。避免用力搓擦，保持局部清洁干燥。如有发红，可局部涂抹鞣酸软膏或润肤油。

（4）对于便秘的患者应鼓励患者多饮水、定时如厕，养成规律排便的习惯；适量进食蔬菜水果，保持大便通畅。

（二）心理护理

（1）患者入院时主动接待，热情服务，向患者及家属介绍病房环境及规章制度，取得患者及家属的合作，消除恐惧心理。

（2）患者腹痛、腹泻时，应耐心倾听患者主诉，安慰患者，稳定患者情绪，帮助患者建立战胜疾病的信心。

（3）向患者讲解肠结核的相关知识，介绍各种检查的必要性、术前准备及术后注意事项，消除患者紧张、恐惧的心理，使其积极配合治疗。

（三）治疗配合

（1）注意观察患者腹痛的部位、性质、持续时间、缓解方式，腹部体征的变化，及时发现，避免肠梗阻、肠穿孔等并发症的发生。协助患者采取舒适的卧位。

（2）注意观察患者大便次数、性状、量的变化，以及有无黏液脓血，及时通知医生给予药物治疗。

（3）注意观察患者生命体征变化，尤其是体温的变化，遵医嘱给予物理及药物降温。

（4）评估患者营养状况，监测血电解质、血红蛋白及血清总蛋白、清蛋白变化，观察患者皮肤黏膜有无干燥、皮下脂肪厚度、皮肤弹性。

（5）指导患者合理选择饮食，并向患者及家属解释营养对肠结核的重要性，与其共同制订饮食计划，选用清淡易消化、高维生素、高蛋白、高热量的食物，腹泻患者应限制纤维素、乳制品及高脂食物的摄入，便秘患者则应适量增加纤维素的摄取。

（6）指导患者合理用药，观察用药后效果及不良反应。

（7）每周测体重 1~2 次，如有腹腔积液每日测腹围一次。

（四）用药护理

（1）抗结核药（链霉素、异烟肼、利福平、乙胺丁醇、吡嗪酰胺等）：一般采用 2~3 种药物联合应用，用药时间 2~3 年。链霉素使用前应做皮试，抗结核药宜空腹服用，服药后可有恶心、呕吐、药疹等不良反应。以上药物存在肝毒性，应定期检查肝功能（表 4-1）。

表4-1　抗结核药使用注意事项

抗结核药（链霉素、异烟肼、利福平、乙胺丁醇、吡嗪酰胺等）使用注意事项：

· 药物联合应用，强调早期、联合、适量、规律、全程化学治疗的重要性

· 用药时间长，2~3年

· 链霉素使用前应做皮试

· 抗结核药宜空腹服用，服药后可有恶心、呕吐、药疹等不良反应，以上药物存在肝毒性，应定期检查肝功能

· 检测有无不良反应

· 注意有无巩膜黄染、肝区疼痛、胃肠不适、眩晕、耳鸣等不良反应

· 切不可自行停药

（2）有计划、有目的地向患者及家属逐步介绍有关药物治疗的知识。

（3）强调早期、联合、适量、规律、全程化学治疗的重要性，使患者树立治愈疾病的信心，积极配合治疗。督促患者按医嘱服药、培养按时服药的习惯。

（4）解释药物不良反应时，重视强调药物的治疗效果，让患者认识到发生不良反应的可能性较小，以激励患者坚持全程治疗。

（5）嘱患者如出现巩膜黄染、肝区疼痛、胃肠不适、眩晕、耳鸣等不良反应时，应与医生联系，不可自行停药。

（五）健康教育

（1）向患者和家属讲解肠结核的保健知识，加强有关结核病的卫生宣教，肠结核患者的粪便要消毒处理，防止病原体传播。

（2）患者应保证充足的休息与营养，生活规律，劳逸结合，保持良好的心态，以增强机体抵抗力。

（3）指导患者坚持抗结核治疗，保证足够的剂量与疗程。定期复查。学会自我检测抗结核药物的作用和不良反应，如有异常，及时复诊。

（4）肺结核患者不可吞咽痰液，应保持排便通畅。提倡用公筷进餐，牛奶应经过灭菌。

第二节　病毒性肝炎

一、概述

（一）概念

病毒性肝炎是由几种不同的嗜肝病毒（肝炎病毒）引起的以肝脏炎症和坏死病变为主的一组感染性疾病。它是法定乙类传染病，具有传染性较强、传播途径复杂、流行面广泛、发病率高等特点。目前已确定的有甲型、乙型、丙型、丁型及戊型病毒性肝炎五种类型，部分乙型、丙型和丁型肝炎患者可演变成慢性，并可发展为肝硬化和原发性肝细胞癌，对人民健康危害甚大。

（二）病原学

甲型肝炎病毒（HAV）属于小RNA病毒科的嗜肝病毒属，感染后在肝细胞内复制，随胆汁经肠道排出，对外界抵抗力较强，能耐受56℃ 30min或室温一周。在干燥粪便中25℃能存活30天，在贝壳类动物、樽水、淡水、海水、泥土中能存活数月。这种稳定性对HAV通过水和食物传播十分有利。高压蒸汽（121℃，20min）、煮沸5min、紫外线照射1h可灭活，70%乙醇25℃ 3min也可有效灭活HAV。

乙型肝炎病毒（HBV）属于嗜肝DNA病毒科，在肝细胞内合成后释放入血，还可存在于唾液、精液、阴道分泌物等各种体液中。完整的HBV病毒分包膜和核心两部分，包膜含乙肝表面抗原（HB-sAg），核心部分含有环状双股DNA、DNA聚合酶（DNAP）、核心抗原（HBcAg）和e抗原（HBeAg），是病毒复制的主体，具有传染性。HBV抵抗力很强，对高温、低温、干燥、紫外线及一般浓度的消毒剂均能耐受，但煮沸10min、高压蒸汽消毒、2%戊二醛、5%过氧乙酸等可使之灭活。

丙型肝炎病毒（HCV）属于黄病毒科，为单股正链RNA病毒，易发生变异，不易被机体清除，但对

有机溶剂敏感，煮沸 5min、氯仿（10%~20%）、甲醛（1∶1 000）6h、高压蒸汽和紫外线等可使之灭活。

丁型肝炎病毒（HDV）为一种缺陷的 RNA 病毒，位于细胞核内，其生物周期的完成要依赖于乙型肝炎病毒的帮助，因此丁型肝炎不能单独存在，必须在 HBV 存在的条件下才能感染和引起疾病，以 HBsAg 作为病毒外壳，与 HBV 共存时才能复制、表达。

戊型肝炎病毒（HEV）属萼状病毒科，为单股正链 RNA 病毒，感染后在肝细胞内复制，经胆管随粪便排出，发病早期可在感染者的粪便和血液中存在，碱性环境下较稳定，对热、氯仿敏感。

（三）发病机制

病毒性肝炎发病机制较复杂，不同类型的病毒引起疾病的机制也不尽相同。目前认为 HAV 可能通过免疫介导引起肝细胞损伤；HBV 并不直接引起肝细胞损伤，肝细胞损伤主要由病毒诱发的免疫反应引起，乙型肝炎慢性化可能与免疫耐受有关；HCV 引起肝细胞损伤的机制与 HCV 直接致病作用及免疫损伤有关，而 HCV 易慢性化的特点可能与病毒在血中水平低，具有泛嗜性、易变性等有关；复制状态的 HDV 与肝损害关系密切，免疫应答可能是导致肝损害的主要原因；戊型肝炎的发病机制与甲型肝炎相似。

（四）流行病学

1. 传染源　①甲型和戊型肝炎：急性期患者和亚临床感染者在发病前 2 周至起病后 1 周传染性最强。②乙型、丙型和丁型肝炎为急、慢性患者，亚临床感染者和病毒携带者，其中慢性患者和病毒携带者是主要传染源。乙型肝炎有家庭聚集现象。

2. 传播途径　①粪 - 口传播：甲型和戊型肝炎的主要传播途径。②血液传播、体液传播乙型，丙型和丁型肝炎的主要传播途径。③母婴传播：乙型肝炎感染的一种重要传播途径。

3. 人群易感性　普遍易感，各型肝炎之间无交叉免疫力。包括：①甲型肝炎：成人抗 -HAV IgG 阳性率达 80%，感染后免疫力可持续终身。②乙型肝炎：我国成人抗 -HBs 阳性率达 50%。③丙型肝炎：抗 HCV 并非保护性抗体。④丁型肝炎：目前仍未发现对 HDV 的保护性抗体。⑤戊型肝炎：普遍易感，尤以孕妇易感性较高。感染后免疫力不持久。

4. 流行特征　甲型肝炎以秋、冬季为发病高峰，戊型肝炎多发生于雨季，其他型肝炎无明显的季节性。我国是乙型肝炎的高发区，一般人群无症状携带者占 10%~15%；丁型肝炎以南美洲、中东为高发区，我国以西南地区感染率最高；戊型肝炎主要流行于亚洲和非洲。

二、护理评估

评估时重点询问有无家人患病史及与肝炎患者密切接触史，近期有无进食过污染的水和食物（如水生贝类）；近期有无血液和血制品应用史、血液透析、有创性检查治疗等，有无静脉药物依赖、意外针刺伤、不安全性接触等，是否接种过疫苗。

（一）身体状况

潜伏期：甲型肝炎为 5~45 天，平均为 30 天，乙型肝炎为 30~180 天，平均为 70 天，丙型肝炎为 15~150 天，平均为 50 天；丁型肝炎为 28~140 天，平均为 30 天，戊型肝炎为 10~70 天，平均为 40 天。

1. 症状　甲型和戊型肝炎主要表现为急性肝炎。乙型、丙型和丁型肝炎除表现为急性肝炎外，慢性肝炎更常见。

（1）急性肝炎：急性肝炎又分为急性黄疸型肝炎和急性无黄疸型肝炎。

1）急性黄疸型肝炎典型的表现分为三期：①黄疸前期：平均 5~7 天，甲、戊型肝炎起病较急，乙、丙、丁型肝炎起病较缓慢，表现为畏寒、发热、疲乏、全身不适等病毒血症和食欲减退、厌油、恶心、呕吐、腹胀、腹痛、腹泻等消化系统症状，本期快结束时可出现尿黄。②黄疸期：可持续 2~6 周，黄疸前期的症状逐渐好转，但尿色加深如浓茶样，巩膜和皮肤黄染，约 2 周达到高峰。部分患者伴有粪便颜色变浅、皮肤瘙痒、心动过缓等肝内阻塞性黄疸的表现。③恢复期平均持续 4 周，症状逐渐消失，黄疸逐渐减退，肝脾回缩，肝功能逐渐恢复正常。

2）急性无黄疸型肝炎：较黄疸型肝炎多见，症状也较轻，主要表现为消化道症状常不易被发现而成为重要的传染源。

（2）慢性肝炎：病程超过半年者，称为慢性肝炎，见于乙型、丙型和丁型肝炎。部分患者发病日期不确定或无急性肝炎病史，但临床有慢性肝炎表现，即反复出现疲乏、厌食、恶心、肝区不适等症状，晚期可出现肝硬化和肝外器官损害的表现。

（3）重型肝炎：重型肝炎是肝炎中最严重的一种类型。各型肝炎均可引起，常可因劳累、感染、饮酒、服用肝损药物、妊娠等诱发。预后差，病死率高。

1）急性重型肝炎：又称暴发性肝炎。起病急，初期表现似急性黄疸型肝炎，10 天内病情迅速进展，出现肝功能衰竭，主要表现为黄疸迅速加深、肝脏进行性缩小、肝臭、出血倾向、腹腔积液、中毒性鼓肠、肝性脑病和肝肾综合征。病程一般不超过 3 周，常因肝性脑病、继发感染、出血、肝肾综合征等并发症而死亡。

2）亚急性重型肝炎：又称亚急性肝坏死。发病 10 天后出现上述表现，易转化为肝硬化。病程多为 3 周至数月。出现肝肾综合征者，提示预后不良。

3）慢性重型肝炎：在慢性肝炎或肝硬化的基础上发生的重型肝炎，同时具有慢性肝病和重型肝炎的表现。预后差，病死率高。

（4）淤胆型肝炎：以肝内胆汁淤积为主要表现的一种特殊类型的肝炎，又称为毛细胆管型肝炎。临床表现类似于急性黄疸型肝炎，有黄疸深、消化道症状轻，同时伴全身皮肤瘙痒、粪便颜色变浅等梗阻性特征。病程较长，可达 2~4 个月或较长时间。

（5）肝炎后肝硬化：在肝炎基础上发展为肝硬化，表现为肝功能异常及门静脉高压症。

2. 体征

（1）急性肝炎：黄疸，肝大、质地软、轻度压痛和叩击痛，部分患者有轻度脾大。

（2）慢性肝炎：肝病面容，肝大、质地中等，伴有蜘蛛痣、肝掌、毛细血管扩张和进行性脾大。

（3）重型肝炎：肝脏缩小、肝臭、腹腔积液等。

（二）实验室和其他检查

1. 肝功能检查

（1）血清酶检测：谷氨酸氨基转移酶（ALT）是判定肝细胞损害的重要标志，急性黄疸型肝炎常明显升高，慢性肝炎可持续或反复升高，重型肝炎时因大量肝细胞坏死，ALT 随黄疸加深反而迅速下降，称为胆 - 酶分离。此外，部分肝炎患者天门冬氨酸氨基转移酶（AST）、碱性磷酸酶（ALP）、谷氨酰转肽酶（γ-GT）也升高。

（2）血清蛋白检测：慢性肝病可出现清蛋白下降，球蛋白升高和清 / 球比值下降。

（3）血清和尿胆红素检测：黄疸型肝炎时，血清直接和非结合胆红素均升高，尿胆原和胆红素明显增加；淤胆型肝炎时，血清结合胆红素升高，尿胆红素增加，尿胆原减少或阴性。

（4）凝血酶原活动度（PTA）检查：PTA 与肝损害程度成反比，重型肝炎 PTA 常 < 40%，PTA 愈低，预后愈差。

2. 肝炎病毒病原学（标记物）检测

（1）甲型肝炎：血清抗 HAV IgM 阳性提示近期有 HAV 感染，是确诊甲型肝炎最主要的标记物；血清抗 HAV IgC 是保护性抗体，见于甲型肝炎疫苗接种后或既往感染 HAV 的患者。

（2）乙型肝炎

1）血清病毒标记物的临床意义乙型肝炎表面抗原（HBsAg）：阳性提示为 HBV 感染者，急性感染可自限，慢性感染者 HBsAg 阳性可持续多年，若无临床表现而 HBsAg 阳性持续 6 个月以上为慢性乙型肝炎病毒携带者。本身不具有传染性，但因其常与 HBV 同时存在，常作为传染性标志之一。

乙型肝炎表面抗体（抗 –HBs）：此为保护性抗体，阳性表示对 HBV 有免疫力，见于乙型肝炎恢复期乙肝疫苗接种后或既往感染者。

乙型肝炎 e 抗原（HBeAg）：阳性提示 HBV 复制活跃，表明乙型肝炎处于活动期，传染性强，持续阳性则易转为慢性，如转为阴性表示病毒停止复制。

乙型肝炎 e 抗体（抗 –HBe）：阳性提示 HBV 大部分被消除，复制减少，传染性减低，如急性期即出现阳性则易进展为慢性肝炎，慢性活动性肝炎出现阳性者则可进展为肝硬化。

乙型肝炎核心抗体（抗 HBc）：抗 -HBc IgG 阳性提示过去感染或近期低水平感染，抗 -HBc IgM 阳性提示目前有活动性复制。

2）HBV-DNA 和 DNA 聚合酶检测阳性提示体内有 HBV 复制，传染性强。

（3）丙型肝炎：HCV-RNA 阳性提示有 HCV 病毒感染。抗 -HCV 为非保护性抗体，其阳性是 HCV 感染的标志，抗 -HCV IgM 阳性提示丙型肝炎急性期，高效价的抗 -HCV IgC 常提示 HCV 的现症感染，而低效价的抗 -HCV IgG 提示丙型肝炎恢复期。

（4）丁型肝炎：血清或肝组织中的 HDVAg 和 HDV RNA 阳性有确诊意义，抗 -HDV IgG 是现症感染的标志，效价增高提示丁型肝炎慢性化。

（5）戊型肝炎：抗 -HEV IgM 和抗 -HEV IgG 阳性可作为近期 HEV 感染的标志。

（三）心理 – 社会状况

患者因住院治疗担心影响工作和学业而出现紧张、焦虑情绪，疾病反复和久治不愈易产生悲观、消极、怨恨愤怒情绪。部分患者因隔离治疗和疾病的传染性限制了社交而情绪低落。病情严重者因疾病进展、癌变、面临死亡而出现恐惧和绝望。

（四）治疗要点

肝炎目前尚无特效治疗方法，治疗原则为综合治疗，以休息、营养为主，辅以适当的药物进行治疗，避免使用肝脏损害的药物。

1. 急性肝炎　以一般治疗和对症、支持治疗为主，强调早期卧床休息，辅以适当的护肝药物，除急性丙型肝炎的早期可使用干扰素外，一般不主张抗病毒治疗。

2. 慢性肝炎　除了适当休息和营养外，还需要保肝、抗病毒、对症及防治肝纤维化等综合治疗。常用护肝药物有维生素类药物（如 B 族维生素及维生素 C、维生素 E、维生素 K 等）、促进解毒功能的药物（如葡醛内酯、维丙胺等）、促进能量代谢的药物（如肌苷、ATP、辅酶 A 等）、促进蛋白代谢的药物（如肝安）等；抗病毒药物有干扰素、核苷类药物（如拉米夫定、阿德福韦、恩替卡韦等）。

3. 重型肝炎　以支持、对症治疗为基础，促进肝细胞再生，预防和治疗并发症，有条件者可采用人工肝支持系统，争取肝移植。

三、主要护理诊断

1. 活动无耐力　与肝功能受损、能量代谢障碍有关。
2. 营养失调：营养低于机体需要量　与食欲下降、呕吐、腹泻、消化和吸收功能障碍有关。
3. 焦虑　与隔离治疗、病情反复、久治不愈、担心预后等有关。
4. 知识缺乏　缺乏肝炎预防和护理知识。
5. 潜在并发症　肝硬化、肝性脑病、出血、感染、肝肾综合征。

四、护理目标

患者体力恢复，补充营养以改善营养失调，减轻或消除顾虑，无并发症发生。

五、护理措施

（一）一般护理

（1）甲、戊型肝炎患者自发病之日起实行消化道隔离 3 周，急性乙型肝炎实行血液（体液）隔离至 HBsAg 转阴，慢性乙型和丙型肝炎按病原携带者管理。

（2）休息与活动急性肝炎、慢性肝炎活动期、重型肝炎均应卧床休息，待症状好转、黄疸减轻、肝功能改善后，逐渐增加活动量，以不感到疲劳为度。

（3）饮食护理：急性期患者应进食清淡、易消化、富含维生素的流质饮食，多食蔬菜和水果，保证足够热量，糖类为 250~400g/d、适量蛋白质（动物蛋白为主）1.0~1.5g/（kg·d），适当限制脂肪的摄入，腹胀时应减少牛奶、豆制品等产气食品的摄入，食欲差时可遵医嘱静脉补充葡萄糖、脂肪乳和维生素，食欲好转后应少食多餐，避免暴饮暴食。慢性肝炎患者宜进食适当高蛋白、高热量、高维生素、易消化的食物，蛋白质（优质蛋白为主）1.5~2.0g/（kg·d），但应避免长期摄入高糖、高热量饮食和饮酒。重型肝炎患者宜进食低盐、低脂高热量、高维生素饮食，有肝性脑病倾向者应限制或禁止蛋白质摄入。

（二）病情观察

观察患者消化道症状、黄疸、腹腔积液等的变化和程度，观察患者的生命体征和神志变化，有无并发症的早期表现和危险因素。一旦发现病情变化及时报告医生，积极配合处理。

（三）用药护理

遵医嘱用药，注意观察药物疗效和不良反应。使用干扰素前应向患者受家属解释使用干扰素治疗的目的和不良反应，嘱患者一定要按医嘱用药，不可自行停药或加量。常见的不良反应如下：①发热反应：一般在最初 3~5 次注射时发生，以第 1 次注射后的 2~3h 最明显，可伴有头痛，肌肉、骨骼酸痛，疲倦无力等，随治疗次数增加反而不断减轻。发热时应嘱患者多饮水，卧床休息，必要时对症处理。②脱发：1/3~1/2 患者在疗程中后期出现脱发，停药后可恢复。③骨髓抑制：患者会出现白细胞计数减少，若白细胞计数 $> 3 \times 10^9/L$ 应坚持治疗，可遵医嘱给予升白细胞药物；若白细胞计数 $< 3 \times 10^9/L$。或血小板计数 $< 40 \times 10^9/L$ 可减少干扰素的剂量甚至停药。此外，部分患者会出现胃肠道症状、肝功能损害和神经精神症状，一般对症处理，严重者应停药。

（四）心理护理

护士应向患者和家属解释疾病的特点、隔离的意义和预后，鼓励患者多与医务人员、家属、病友等交谈，说出自己心中的感受，给予患者精神上的安慰和支持，对患者所关心的问题耐心解答。此外，还需与其家属取得联系，使其消除对肝炎患者和肝炎传染性的恐惧，安排探视时日，给患者家庭的温暖和支持，同时积极协助患者取得社会支持。

（五）健康指导

1. 疾病知识指导　应向患者及家属宣传病毒性肝炎的家庭护理和自我保健知识，特别是慢性患者和无症状携带者：①正确对待疾病，保持乐观情绪。生活规律，劳逸结合，恢复期患者可参加散步、体操等轻体力活动，肝功能正常 1~3 个月后可恢复日常活动及工作，但应避免过度劳累和重体力劳动。②加强营养，适当增加蛋白质摄入，但要避免长期高热量、高脂肪饮食，戒烟酒。③不滥用保肝药物和其他损害肝脏的药物，如吗啡、苯巴比妥、磺胺药、氯丙嗪等，以免加重肝损害。④实施适当的家庭隔离，患者的食具用品、洗漱用品、美容美发用品、剃须刀等应专用，患者的排泄物、分泌物可用 3% 漂白粉消毒后弃去，防止污染环境。家中密切接触者应进行预防接种。⑤出院后定期复查，HBsAg、HBeAg、HBV DNA 和 HCV RNA 阳性者应禁止献血和从事托幼、餐饮业工作。

2. 疾病预防指导　甲型和戊型肝炎应预防消化道传播，重点加强粪便管理，保护水源，饮用水严格消毒，加强食品卫生和食具消毒。乙、丙、丁型肝炎重点防止血液和体液传播，做好血源监测，凡接受输血、应用血制品、大手术等的人，定期检测肝功能及肝炎病毒标记物，推广应用一次性注射用具，重复使用的医疗器械要严格消毒，个人生活用具应专用，接触患者后用肥皂和流动水洗手。

3. 易感人群指导　甲型肝炎易感者可接种甲型肝炎疫苗，接触者可在 10 天内注射人血清免疫球蛋白以防止发病。HBsAg 阳性患者的配偶、医护人员、血液透析者等和抗 HBs 均阴性的易感人群及未受 HBV 感染的对象可接种乙型肝炎疫苗。HBsAg 阳性母亲的新生儿应在出生后立即注射乙肝免疫球蛋白，2 周后接种乙肝疫苗。乙肝疫苗需接种 3 次（0、1 个月、6 个月），接种后若抗 –HBs $> 101U/L$，显示已有保护作用，保护期为 3~5 年。

第三节　消化性溃疡护理

消化性溃疡（peptic ulcer，PU）指胃肠道黏膜被自身消化而形成的溃疡，可发生于食管、胃、十二指肠、胃 – 空肠吻合口附近以及含有胃黏膜的 Meckel 憩室。胃溃疡（GU）和十二指肠溃疡（DU）最为常见。临床特点为慢性过程、周期性发作、节律性上腹部疼痛。消化性溃疡是全球常见病，约 10% 的人在其一生中患过本病。本病可发生于任何年龄，好发于男性，十二指肠溃疡多见于青壮年，胃溃疡多见于中老年，后者的发病年龄比前者约迟 10 年。临床上十二指肠溃疡多于胃溃疡。消化性溃疡是一种多因素疾病，溃疡的发生是由于黏膜自身防御／修复因素与黏膜侵袭因素之间失去平衡的结果。黏膜自身防御／修复因素包括：黏液／碳酸氢盐屏障、黏膜屏障、丰富的黏膜血流、上皮细胞更新、前列腺素和表皮生长因子等。黏膜侵袭因素包括：幽门螺杆菌（Hp）感染、NSAIDs、胃酸和胃蛋白酶的消化作用、胆盐及乙醇等。其中 Hp 感染是消化性溃疡最主要的病因，胃酸在溃疡形成中起关键作用。其他尚有遗传、吸烟、应激和心理因素、胃十二指肠运动异常及不良的饮食行为习惯等因素。任何原因使黏膜自身防御／修复因素减弱及（或）侵袭因素增强，则会损害胃肠黏膜，导致溃疡发生。胃溃疡和十二指肠溃疡在发病机制上有不同之处，前者主要是防御－修复因素减弱，后者主要是侵袭因素增强。

一、护理评估

（一）健康史

询问患者是否长期服用阿司匹林、布洛芬、吲哚美辛等 NSAIDs；有无长期精神紧张、焦虑或过度劳累；是否遭受严重的创伤、烧伤、颅内疾病及不良精神刺激；既往有无慢性胃炎、肝硬化及慢性肾功能衰竭等病史；有无长期饮浓茶、咖啡、食用过冷、过热及过于粗糙的食物；有无高盐饮食、嗜烟酒习惯；有无家族患病史。

（二）身体状况

1. 症状　上腹痛是消化性溃疡的主要症状，但部分患者可无症状，或以出血、穿孔等并发症为首发症状。典型的消化性溃疡有如下临床特点：

（1）慢性过程：腹痛长期反复发作，病史可达数年至十数年。

（2）周期性发作：发作与缓解期相交替，发作期可为数天、数周或数月，继以较长时间的缓解，以后又复发。发作常有季节性，多在秋冬或冬春之交发病。

（3）节律性疼痛：多数患者上腹痛具有节律性，节律性的消失提示可能发生并发症。消化性溃疡疼痛特点（表4-2）。

表4-2　胃溃疡和十二指肠溃疡上腹痛特点的比较

鉴别项目	胃溃疡	十二指肠溃疡
疼痛的部位	中上腹或剑突下偏左	中上腹或中上腹偏右
疼痛的时间	常在餐后约 1 小时发生，经 1~2 小时后逐渐缓解，较少发生夜间痛	常在两餐之间，至下次进餐后缓解，故又称空腹痛、饥饿痛，部分患者于午夜发生，称夜间病
疼痛的性质	多呈灼痛、胀痛或饥饿样不适感	多呈灼痛、胀痛或饥饿样不适感
疼痛的节律性	进食－疼痛－缓解	疼痛－进食－缓解

此外，患者常伴反酸、嗳气、上腹胀、食欲减退等消化不良症状；还可有失眠、缓脉、多汗等自主神经功能失调的表现。

2. 体征　溃疡活动期上腹部可有局限性轻压痛，缓解期无明显体征。

3. 并发症

（1）出血：是消化性溃疡最常见的并发症，也是上消化道出血最常见的病因。出血引起的临床表现取决于出血的速度和量，轻者仅表现为黑粪、呕血，重者可出现周围循环衰竭，甚至低血容量性休克。

（2）穿孔：溃疡病灶向深部发展穿透浆膜层则并发穿孔，临床上分为急性、亚急性和慢性三种类型，以急性最为常见。急性溃疡穿孔常位于十二指肠前壁或胃前壁，发生穿孔后胃肠道的内容物渗入腹腔而引起急性弥漫性腹膜炎，是消化性溃疡最严重的并发症。主要表现为突发的剧烈腹痛，多自上腹开始迅速蔓延至全腹，腹肌强直，有明显压痛和反跳痛，肝浊音界缩小或消失，肠鸣音减弱或消失，部分患者出现休克。

（3）幽门梗阻：主要由十二指肠溃疡或幽门管溃疡引起。急性梗阻多因炎症水肿和幽门部痉挛所致，梗阻为暂时性，随炎症好转而缓解；慢性梗阻主要由于溃疡愈合后瘢痕收缩而呈持久性。幽门梗阻使胃排空延缓，患者可感上腹饱胀不适，常在餐后加重，且有反复大量呕吐，呕吐物为含酸腐味的宿食，大量呕吐后症状可以缓解。严重频繁呕吐可致脱水和低钾低氯性碱中毒，常继发营养不良。清晨空腹时检查腹部有振水音、胃蠕动波以及空腹抽出胃液量 > 200ml 是幽门梗阻的特征性表现。

（4）癌变：少数胃溃疡可癌变。对长期胃溃疡病史，年龄在 45 岁以上，经严格内科治疗 4~6 周症状无好转，粪便隐血试验持续阳性者，应警惕癌变，需进一步检查和定期随访。

（三）心理－社会状况

消化性溃疡有周期性发作和节律性疼痛的特点，易使患者产生焦虑、急躁情绪；当并发上消化道出血等并发症时，患者可表现为紧张、恐惧等心理；慢性经过，反复发作及担心溃疡癌变，易使患者产生焦虑、抑郁、恐惧等心理。

（四）辅助检查

1. 胃镜及胃黏膜活组织检查　是确诊消化性溃疡首选检查方法，胃镜检查可直接观察溃疡的部位、病变大小、性质，并可在直视下取活组织作组织病理学检查和幽门螺杆菌检测。

2. X 线钡餐检查　适用于对胃镜检查有禁忌或不愿接受胃镜检查者。溃疡的 X 线直接征象是龛影，对溃疡诊断有确诊价值。

3. 幽门螺杆菌检测　是消化性溃疡的常规检测项目。其结果可作为选择根除幽门螺杆菌治疗方案的依据。

4. 粪便隐血试验　隐血试验阳性提示溃疡有活动性，如胃溃疡患者持续阳性，提示有癌变可能。

（五）治疗要点

治疗原则是消除病因、缓解症状、促进溃疡愈合、防止复发和防治并发症。治疗药物包括降低胃酸的药物（包括抗酸药和抑制胃酸分泌的药物）、保护胃黏膜药物及根除幽门螺杆菌治疗的药物。抗酸药常用碱性抗酸药如氢氧化铝、铝碳酸镁及其复方制剂等；抑制胃酸分泌的药物有 H_2 受体拮抗剂和质子泵抑制剂；胃黏膜保护剂包括硫糖铝、枸橼酸铋钾和前列腺素类药物。根除幽门螺杆菌治疗目前推荐以质子泵抑制剂或胶体铋为基础加上克拉霉素、阿莫西林、甲硝唑和呋喃唑酮等抗生素中的两种，组成三联治疗方案。对于大量出血经内科治疗无效、急性穿孔、瘢痕性幽门梗阻、胃溃疡疑有癌变及正规内科治疗无效的顽固性溃疡可选择手术治疗。

二、常见护理诊断／问题

1. 疼痛：腹痛与胃酸刺激溃疡面引起化学性炎症反应有关。
2. 营养失调：低于机体需要量　与疼痛致摄入量减少及消化吸收障碍有关。
3. 焦虑　与溃疡反复发作，病程迁延有关。
4. 知识缺乏　缺乏有关消化性溃疡病因及预防知识。
5. 潜在并发症　上消化道出血、穿孔、幽门梗阻、癌变。

三、护理目标

患者能运用缓解疼痛的方法和技巧，腹痛减轻或消失；能建立合理的饮食习惯和结构；焦虑情绪缓解；能说出可能导致疾病复发和加重的主要因素和应对措施；并发症得到有效防治。

四、护理措施

（一）一般护理

1. 休息与活动　溃疡活动期，症状较重或有并发症者，应卧床休息几天至 1~2 周，可使疼痛等症状缓解；溃疡缓解期，鼓励患者适当活动，劳逸结合，以不感到劳累和诱发疼痛为原则，避免餐后剧烈活动。

2. 饮食护理

（1）进餐方式：指导患者规律进食，在溃疡活动期，应做到少食多餐（每天进餐 4~5 次）、定时定量、细嚼慢咽、避免过饱，避免餐间零食和睡前进食。一旦症状得到控制，应尽快恢复正常的饮食规律。

（2）食物选择：①应选择营养丰富，易于消化的食物，如牛奶、鸡蛋及鱼等，在溃疡活动期，除并发出血或症状较重以外，一般无需规定特殊食谱。症状较重的患者以面食为主，不习惯面食者则以软饭、米粥替代。适量摄取脱脂牛奶，可中和胃酸，宜安排在两餐之间饮用，但牛奶中的钙质可刺激胃酸分泌，不宜多饮。脂肪摄取也应适量。②避免食用对胃黏膜有较强刺激的生、冷、硬食物及粗纤维多的蔬菜、水果，如洋葱、芹菜及韭菜等，忌用强刺激胃酸分泌的食品和调味品如浓肉汤、油炸食物、浓咖啡、浓茶、醋及辣椒等。

（二）病情观察

注意观察疼痛的规律和特点，监测生命体征及腹部体征的变化，以及时发现并纠正并发症。若上腹部疼痛节律发生变化或加剧，或者出现呕血、黑粪时，应立即就医。

（三）对症护理

患者出现腹痛，除按常规给予相应护理外，还应注意：①帮助患者认识和去除病因，对服用 NSAIDs 者，若病情允许，应立即停药；避免暴饮暴食和进食刺激性食物，以免加重对胃黏膜的损伤；对嗜烟酒者，应与患者共同制订切实可行的戒烟酒计划，并督促其执行。②指导患者缓解疼痛的方法，如十二指肠溃疡表现为空腹痛或夜间痛时，应指导患者进食碱性食物（如苏打饼干），或遵医嘱服用制酸剂；也可采用局部热敷或针灸止痛等方法。

（四）用药护理

遵医嘱用药，注意观察疗效及药物的不良反应。

（1）降低胃酸药物（表 4-3）。

表 4-3　降低胃酸药物的不良反应和注意事项

药物种类	常用药物	不良反应	注意事项
碱性抗酸剂	氢氧化铝 铝碳酸镁	骨质疏松、食欲不振、软弱无力、便秘	餐后 1 小时和睡前服用，服用片剂时应嚼服，乳剂给药前应充分摇匀，避免与奶制品同服；避免与酸性食物及饮料同服
H_2 受体拮抗剂	西咪替丁 雷尼替丁 法莫替丁 尼扎替丁	偶有精神异常、性功能紊乱、一过性肝损害、头痛、腹泻、皮疹等	餐中或餐后即刻服用，或将一日剂量在睡前服用，与抗酸药联用时，两药间隔 1 小时以上。静脉给药应控制速度，避免低血压和心律失常
质子泵抑制剂	奥美拉唑 兰索拉唑 泮托拉唑	头晕 荨麻疹、皮疹、瘙痒及头痛等 偶有头痛和腹泻	避免从事高度集中注意力的工作 发生较为严重不良反应时应及时停药

（2）保护胃黏膜药物（表 4-4）。

表 4-4　保护胃黏膜药物的不良反应和注意事项

药物种类	常用药物	不良反应	注意事项
硫糖铝	硫糖铝	便秘、口干、皮疹、眩晕、嗜睡	宜在进餐前 1 小时服用、不能与多酶片同服，以免降低两者的效价
前列腺素类药物	米索前列醇	腹泻、子宫收缩	孕妇忌用

药物种类	常用药物	不良反应	注意事项
胶体铋	枸橼酸铋钾	舌苔发黑、便秘、粪便呈黑色、神经毒性	餐前半小时口服，吸管直接吸入，不宜长期使用

（3）根治幽门螺杆菌治疗：阿莫西林服用前应询问患者有无青霉素过敏史，服用过程中注意有无迟发性过敏反应的出现，如皮疹；甲硝唑可引起恶心、呕吐等胃肠道反应，应在餐后半小时服用，可遵医嘱用甲氧氯普胺等拮抗胃肠道反应；呋喃唑酮可引起周围神经炎和溶血性贫血等不良反应，用药过程中应密切观察。

（五）并发症的护理

当患者发生急性穿孔和瘢痕性幽门梗阻时，应立即遵医嘱做好各项术前准备。急性幽门梗阻时，注意观察患者呕吐量、性质、气味，准确记录出入液量，指导患者禁食水、行胃肠减压，保持口腔清洁，遵医嘱静脉输液，做好解痉药和抗生素的用药护理。

（六）心理护理

紧张、焦虑的心理可增加胃酸分泌，诱发和加重溃疡，所以要向患者和家属说明，经过正规治疗，溃疡是可以痊愈的，帮助患者树立治疗信心；指导患者采取转移注意力、听轻音乐等放松技术，使其保持良好心态，缓解焦虑、急躁情绪。

（七）健康指导

1. 疾病知识指导　向患者及家属讲解引起和加重溃疡病的相关因素。指导患者生活要有规律，工作宜劳逸结合，避免过度紧张和劳累，选择合适的锻炼方式，提高机体抵抗力。指导患者养成良好的饮食习惯及卫生习惯，戒除烟酒，避免摄入刺激性食物。

2. 用药指导　指导患者遵医嘱服药，学会观察药物疗效和不良反应，不随意停药或减量，避免复发。慎用或勿用阿司匹林、泼尼松、咖啡因等。

3. 病情监测　定期复诊，并指导患者了解消化性溃疡及其并发症的相关知识和识别方法，若上腹疼痛节律发生变化或加剧，或出现呕血、黑粪时，应立即就诊。

五、护理评价

患者腹痛是否缓解；能否建立合理的饮食方式和结构，营养指标是否在正常范围内；焦虑情绪是否缓解；能否说出可能导致疾病复发和加重的主要因素和应对措施；并发症是否得到有效防治。

第四节　肝硬化

一、疾病概要

（一）定义

肝硬化是由多种病因引起的慢性、弥漫性、进行性肝病。是在肝细胞广泛变性和坏死的基础上，肝脏纤维结缔组织弥漫性增生，形成假小叶，导致肝脏正常结构被破坏，生理功能逐渐下降，晚期出现肝功能衰竭、门静脉压增高、腹水。

（二）病因和病机

1. 病毒性肝炎　病毒性肝炎是我国引起肝硬化的最常见的原因。其中乙型、丙型、丁型肝炎易形成肝硬化，甲型、戊型肝炎一般不发展为肝硬化。

2. 慢性酒精中毒　酒精中毒是国外引起肝硬化最常见的原因。长期大量饮酒，酒精的中间代谢产物乙醇对肝脏产生直接损害。

3. 胆汁淤积　肝外、肝内胆管阻塞、胆汁淤积，导致肝细胞缺血、坏死、纤维组织增生而形成肝硬化。

4. **药物及化学毒物** 长期服用异烟肼、四环素、双醋酚汀、甲基多巴、辛可芬等可引起肝硬化。长期接触四氯化碳、磷、砷、三氯甲烷等可引起肝硬化。

5. **其他** 营养不良、循环障碍、血吸虫病、免疫紊乱等。

（三）病理生理

在致病因素作用下，肝细胞广泛地变性坏死、肝小叶纤维支架塌陷，再生肝细胞不沿原支架排列，形成不规则肝细胞团，肝细胞团周围弥漫性纤维结缔组织增生，形成假小叶。早期肝脏体积增大，质地变硬，表面满布大小不等的结节。晚期因纤维化，肝脏体积可缩小。假小叶形成使肝内血管床缩小、血管扭曲、闭塞，造成肝内血液循环紊乱，门静脉血流受阻，门静脉压增高。门静脉压增高导致侧支循环开放，引起食管下段胃底、腹壁脐周、直肠肛门静脉曲张。肝硬化者，肝细胞功能下降，血浆白蛋白合成减少，肝间质细胞增生，球蛋白合成增多，白球比例倒置。胆色素代谢障碍，出现黄疸。肝对雌激素、血管升压素、醛固酮的灭能作用减弱，出现蜘蛛痣。凝血因子合成减少，导致出血倾向。

（四）诊断及治疗要点

1. **诊断要点** 根据典型的临床表现和影像学检查可作出诊断。

2. **治疗要点** 应采取综合性治疗措施。根据病情，适当安排休息和活动。饮食一般以高热量、高蛋白、适量脂肪、维生素丰富而易于消化吸收的食物为宜。有腹水者少盐，避免进食粗糙食物。目前无特效药治疗，对症处理，支持治疗为主。

二、疾病护理

（一）护理评估

1. **健康史** 了解患者有无病毒性肝炎尤其是乙型、丙型和丁型肝炎感染史；有无输血史；是否长期大量饮酒；是否长期服用异烟肼、四环素、双醋酚汀、甲基多巴、辛可芬等药物；是否长期接触四氯化碳、磷、砷、三氯甲烷等化学物品；有无慢性心力衰竭等循环障碍性疾病；有无胆汁淤积、免疫紊乱、血吸虫感染等病史。

2. **身体状况** 临床表现可分为肝功能代偿期和肝功能失代偿期。

（1）肝功能代偿期：此期症状较轻，常缺乏特异性。以疲倦乏力、食欲减退、消化不良为主。常因劳累或伴发病加重，经休息或适当治疗可缓解。

（2）肝功能失代偿期：主要表现为肝功能减退和门静脉压增高。

1）肝功能减退的表现：①全身表现，消瘦乏力、精神不振、皮肤干枯、面色灰暗、水肿，可有不规则发热。②消化道症状，食欲明显减退、上腹饱胀不适、恶心、呕吐、腹泻，晚期可出现中毒性肠麻痹。半数以上患者有轻度黄疸，少数有中度或重度黄疸。③出血倾向，患者常有鼻出血、齿龈出血、皮肤出血、胃肠道出血。④内分泌失调，肝功能减退对雌激素的灭活作用下降，导致雌激素、醛固酮升高，男性患者出现性欲减退、睾丸萎缩、毛发脱落、乳房发育等。女性患者出现月经不调、闭经等。患者可在面部、颈、上胸、背部、两肩、上肢出现蜘蛛痣。患者可出现肝掌、皮肤色素沉着等。

2）门静脉压增高的表现：①腹水，是肝硬化失代偿期最突出的表现，是由水钠潴留，门静脉压增高导致。②脾大，脾脏多为中度肿大，晚期脾大可导致白细胞、红细胞、血小板减少，称为脾亢。③侧支循环的建立与开放，食管下段胃底静脉曲张，曲张静脉破裂时可导致上消化道大出血；腹壁脐周静脉曲张，曲张静脉血流方向，脐以上向上，脐以下向下。痔静脉曲张，排便时可出现便后滴血。

3. **并发症**

（1）上消化道出血：是本病最常见的并发症。

（2）感染：患者易并发肺炎、败血症、胆道感染、自发性腹膜炎等。

（3）肝性脑病：是本病最严重的并发症。

（4）原发性肝癌：在肝硬化的基础上发展为肝癌。

（5）肝肾综合征：肝硬化合并大量腹水，患者出现自发性少尿，氮质血症等，但肾脏无明显器质性损害，故又称功能性肾衰竭。

（二）心理－社会状态

肝硬化是慢性疾病，因病程长，疗效不佳，预后不良，患者易产生焦虑、紧张、抑郁等心理，因需长期治疗，家庭经济负担逐渐加重，常使患者及家属出现悲观失望等不良情绪。

（三）辅助检查

1. 血常规　代偿期大都正常，失代偿期可出现贫血，感染时白细胞增多，脾功能亢进时，红细胞、白细胞、血小板全部下降。

2. 肝功能检查　失代偿期转氨酶增高，清白蛋白降低，球蛋白升高，白/球比例倒置。凝血酶原时间延长。

3. 腹水检查　一般为漏出液。

4. 影像学检查　超声、CT、MRI检查可显示肝、脾的形态及腹水的征象。

（四）护理诊断及合作性问题

1. 营养失调：低于机体需要量　与食欲减退、消化吸收障碍有关。

2. 体液过多　与水钠潴留有关。

3. 活动无耐力　与肝功能减退、大量腹水有关。

4. 有皮肤完整性受损的危险　与营养不良、水肿、皮肤干燥、瘙痒及长期卧床有关。

5. 潜在并发症　上消化道出血、肝性脑病。

（五）护理目标

（1）患者能说出营养不良的原因，遵循饮食计划，营养状况改善。

（2）腹水和水肿减轻。

（3）能遵循休息和活动计划，活动耐力和生活自理能力增强。

（4）无皮肤破损或感染。

（5）无并发症发生。

（六）护理措施

1. 一般护理

（1）休息与活动：应视病情安排适当的活动。代偿期患者适当减少活动量，可参加轻体力劳动；失代偿期患者应以卧床休息为主，可适当活动，活动量以不感到疲劳、不加重症状为宜。

（2）饮食护理

1）饮食原则：给予高热量、高蛋白、适量脂肪、高维生素易消化的饮食，并根据病情及时调整，戒烟忌酒，避免进食刺激性强、粗纤维多和较硬的食物。必要时遵医嘱静脉补充足够的营养，如高渗葡萄糖液、复方氨基酸、白蛋白等。

2）食物选择：热量以糖类为主，蛋白质（肝性脑病除外）1~1.5g/（kg·d），以豆制品、鸡蛋、牛奶、鱼、鸡肉及瘦猪肉为主，以利于肝细胞修复和维持血浆清蛋白正常水平。肝功能显著损害或有肝性脑病先兆时，应限制或禁食蛋白质并应选择植物蛋白，如豆制品，因其含蛋氨酸和产氨氨基酸较少。多食新鲜蔬菜和水果。

（3）皮肤护理：黄疸患者皮肤瘙痒时，协助患者温水擦浴，外用炉甘石洗剂止痒，嘱患者不要抓皮肤，以免引起皮肤破损、出血和感染。

2. 病情观察　准确记录24小时出入液量，定期测量腹围和体重，以观察腹水消长情况；密切监测血清电解质和酸碱度的变化；注意有无呕血和黑便；有无精神异常；有无腹痛、腹胀、发热及短期内腹水迅速增长；有无少尿、无尿等变化；及早发现上消化道出血、肝性脑病、自发性腹膜炎及肝肾综合征。如发现异常，应立即报告医师，协助处理。

3. 腹水处理

（1）体位：轻度腹水应取平卧位，并抬高下肢，以增加肝、肾血流量，改善肝细胞营养，提高肾小球滤过率，减轻水肿。大量腹水者可半卧位，以使膈肌下降，有利于呼吸，减轻呼吸困难和心悸。

（2）限制水钠摄入：遵医嘱给予低盐或无盐饮食，钠限制在每日500~800mg（氯化钠1.2~2.0g）；进水量限制在每日 1 000ml 左右，如有显著低钠血症，则应限制在每日 500ml 以内。少食咸肉，酱菜等食品，可适量添加柠檬汁，食醋等，以改善口味，增进食欲。腹水减退后，仍需限制钠的摄入，防止腹水再次出现。

（3）用药护理：主要使用螺内酯和呋噻咪。使用利尿剂时应注意维持水、电解质和酸碱平衡，利尿速度不宜过快，以每日体重减轻不超过 0.5kg 为宜。

（4）协助腹腔穿刺放腹水或腹水浓缩回输：对大量腹水引起呼吸困难，心悸，且利尿效果不佳者可酌情放腹水或腹水浓缩回输，后者可避免蛋白质丢失。

4. 心理护理　加强与患者的沟通，鼓励患者说出其内心感受，与患者一起讨论其面对的问题，给予患者真诚的安慰和支持。

三、健康指导

1. 疾病知识指导　向患者讲解本病的原因、临床表现、治疗护理措施，使患者了解本病相关知识，主动避免病因和诱因，并指导患者及家属识别病情变化，及时发现并发症，如肝性脑病早期的性格、行为改变；呕血、黑便可能是消化道出血等。发现异常及时就诊。

2. 生活指导　指导患者注意饮食卫生，说明饮食治疗的意义和原则，并强调高蛋白饮食的重要性；指导患者控制水钠摄入、增加食欲技巧；嘱患者戒烟、酒等。

3. 治疗指导　告之患者常用药物的不良反应和注意事项，特别是对肝脏有害的药物，嘱患者切记不要滥用药物，以免增加肝脏负担，加重肝功能损害；帮助患者认识定期复查的重要性，指导患者定期门诊复查肝功能。

四、护理评价

患者能否遵循饮食计划，营养状况是否改善；腹水和水肿是否减轻；能否遵循休息和活动计划，活动耐力和生活自理能力是否增强；有无皮肤破损或感染；有无并发症发生。

第五节　溃疡性结肠炎护理

溃疡性结肠炎又称非特异性溃疡性结肠炎，是一种原因不明的慢性直肠和结肠炎症性病变。病变主要位于结肠的黏膜与黏膜下层。主要症状为腹泻、黏液脓血便、腹痛和里急后重感。病程漫长，病情轻重不等，常反复发作，本病多见于 20~40 岁，男女发病率无明显差别。

一、护理评估

1. 病因评估　病因至今尚未明确，目前认为可能与感染、免疫、遗传及精神因素有关。

2. 症状及体征评估

（1）消化系统表现：主要表现为腹泻与腹痛。腹泻伴黏液脓血便，这是由于肠黏膜充血、水肿、出血和溃疡所造成；腹痛，多为痉挛性疼痛，有疼痛－便意－便后缓解的规律，病变常在左侧腹和下腹部，直肠的病变可致里急后重。其他症状可有腹胀、乏力、消瘦、发热等。

（2）全身症状：中重型患者活动期有低热或中等度发热，重型患者可出现衰弱、消瘦、贫血、低血清蛋白血症、水和电解质平衡失调等表现。

（3）肠外表现：包括骨关节炎、口腔溃疡、虹膜炎、皮下结节或结节性红斑等。

（4）并发症：可并发中毒性结肠扩张、直肠结肠癌变、大出血、急性肠穿孔、肠梗阻等。

3. 实验室评估

（1）血液检查：血沉加快和 C－反应蛋白增高是活动期的标志。

（2）粪便检查：粪便常规检查肉眼观察常有黏液脓血，显微镜检见红细胞和脓细胞，急性发作期可见巨噬细胞。粪便病原学检查的目的是要排除感染性结肠炎，是本病诊断的一个重要步骤。

（3）自身抗体检测。

（4）结肠镜检查：结肠镜检查是本病诊断与鉴别诊断的最重要手段之一。

（5）X线钡剂灌肠检查：X线钡剂灌肠检查所见X线征主要有：①黏膜粗乱及（或）颗粒样改变；②多发性浅溃疡，表现为管壁边缘毛糙呈毛刺状或锯齿状以及见小龛影，亦可有炎症性息肉而表现为多个小的圆或卵圆形充盈缺损；③结肠袋消失，肠壁变硬，肠管缩短、变细，可呈铅管状。

4. 心理－社会评估　评估患者有无精神抑郁或焦虑等心理，评估患者及家属对疾病的认知程度。

二、治疗原则

治疗目的是控制急性发作，缓解病情，减少复发，防治并发症。

1. 氨基水杨酸制剂　柳氮磺吡啶（简称SASP）是治疗本病的常用药物，适用于轻型、中型或重型经糖皮质激素治疗已有缓解者。糖皮质激素适用于对氨基水杨酸制剂疗效不佳的轻、中型患者，特别是重型活动期患者及暴发型患者。

2. 免疫抑制剂　硫唑嘌呤可试用于糖皮质激素治疗效果不佳或对糖皮质激素依赖的慢性活动型病例。

3. 手术治疗　适用于并发大出血、肠穿孔、中毒性巨结肠、结肠癌或经积极内科治疗无效者。

三、护理措施

1. 病情观察

（1）腹泻的性质、次数、量、肉眼血便的程度。

（2）腹痛的性质、部位、生命体征的变化、体重减轻情况。

2. 症状护理

（1）腹痛的护理：观察腹痛部位、性质、时间。必要时遵医嘱应用解痉剂，观察生命体征情况、肠鸣音，及时发现有无急性肠穿孔、弥漫性腹膜炎等并发症。病情变化及时通知医师。

（2）腹泻的护理

1）准确记录大便次数与性质，血便量多时应估计出血量及时留取化验标本，并通知医师，遵医嘱给予止血药物。严重者观察生命体征变化、准确记录出入量。

2）营养支持。

3）腹泻频繁者应做好肛周皮肤清洁护理。

3. 饮食护理　指导患者食用质软、易消化、少纤维素又富含营养、有足够热量的食物，以利于吸收，减轻对肠黏膜的刺激，供给足够的热量。避免食用冷饮、水果、多纤维的蔬菜及其他刺激性食物，慎用牛奶和乳制品。急性发作期患者，应进流质或半流质饮食，病情严重者应暂禁食。

4. 一般护理

（1）轻者应鼓励从事一般轻工作，重者应卧床休息保证睡眠。

（2）药物保留灌肠时宜在晚上睡前执行，先嘱患者排净大便，行低压保留灌肠。

（3）给予心理支持，促进早日康复。

四、健康指导

（1）指导患者合理休息与活动。急性发作期或病情严重时卧床休息。

（2）指导患者合理饮食，摄入足够的营养，忌食冷、硬及刺激性食物。

（3）指导患者保持情绪稳定。

（4）嘱患者坚持治疗，指导其正确服药。

微信扫码
◆ 临床科研
◆ 医学前沿
◆ 临床资讯
◆ 临床笔记

第五章
心外科疾病护理

第一节 常见的心血管疾病

一、心血管系统简介

在心血管外科领域，心血管系统主要指心包、心脏和大血管等。

1. 心包 为一纤维浆膜囊，包裹整个心脏和大血管根部。心包分脏、壁两层，脏层覆盖心脏表面，又称心外膜，脏、壁层间即为心包腔，为一潜在间隙，正常情况下仅有约20ml浆液。心包的主要作用是保护和润滑心脏。

2. 心脏 是一个中空的肌性器官，位于胸部前下纵隔的心包腔内。主要结构有4个腔、2间隔和4个瓣膜。4个心腔分别为左、右心房和左、右心室；2个间隔分别为房间隔和室间隔；4个瓣膜分别为左心系统的二尖瓣和主动脉瓣，右心系统的三尖瓣和肺动脉瓣。心脏的血供主要来自左、右冠状动脉，左冠状动脉有两支重要分支即前降支和回旋支。心脏的传导系统由特殊的心肌细胞组成，主要包括窦房结、结间束、房室结、房室束（又称希氏束）和左、右束支以及浦肯野纤维。心脏的主要生理功能是推动血液循环和维持血压。

3. 大血管 主要有上、下腔静脉，肺动、静脉和主动脉。上、下腔静脉与右心房相连；肺动脉主干与右心室流出道相连，分左、右肺动脉2支；肺静脉有右上、右下、左上和左下肺静脉4根，均开口于左心房，主动脉与左心室流出道相连，分升主动脉、主动脉弓和降主动脉3段。

二、常见的心血管疾病

1. 心包疾病 主要有心包炎、心包囊肿和心包肿瘤。临床上以慢性缩窄性心包炎最常见。心包肿瘤罕见。

慢性缩窄性心包炎为心包的脏层和壁层因炎性病变而发生纤维组织沉积、粘连、增厚和硬化，使心包间隙消失，从而压迫和限制心脏和大血管的舒缩，引起心功能不全。在国内发病率占心脏病的1.25%~1.6%，好发于青少年。最常见的病因是结核菌感染，约占50%。临床上主要表现为右侧心力衰竭，通常在发病数月或数年因心力衰竭或继发性感染而死亡。心包剥脱术是目前最常用和有效的治疗方法。

2. 后天性心脏瓣膜病 引起后天性心脏瓣膜病变的原因有多种，如风湿性、退行性病变、感染和冠心病等。在我国以风湿性最常见，其中以二尖瓣病变最多见，主动脉瓣病变其次，三尖瓣病变少见。瓣膜病变可分狭窄和关闭不全二类，临床上以混合型多见，常同时存在多个瓣膜病变，称为联合瓣膜病变，其中以二尖瓣合并主动脉瓣病变，二尖瓣合并三尖瓣病变最常见。

（1）二尖瓣狭窄（Mitral stenosis, MS）：正常二尖瓣瓣口为椭圆形，长径为3~4cm，长径和短径比例约为2：1。MS以风湿性最常见，其病理改变是瓣膜纤维化增厚，可有钙质沉着，交界区粘连融合，使瓣口狭窄，常还伴有瓣下结构腱素、乳头肌的增粗、融合或缩短等改变。当二尖瓣口长径 < 1.5cm 时即可产生临床症状。通常根据瓣口长径/面积将MS分为轻度（长径 > 1.2cm，面积 > 1.0cm²）、中度（长径 0.8~1.2cm，面积 0.8~1.0cm²）和重度（长径 < 0.8cm，面积 < 0.8cm²）三级，根据病变形态又将 MS 分为隔膜型、隔膜漏斗型和漏斗型三型。手术治疗方式有闭式二尖瓣扩张术或经皮穿刺二尖瓣球囊扩张术、体外循环直视下狭窄切开成形术或瓣膜替换术。

（2）二尖瓣关闭不全（Mitral insufficiency，MI）：病因有风湿性和非风湿性两大类，在我国以前者多见。风湿性 MI 几乎均并发有 MS，主要病理改变是部分瓣叶特别是后瓣叶增厚挛缩，交界无粘连或粘连轻，致瓣膜闭合不完全。非风湿性 MI 中以二尖瓣脱垂最常见，其病理改变为瓣叶黏液样变性，瓣叶面积和瓣环周长扩大，或伴有腱索延长、断裂等引起关闭不全。手术方法有体外循环下二尖瓣成形术和二尖瓣置换术。

（3）主动脉瓣狭窄（aortic stenosis，AS）：正常主动脉瓣口面积为 2.6~3.5cm²，单纯 AS 较少见，多由风湿性、退行性病变引起，主要病理改变有瓣叶增厚、钙化和交界融合，使瓣叶僵硬，瓣口缩小，当瓣口面积为 0.7~1.0cm² 即可产生明显的跨瓣压差，引起左心室向心性肥厚和扩大，以及心排血量减少，导致心力衰竭。严重 AS 还可引起冠状动脉供血不足，产生心绞痛、晕厥或诱发心室颤动而发生猝死。因此，AS 患者的跨瓣压差 > 6.7kPa，或主动脉瓣有效开口面积在 1.0cm² 以下时应早期手术。手术方法有瓣膜成形和替换两种。

（4）主动脉瓣关闭不全（aotic insufficiency，AI）：常见的病因有风湿性、马方综合征和心内膜炎等。风湿性 AI 大多并发 AS，主要是由于瓣叶增厚、瘢痕及钙化形成导致的瓣叶活动受限和变形。马方综合征是因主动脉壁中层囊性坏死引起主动脉扩张，瓣环扩大而致 AI。细菌性心内膜炎时细菌可直接侵犯和破坏主动脉瓣膜，引起关闭不全，AI 可引起左心室容量负荷过量，导致左室离心性扩大和肥厚，最终引起心力衰竭。AI 手术治疗方法同 AS。

3. 冠心病　是中、老年人的一种常见病。主要是由于冠状动脉粥样硬化性病变，引起冠状动脉腔狭窄，导致心肌供血（氧）不足，产生心绞痛、心律失常、心力衰竭或心肌梗死。后者可并发室间隔缺损、室壁瘤或急性二尖瓣关闭不全而危及患者生命。临床上将冠状动脉狭窄按其程度分为 4 级，管腔内径减少 < 25% 为 I 级；管腔内径减少 25%~50% 为 II 级；管腔内径减少 50%~75% 为 III 级；管腔内径减少 > 75% 为 IV 级。管腔狭窄达 III 级以上者即可出现明显临床症状。冠心病的诊断主要依据冠状动脉造影，治疗方法主要有内科药物、导管介入法和外科手术三大类。药物治疗仅能缓解症状和控制发展；介入疗法有经皮穿刺冠状动脉成形术（percutaneous tansluminal coronary angioplasty，PTCA）、冠状动脉血管内支架置入术等；手术方法即冠状动脉旁路移植术（CABG，包括升主动脉 – 大隐静脉 – 冠状动脉旁路术、内乳动脉 – 冠状动脉旁路术、桡动脉 – 冠状动脉旁路术、胃网膜右动脉 – 冠状动脉旁路术等），另外还包括心肌梗死并发症的外科治疗。冠状动脉弥漫性病变，病变远端血管口径太细或不通；严重心肺功能下降者为手术禁忌证。

4. 大血管疾病

（1）胸主动脉瘤：最常见的大血管疾病，为主动脉壁因各种原因的损伤和破坏后引起的瘤样扩大。按其病因可分为硬化性、中层囊性坏死性、创伤性、梅毒性、感染性主动脉瘤等。主要有疼痛和压迫症状，后者可因压迫部位的不同而产生不同的症状，如压迫食管产生吞咽困难、压迫气管产生呼吸困难、压迫喉返神经产生声音嘶哑等，最严重为瘤体破裂引起大出血而死亡。手术治疗有动脉瘤切除和主动脉壁修补或人造血管移植等。

（2）主动脉夹层或夹层动脉瘤：是指任何原因引起的主动脉内膜及中层损伤，使血液沿内膜的撕裂破口进入内膜与中层之间，形成血肿，并随压力传导向近端及远端延伸，形成中层分离性膨胀，将主动脉腔分隔成真腔和假腔。根据夹层分离的部位以及涉及的范围，DeBakey 将其分为 I 型、II 型和 III 型，Stanford 分为 A（相当于 DeBakey I 型和 II 型）和 B（相当于 DeBakey III 型）两型。此病自然预后凶险，急性发病后，如未得到及时诊治，病死率 24 小时内达 25%、1 周内 50%，2 周内 75%。主要临床表现有急性胸痛和压迫症状。该病诊断主要依靠螺旋 CT 或 MRI（尤其三维成像）或主动脉造影检查。治疗主要有外科人工血管置换或介入血管封堵。

5. 心脏肿瘤　以良性肿瘤多见，其中又以黏液瘤最为常见。心脏恶性肿瘤（包括转移瘤）罕见。

心脏黏液瘤一般被认为是起源于心内膜下间叶组织，最常见于左心房，约占75%，其次为右心房，约占20%，绝大多数为单发，多数有瘤蒂，常附着于心房间隔卵圆窝处，瘤体可随心脏舒缩而活动。瘤组织外观类似胶胨样组织，常呈分叶状或葡萄串珠状，非常脆，易脱落成为瘤栓，极少数会发生恶变，变为黏液肉瘤。主要临床表现可概括为阻塞、栓塞症状和全身反应（如发热、关节或肌肉疼痛等）。手术摘除是其唯一有效的治疗方法。

第二节　低温麻醉、体外循环与心肌保护

一、低温麻醉

低温麻醉是为了开展心脏、大血管手术而发展起来的一种特殊麻醉方法。其主要目的是通过降低体温来降低全身各器官组织的代谢活动、减少耗氧量和增强一些重要脏器的组织细胞对缺氧的耐受性，从而满足在心脏大血管手术时须暂时性阻断血液循环的需要。有研究表明，体温降至30℃，基础代谢率降低30%~40%；降至26.7℃时，代谢率可降低50%；降至20℃和15℃时，代谢率可分别降低75%和85%。脑细胞对缺氧最敏感，其耐受缺氧的安全时间在常温37℃时仅为3~4分钟，当降温至30℃时，可延长至6~8分钟。

临床上低温麻醉通常根据降温的程度分为浅、中、深三级。①浅低温：在28℃~35℃；②中低温：在25℃~28℃；③深低温：在25℃以下。降温的方法常用的有体表降温和血液降温两种。后者常与体外循环合用。

二、体外循环

体外循环是将体内静脉血引至体外进行氧合，然后再经动脉输回体内，从而使血液可不经过心、肺而进行周身循环，以达到既能满足心脏、大血管手术时术野基本无血，又能满足其他重要脏器和组织在手术期间有良好的供血、供氧的需要，是心脏外科发展的重要支持。自1953年Gibbon首先应用于临床以来，随着心脏外科的发展，体外循环设备与技术也日臻完善。

1. 体外循环装置　体外循环的实施必须有一套性能优良、安全可靠的装置。其基本设备包括血泵及其调控仪、氧合器、各种插管和连接管道、热交换器和水箱、心内吸引、贮血器、血液微栓过滤器、心肌保护液灌注系统以及液面报警和气泡探测等监测装置，还要有应急电源等。其中最主要的是血泵和氧合器。

（1）血泵：根据工作原理可分滚压泵和离心泵两类，临床上以前者最常用。根据其产生的血流方式又有搏动泵和非搏动泵之分，前者可产生节律性搏动血流，有类似生理性血流的效应，后者只产生恒流。从理论上讲，搏动血流灌注较符合生理，优于恒流灌注，但临床实践证明在高流量时两者效果相同，恒流灌注操作相对简便，因此，临床上目前仍以恒流灌注最常用。

（2）氧合器：即人工肺，代替肺脏使静脉血氧合并排出二氧化碳。按设计原理可分为3种类型。①血（薄）膜式氧合器：血液散布在平面上形成血液薄膜，与氧气接触并进行气体交换。②鼓泡式氧合器：静脉血进入氧合室，氧气通过发泡板产生无数氧泡，通过气泡，进行氧气与二氧化碳的交换。③膜式氧合器：又称膜肺，用高分子渗透膜制成，血液和气体通过半透膜进行气体交换，血、气互不直接接触，血液中有形成分破坏少，尤其适用于转流时间较长和小儿心血管手术。目前，临床上膜式氧合器最常用，血膜式氧合器已停用。

（3）变温器：是调节体外循环中血液温度的装置，可作为单独部件存在，多与氧合器组成一体，变温器的水温与血温差应为10℃~15℃，水温最高不得超过42℃。

（4）贮血器：是一容器，内含滤过网和去泡装置，用作贮存预充液、心内回血等。

（5）滤过器：滤过体外循环过程中可能产生的气泡、血小板凝块、纤维素、脂肪粒、硅油栓以及患者体内脱落的微小组织块等，不同部位应用滤过器的网眼大小各异。

2. 体外循环方法　临床上常用的有全身体外循环和左心转流两种。

（1）全身体外循环：在术中阻断上、下腔静脉和主动脉近心端，使心肺无血液循环，是心内直视手术最常用的方法。根据是否结合低温和低温程度，可分为以下几种。①常温（＞35℃）体外循环：用于心内操作简单、手术时间短、心脏不停搏手术者。要求体外循环氧合性能好，能满足高流量灌注需要。②浅低温（32℃~35℃）体外循环：主要用于心内操作较简单、手术时间较短或可不停搏手术者。采用体外循环血流降温，心内操作期间鼻咽温/肛温维持在32℃以上，心内操作即将结束时开始血液复温，鼻咽温/肛温升至35℃~36℃时停止复温。③中低温（26℃~31℃）体外循环：适用大多数心内手术者。心内操作期间通常鼻咽温/肛温维持在28℃左右，心内操作即将结束时开始血液复温，复温至鼻咽温/肛温在36℃~36.5℃时停止。④深低温（20℃~25℃）微流量体外循环：多用于心内畸形复杂，侧支循环丰富预计手术时间较长的患者。术中使鼻咽温/肛温降至20℃左右，心内操作期间将灌注流量降低，最低为每分钟5~10ml/kg。这样既保持手术野清晰又防止空气进入体循环发生气栓。⑤深低温（＜18℃~20℃）停循环：主要用于婴幼儿心内直视手术和成人主动脉瘤手术。术中将鼻咽温/肛温降至20℃以下，停止血液循环，这样可提供良好的手术野，但需具备良好条件和熟练的灌注技术。

（2）左心转流：经左心房插管将血引出体外，再用血泵经股动脉回输入体内，转流中仅阻断主动脉的一部分，而不阻断心脏，主要用于动脉导管未闭和降主动脉手术。体外循环建立前要进行液体的预充，现在常规采用血液稀释法，预充液应考虑血浆渗透压、电解质含量和血液稀释程度3个方面。血液稀释程度，各家掌握不一，血红蛋白为50~100g/L，血细胞比容0.10~0.30L。预充用的晶体液通常有乳酸林格液、生理盐水和50%葡萄糖注射液等；胶体液可选用ACD血、血浆、人血白蛋白等，还需加入钾离子、镁离子、碳酸氢钠及抗生素等。体外循环手术技术复杂，术后生理变化大，可能出现多种并发症或体外循环机器故障引起的意外。因此，对体外循环手术患者，除在术中进行严密监测外，术后还要进行持续的监护，随时发现和处理并发症，提高手术成功率。

三、心肌保护

心肌保护是指心脏手术中为预防或减轻心肌组织缺血、缺氧，维持心肌细胞内细胞器和细胞膜的解剖结构和功能完整，保护心肌组织正常的生理性收缩功能而采取的一切措施和方法。临床上一般指术中应用心肌保护液（也称心肌停搏液、麻痹液），一方面使心脏停搏，显著降低心肌组织的氧耗；另一方面提供心肌代谢所需的一些基础底物，以利于减轻心肌组织的缺氧反应，从而达到保护心肌的作用。根据配方，可分晶体心肌保护液和含血心肌保护液两大类，临床上以冷（4℃）晶体心肌保护液和中低温（29℃）含血心肌保护液最常用。心肌保护液的灌注方法有间断和持续灌注两种，根据灌注部位可分为主动脉根部或冠状动脉开口顺灌和冠状静脉窦逆灌两种，临床上可单独应用，也常两者结合应用。

第三节　心血管外科手术的围术期护理

一、术前检查及护理

（一）术前检查

1. 血化验检查　除入院常规的化验检查（如血、尿、粪常规，肝、肾功能）外，心血管手术前的特殊化验检查如下。

（1）凝血机制的检查：出血时间、凝血时间、血小板计数、凝血酶原时间（PT）的测定。

（2）溶血检查：乳酸脱氢酶、网织红细胞等，为术后是否有血液破坏做随访对照。但目前已一般不列为常规检查内容。

（3）水、电解质及血气分析：电解质主要为血清钾、钠、氯，必要时查钙、镁，特别是血清钾、镁，术前应保持正常水平，有利于预防洋地黄中毒和心律失常。血气分析主要了解缺氧和酸中毒程度以及判断心内分流情况，对先天性紫绀型心脏病及并发肺高压者尤为重要。

2. 影像检查

（1）胸部 X 线片：常规摄后前位及左前斜或侧位片，以了解各心腔的大小及肺部情况。

（2）心电图（ECG）：主要观察有无心律失常、心肌缺血、心肌劳损和肥厚表现。一般常规行 12 导 ECG 检查即可，必要时行 24 小时动态 ECG 检查。对于疑有早期冠心病者也可行运动负荷 ECG 试验。

（3）心脏超声检查：可对心脏大小、心内畸形情况、大血管粗细、瓣膜病变类型及程度以及心功能提供较可靠和有用的数据。

（4）心导管检查：主要适用于复杂先天性心脏病、疑有三尖瓣器质性病变、肺动脉发育不良或高压者，做右心导管检查和（或）造影有利于明确诊断和了解病变严重程度。

（5）CT：主要适用于复杂先天性心脏病、疑有大血管病等检查，特别是通过三维重建有助于了解病变的类型、范围和严重程度等。

（6）心血管造影或 CT 血管造影（CT angiography，CTA）：对主动脉或其瓣膜有病变者，可做逆行主动脉造影；对年龄较大（一般 ≥ 50 岁）者，为排除冠状动脉血管病变，可先做 CTA 检查筛选，如阳性可进一步做冠状动脉造影，对高度疑有冠心病者也可直接行冠状动脉造影。

（7）磁共振（MRI）：主要适用于主动脉病变和大血管病变的检查，并可三维成像了解病变的范围及其程度。另外，还可无创测定心功能。

（8）放射性核素心肌灌注显像检查：主要适用于疑有心肌缺血或梗死的诊断及其评价。

3. 肺功能测定　重点了解肺通气功能。

4. 体重、身长测定　为计算体表面积和体外循环灌注流量以及测定血流动力学参数提供数据。

5. 周围静脉压的测定　了解右心室功能及有无三尖瓣反流，目前在临床上已少用。

6. 心脏电生理检查　适用于心律失常（如心房颤动、预激综合征等）行外科手术治疗者，主要了解窦房结的功能和异常传导径路的部位等。

（二）术前护理

1. 心理护理　心血管疾病大多病程较长，患者长期受疾病折磨及家庭、社会、经济等因素的困扰，会产生不同的心理反应，如焦虑、恐惧、紧张等。特别是面临重大的手术，存在着希望手术成功，又担心手术失败的双重矛盾心理。因此，术前必须详细了解患者的心理状态与需求，并做好术前指导，重点是使患者树立手术必定会成功的自信性和理解尽力配合医护人员治疗的必要性和重要性。为术后做好患者人工气道时的交流工作，制定一些非语言交流的措施和非语言交流表达方式，如手势语、图片卡等，并说明在用气管插管作辅助呼吸时要禁食。口渴时，护士会用湿纱布湿润其口唇。

2. 一般护理

（1）减少和避免诱发因素：情绪激动、精神紧张、气候寒冷、环境刺激、饮食不当等，应告诫患者尽量避免。

（2）休息：适当休息可减轻心脏负荷，减轻肺充血及淤血，降低各器官对血流量的需求，也有利于药物效果的充分发挥。

（3）营养准备：给予高热量、高蛋白质、高维生素饮食，对于全身情况较差的患者，必要时给予要素饮食。术前一般不给予低钠饮食，以改善胃纳和防止低钠血症。

（4）吸氧：对心肺功能较差者可给予低流量（每分钟 2~3L）吸氧 1 小时，每日 3 次，以利于改善患者各器官的慢性缺氧情况。

（5）护理观察：定时测量记录患者的生命体征，做好患者的各项治疗工作，如给予强心、利尿药，激素类药等。熟悉各药物的药理作用，防止发生各类不良用药反应。

3. 术前访视宣教　一般在手术前 1~2 日，由担任手术后护理的重症监护病房（ICU）护士进行，在完成护理体检及记录患者客观资料后，向患者介绍 ICU 环境、制度、工作人员；介绍术后留置气管插管、胸管、尿管及动静脉导管的重要性及注意点，以避免患者术后面对诸多管道而产生恐慌或躁动以致造成管道脱出；告知患者术后虽然给予镇痛药，但切口仍会有不同程度的疼痛，护士将尽力采取多种方法帮助缓解疼痛，提高患者对疼痛的耐受性。

二、术后监护

心血管手术的创伤大，影响心、肺、肾、肝、脑等重要器官的生理功能，特别是那些病变复杂和心功能减退明显的患者，由于创伤、麻醉和体外循环的影响，具有更大的危险性，术后病情严重，并发症多且变化迅速，必须在 ICU 严密监护和治疗，从而最大限度地预防和减少并发症，降低病死率，提高手术效果。

（一）心电监护

心血管术后早期，心率、心律异常甚为常见。因此，患者进入 ICU 即予 24 小时连续心电监测，通常连续监测 48~72 小时，直到病情稳定后改为间歇性监测与记录。理想的心率每分钟应保持在 80~100 次，心率＞ 160 次 / 分或＜ 60 次 / 分则可能影响心排血量，应给予纠正。

心率增快的常见原因有：术后发热、血容量不足或出血、低血钾、心功能不全、心脏压塞、缺氧、切口疼痛和血管活血药物作用等。心率减慢的常见原因有：结性心律、高血钾、房室传导阻滞、洋地黄和抗心律失常等药物作用。除密切观察心率变化外，还须密切观察心律的变化，常见的心律失常有室性期前收缩和室性心动过速等，要严密监护，及时发现和处理，可通过使用药物或起搏器等维持合适的心率、心律。对于冠状动脉旁路移植术的患者，术后除常规三道动态心电监护外，于术后 2 小时、4 小时、8 小时、12 小时、24 小时定时定位描记 12 导联 ECG，须特别注意 ST 段和 T 波的变化，以了解有无心肌缺血或梗死的表现及其动态变化。若在监护过程中发现可疑的心电波形变化，随时做全套 ECG，重点观察对比有无 ST-T 和 T 波的改变，有无新的病理性 Q 波出现或原有 Q 波加深等，以便及早发现和及时防治。对于先心有房、室间隔缺损修补术者，术后早期要注意观察有无房室传导阻滞等现象。

（二）循环压力监护

1. 血压　血压的波动主要受血容量、心排血量、外周阻力 3 个因素的影响。术后 6~8 小时，血压波动较大，8 小时后，排除明显的出血，低血压一般主要与心肺功能不全有关。术后一般要求收缩压在 100~120mmHg 间为宜，术前有明显高血压者可稍高 10~20mmHg。术后早期每 15~30 分钟测血压 1 次，以后视病情逐渐延长测量时间至每 2~4 小时测 1 次。术后早期通常采用桡动脉直接监测法连续测定，以便可根据血压值动态变化及时调整血管活性药物的使用浓度。病情平稳后可选用无创自动测压仪自动定时测定。

2. 中心静脉压（CVP）　CVP 主要反映右心房压力、心脏前负荷、血容量和静脉张力，其正常值为 6~12cmH_2O（0.59~1.18kPa）。体外循环停止后 CVP 变化较大，排除技术性原因，CVP 降低可能为血容量不足或扩血管药物用量过多；CVP 升高可能是容量负荷过重、心脏压塞、右心或全心功能不全、缩血管药物应用过多等。因此，术后 24 小时内每小时常规测量、记录中心静脉压 1 次，发现异常，及早做出对症处理。

3. 肺毛细血管楔压或左心房压　肺毛细血管楔压常采用颈内静脉穿刺技术放置 Swan-Ganz 导管进行测定，同时可测定右心房压、右心室压、肺动脉压。正常肺毛细血管楔压为 5~15mmHg（0.67~2kPa）。拔管前后严密观察生命体征变化。左心房测压于术中从右上肺静脉根部、房间沟切口或上腔静脉与升主动脉之间的左心房壁插入，深度为 2~3cm。左心房测压主要了解左心室充盈压，反映左心室顺应性与左心室舒张容量，从而有助于对血容量及左心功能评估。正常左心房压为 4~12mmHg（0.53~1.6kPa），左心房测压管必须在心包引流管拔除前拔出，拔出后要严密观察有无心脏活动性出血。

（三）呼吸监护

心血管术后一般经口或鼻插管接呼吸机支持呼吸 4~12 小时。呼吸机使用过程中主要监测内容：呼吸频率、潮气量、氧浓度、气道压力、吸呼比、指脉血氧饱和度、呼气末 CO_2 分压等，每 30~60 分钟记录 1 次。在呼吸机使用过程中，保持呼吸机与患者呼吸合拍，患者安静，根据病情定时做动脉血气分析，及时纠正酸碱失衡。待患者神志清醒，循环稳定，自主呼吸有力、平稳，血气分析正常，无严重并发症时可停用呼吸机，拔除气管插管后给予鼻导管持续供氧。在患者自主呼吸期间也应密切监测患者的呼吸频率、幅度、呼吸状态、肺部呼吸音等，加强呼吸道护理，给予雾化吸入，每 6~8 小时 1 次，并协助拍背咳痰，配合口服祛痰药物，以保持呼吸道通畅，防止肺部并发症。

（四）神经功能监护

1. 意识　意识监护应贯穿在整个监护过程中，在术后早期麻醉未醒期间尤为重要。意识状况主要靠临床指标和脑电双频指数（bispectral index，BIS）测定。

临床指标主要有可反映患者意识状态的一些自主的或按指令（刺激）反馈的活动或状态，如疼痛刺激反应、点头或摇头、睁眼或闭眼活动、定向眼球运动、四肢活动以及言语对答反应等，也包括 Glasglow 指数的测定。

BIS 是一个可反映大脑皮质功能状态的无创测定指标，主要用于外科手术中患者的麻醉深度和 ICU 患者镇静深度的动态检测。它是一个从 0~100 的无量纲常数，100 表示清醒状态下的脑电图状态，一般认为 BIS 值在 65~85 时大脑皮质处于睡眠镇静状态，40~65 时处于全身麻醉状态，< 40 时大脑皮质处于爆发抑制状态。因此，动态监测 BIS 的变化可实时了解患者术后神志意识的状态及其恢复进程。

在患者麻醉清醒前应每 15~30 分钟观察判断并记录意识状态 1 次，直至清醒。通常心脏手术患者回 ICU 后 2~4 小时麻醉应清醒，如长时间未醒应警惕有无脑神经系统并发症（缺氧、栓塞或出血等）存在。对已明确有脑神经系统损伤，意识障碍无法恢复者，应每 1~2 小时动态持续观察并记录 1 次。如清醒后又出现意识模糊或不清时，应考虑中枢神经系统继发性损害（如栓塞，尤其是脑气栓）的可能。

2. 瞳孔　包括瞳孔的对光反应及其灵敏度、瞳孔的大小及形状，每 1~2 小时观察记录 1 次，直至麻醉清醒。术后早期一般双侧瞳孔等大或一侧略小（通常与手术时体位有关），但对光反应存在和基本对称。如一侧瞳孔散大、对光反应明显减弱，多提示中脑受压，警惕脑栓塞或出血；双瞳散大、对光反应消失，提示中脑严重损伤，警惕有严重脑缺氧伴脑水肿；双瞳呈针尖样，警惕麻醉过深或脑室/蛛网膜下隙出血，发现以上变化应及时汇报医生。

3. 运动、感觉和反射　包括观察运动功能状态、有无不随意运动，有无反射及病理反射等，另外须注意双侧肢体活动、肌力等是否对称。

4. 精神症状　精神症状可表现为意识模糊伴知觉障碍、精神活动的兴奋和注意力丧失，患者常烦躁不安，活动兴奋性增高，对所有的刺激反应增强，且多不正确。应加强巡视，并采取适当措施保证患者安全，防止意外发生。

（五）体温监护

心血管手术后早期大多体温偏低，6~8 小时及以后逐渐恢复至正常，此后体温稍有升高，手术当日夜间可高达 39℃，大多在术后 2~3 日降至正常或低于 38.5℃。若术后体温持续升高不降，提示有内在致热源持续存在，若 48~72 小时体温仍高于 38.5℃，则要警惕有无感染或其他不良反应存在。因此，术后常规监测体温，每日 4 次，当腋表温度高于 38.5℃时，即给予物理或化学降温，并改测体温，每 4 小时 1 次。末梢温度也是反映心功能状况的一个良好指标，当低心排血量、血容量不足和心脏压塞时常可致末梢发凉、面色苍白。另外，有缺氧、呼吸功能不全时，也可产生上述现象。可根据血压、心率、CVP、尿量和血氧分压等指标进行综合判断，给予对症处理，尽快改善微循环灌注。术后每 30 ~60 分钟记录 1 次，至末梢转温（≥ 32℃）。

（六）水、电解质平衡监护

正确记录出入量对了解患者的水、电解质平衡和指导输液等均很重要。术后辅助呼吸期间每小时总结 1 次，以后每班做 8 小时、16 小时小结和 24 小时总结。体液排出量应大于晶体输入量，出现负平衡时要及时查找原因和通知医生，必要时按医嘱给予利尿等处理。电解质的平衡对维持心脏的正常生理功能至关重要。术后常规抽血查电解质、血细胞比容（HCT）每日 2 次或 3 次，根据电解质结果及时补充钾、钠、氯、钙、镁离子，防止因电解质紊乱引起心律失常和心功能不全，甚至心脏停搏；根据 HCT 值指导输全血和血浆，以维持正常血容量及血浆胶体渗透压，HCT 以维持在 0.30~0.35 为宜。

（七）尿的监护

尿是综合反映心、肾功能，组织灌注，体液平衡等情况的重要指标，心血管手术后常规留置导尿管，每小时观察记录尿量及性状 1 次。性状有异常时监测比重、pH。

1. 尿量　体外循环术后尿量的变化大致可分为 3 个阶段。①术后 6~8 小时，为高排尿期，平均每小时尿量达 3~5ml/kg。②循环稳定后至术后 1~2 日，体液基本稳定，早期呈轻度脱水，每小时尿量逐渐减少至 1ml/kg 左右，开始饮食后，24 小时尿量维持在 1 500~2 000ml。③术后 2~3 日开始，体液回收、尿量增多。尿量的多少与血液稀释、术后应用利尿药与心功能改善等因素有关。正常尿量为每小时 1ml/kg。尿量过多，一般临床意义不大。但需注意预防电解质紊乱，及早补充钾、钠及镁离子，防止引起心律失常。尿量过少，成人一般每小时 < 30ml，须查明原因，常见的肾前性原因为血容量不足、血液浓缩、心功能不全、早期心脏压塞、脱水、高热、多汗等；肾性原因多为急性肾功能不全。

2. 尿比重　反映尿渗透压的高低，可溶性物质与水的比率。比重的高低主要决定于肾的浓缩功能，是测定肾功能的重要方法之一。正常尿比重为 1.015~1.025，尿少、比重高，提示肾功能正常，可能由于液体量摄入不足引起；尿少、而比重固定在 1.010 ± 0.003，呈等渗尿状态，则提示肾实质严重损害，丧失浓缩与稀释的功能。心血管手术后尿比重常随尿量的改变而增减。高排尿期或多尿时，比重低。药物对尿比重有较大影响，应用呋塞米后尿比重也较低。注射高渗性糖水、羟乙基淀粉等药物，尿虽多也可使尿比重增高。尿量持续性减少或无尿且呈等渗状态，可基本确立有急性肾衰竭。

3. 尿 pH　一般采用广泛试纸测定。尿 pH 决定于肾小管分泌氢离子量的多少，受用药与某些疾病的影响，一般能反映体内酸碱平衡的水平。正常尿 pH 呈弱酸性，平均为 6.5 左右。体外循环术后，一般呈弱酸性，pH 为 5~6，应用碱性药物后可达正常或接近正常，随着呼吸机的使用，持续 2 小时后，pH 可继续上升，偶可达 7~8，为轻度呼吸性碱中毒的表现。如 pH 过高，应随时检查呼吸机有否过度换气，同时做血气分析，以明确诊断，及时纠正。尿 pH 反映体内酸碱平衡。但在急性 CO_2 潴留突然解除后出现的"反常性"酸性尿，碱中毒并发脱水，缺钠和低血容量出现的酸性尿；严重血钾异常并发酸碱失衡时产生的"矛盾"尿时，应予注意。近年来，由于 ICU 内血气分析仪的普及，动脉血气快捷地反应了患者体内酸碱平衡，尿 pH 已不作为常规的监测内容。

三、术后一般护理

（一）循环压力监测的护理

1. 有创动脉置管

（1）患者入 ICU，观察动脉压力的波形正常后，妥善固定好测压连接管及穿刺侧肢体，做好标识，避免因患者活动导致置管脱出或接头松动而造成出血，或置管位置不正影响正常压力波形显示。穿刺处用透明敷贴覆盖，便于观察有无出血或脱出情况。

（2）严格保持测压管的无菌，换能器上连接的加压袋必须保持压力在 200~300mmHg（26.7~40.0kPa）。如压力过低，可引起置管内回血凝固；采集动脉血标本后及时用肝素液冲洗管道，避免血栓阻塞管道，影响监测结果。穿刺部位应每日消毒后更换敷料，置管一般不超过 72 小时；血管活性药物用量减少，血压稳定后可拔除置管，拔除时应用厚无菌纱布按压 10~15 分钟，确认无出血后用绷带进行加压包扎，期间注意观察肢端有无青紫、肿胀、疼痛、麻木，24 小时可拆除绷带，更换敷料。

（3）每班或患者体位改变后必须调试换能器的零点，避免监测数据有误差。

（4）需调整血管活性药物时，必须严密观察有创血压的波形、数值。在更换需持续泵入的血管活性药物时，必须先在另一道微泵上把加好的药换上，调节好速度，确认泵运行正常情况下，再把延长管接上，避免因更换药液时间过长而影响血管活性药物进入机体的浓度，引起血压波动。

2. 中心静脉（CVP）置管

（1）患者入 ICU 时通常带有多腔中心静脉置管，以利于患者的给药及中心静脉压的观察。患者安置好后，立即把各连接静脉通路的管道理顺并确保管道连接处固定稳妥，所输入的各种药物分别进行标识，连接处用无菌巾保护。

（2）避免在监测中心静脉压的通路泵入升压药、血管扩张药、高浓度的钾等，以免测压时药物输入中断或输入过快引起病情变化。输入血管活性药物的必须单独一个通路，不能与其他药物用同一个通路或推注任何药物，防止血管活性药物不能匀速进入体内，造成血压、心率不稳定，影响心功能，甚至可导致患者的死亡。注意各个连接处须连接紧密，在更换液体，患者翻身、躁动时必须检查各连接处，避免接头松动、脱落，药物不能进入体内、血液外流，加重病情。

（3）每30~60分钟测量记录1次，或根据病情随时测定记录，体位变换后均需校零。患者应用呼吸机时如加有PEEP，应关闭PEEP，再进行测压。吸痰后需30分钟再测压；因深呼吸、咳嗽、躁动等因素，均对CVP的数值有影响，故测量时应避免上述情况。

（4）避免管道打折、扭曲，血栓阻塞。如有回血阻塞，不能强行用液体推注。用肝素液轻轻一边推一边回抽，如不通必须关闭停止使用。

（5）留置导管是一种有创的侵入性操作，因此，在置管、换管、输液、配液中要严格无菌操作。碘伏消毒穿刺点及局部皮肤，每日1次，选择透气效果好的无菌透明敷料（贴膜）覆盖。

3. Swan-Ganz导管（即漂浮导管）　漂浮导管通常在术中麻醉后放置，如术中未放置，术后在ICU根据病情需放置时，应注意以下几点。

（1）做好放置漂浮导管的配合，放置前应检查漂浮导管各管腔是否通畅，气囊是否漏气。将漂浮导管连接压力换能器及多功能心电监护仪，连好冲洗装置，仔细排出管道内空气，将压力传感器固定在输液架上，高度为患者腋中线第4肋间（相当于右心房）水平。

（2）插管操作时，确保患者安静勿动（常规在麻醉或镇静状态下进行），严密观察心律变化。未充气导管尖端接触心内膜或心瓣膜时易出现心律失常，如出现室性期前收缩、室上性心动过速等ECG改变时，应将导管稍后退，室性期前收缩很快消失。严密观察患者呼吸情况，当患者出现气促、呼吸困难，要考虑有无气胸或空气栓塞可能。

（3）根据导管行走路径，密切观察导管在不同部位的图形和压力变化，并做好记录。

（4）操作毕，行床边X线摄片，确定导管位置。留置漂浮导管期间严密观察患者意识、面色、呼吸、血压等生命体征，注意心律变化，发现异常及时报告处理。保持管道通畅，每小时用肝素稀释液冲洗1次，预防血栓形成，严格执行无菌技术操作原则，插管皮肤处换药，每日1次，保持局部清洁干燥，观察患者体温变化。根据医嘱予预防性抗生素治疗。拔管时要在心电监护下进行，拔管后用沙袋加压止血，导管末端做细菌培养。

（二）气道护理

1. 气管插管护理　带气囊气管插管是术后患者通气、排痰与连接呼吸机辅助呼吸的唯一呼吸通气道。心血管术后一般经口或鼻插管接呼吸机支持呼吸4~12小时，在此期间患者的意愿不能用语言表达，因此，需精心护理，仔细观察，正确处理，才能避免并发症的发生。

（1）插管位置移动的预防：患者进入ICU后，必须检查气管插管固定是否适当、口腔内牙垫放置是否合适，必要时重新调整固定，并做好记录。同时需将患者的头部安放在舒适的位置，避免头部摆动或频繁的吞咽动作而引起喉、声带的损伤或插管脱出。患者因疼痛或对插管不适出现躁动时，应给予适量的镇静药。对需较长时间用呼吸机支持呼吸者，可选择经鼻插管或行气管切开，有利于提高患者对插管不适的耐受性。对于术后麻醉未醒或因神志或精神等因素不能配合者，应妥善固定好上肢，以免自行拔管。

（2）插管气囊的护理：根据插管气囊容量的大小给予适度充气，以维持患者的辅助呼吸和使气道不漏气。对于长期使用呼吸机的患者，最好使用带低压气囊的或者双气囊气管插管或套管。在呼吸机支持呼吸期间，应经常检查有无气囊漏气，并及时吸除口腔、咽部与气管内分泌物，防止分泌物进入气管内引起呼吸道阻塞、缺氧，甚至引起心搏骤停。

（3）清除呼吸道分泌物：及时吸除呼吸道分泌物，保持呼吸道通畅是术后气道护理的重要内容。吸痰时，应注意严格无菌操作，吸痰的同时嘱患者咳嗽，使深部的分泌物排至气管、支气管内，便于吸净。调整吸引负压，避免负压过大，损伤气道黏膜。每次吸痰时间不宜过长，每次通常15秒钟以内，以免加重缺氧。吸痰时，严密观察心电示波图像，防止发生心律失常。

2. 拔除气管插管的护理　根据拔管指征，按以下步骤操作：先吸尽气道痰液，然后做肺部听诊与询问患者的自我感觉，证实无分泌物存在，即吸除口咽部分泌物，再更换吸痰管，将其插入气道内，放松气囊，边吸引，边缓慢拔出，同时嘱患者咳嗽，咳出残留于小支气管内的分泌物。随后，用鼻导管供氧，每分钟流量 2~3L。调整合适体位，进行口腔护理、刷牙、漱口，洗脸。

（三）输液护理

（1）保留必需的静脉输液径路，并相对固定每条通道输入的液体与药物的种类，这种方法可减少差错，保证用药安全，同时对预防输液引起的并发症也可起到良好的作用。

（2）在每条径路的输液瓶或输血、血浆的标签上写明所加入药物的含量，尤其标明氯化钾及血管活性药，便于核对检查，预防差错事故的发生。

（3）在输液操作的各个环节，严格无菌操作，避免输液污染，深静脉置管部位，每日做常规消毒，有渗血时及时更换无菌透明敷料（贴膜），留置时间一般在 2 周以内。

（4）预防发生输液外渗性损伤：高渗性药物、肾上腺素、去甲肾上腺素、钾、钙等制剂应自深静脉置管处输入。术后早期上、下肢温差显著，下肢温度低，转暖慢，血管痉挛时间长，静脉回流缓慢，毛细血管静脉压增高，易发生周围血管输液外渗，故术后早期浅静脉穿刺尽量选用上肢静脉，并选择留置针，注意肢体保暖和适当抬高，留置针穿刺处需观察有无红肿等静脉炎现象，一旦出现，及早处理。

（5）采用微电脑输液泵、注射泵控制血管活性药物的输入，根据患者体重，正确计算和控制血管活性药物的剂量，需精确到每分钟 μg/kg 或每分钟 mg/kg，在输液过程中经常巡视，保证药物按时按量准确输入体内。在应用注射泵注入多巴胺、硝普钠、异丙肾上腺素等高浓度特殊药物过程中，若需要移动泵体，应尽量平行移动，避免垂直移动泵体影响患者生命体征。

（四）胸管护理

心血管手术后，常规放置心包及纵隔引流管，心包引流管在膈肌上对向心包切口，纵隔引流管置于胸骨后，其主要作用：①排出前纵隔与心腔内的渗血，预防纵隔感染、心脏压塞或心包积血以及减轻发热反应。②通过引流管观察与记录纵隔引流量与速度，有利于诊断术后活动性出血与决定二次开胸止血的时机。若手术切口经胸腔路径或术中损伤胸膜，则放置胸腔闭式引流管，以引出积血、积液，维持胸膜腔的正常生理功能，促进术后康复。术后早期，应定时挤压胸管，观察胸液量及性状，当每小时胸液量为 150~200ml 时，及时汇报医生，警惕有无活动性出血的可能，若经积极处理仍无转机则需再次开胸手术止血。若胸管引流液先多后突然减少，胸管通畅性差，排除引流管打折的因素，结合患者临床表现有血压下降、脉压缩小、心率快、尿量少，末梢凉或伴 CVP 高应考虑急性心脏压塞的可能，一旦明确，应及时手术解除。生命体征平稳后患者常规半卧位，胸管持续低负压吸引，定时观察，保持通畅，以利于胸液的流出。

（五）疼痛护理

1. 预先镇痛，避免疼痛对机体的不利影响　早期预防疼痛可有效缓解随后发生的长时间疼痛，从而可减少患者对阿片类药物的需求量，提高疼痛阈值。

2. 避免激发或加剧术后疼痛的因素　精神因素：精神压力过重、极度悲伤、性格忧郁；环境因素：气温、噪声、强光、人多嘈杂等；身体因素：不良姿势、过度疲劳、低氧状态等。

3. 避免增加患者疼痛程度的各项操作　术后切口疼痛程度往往与咳嗽、深呼吸、体位改变等密切相关。术后最初患者能进行有效的咳嗽和深呼吸，但一旦在咳嗽和深呼吸感受到了急剧的疼痛后就会自然而然地害怕疼痛和担心切口裂开，因此必须向患者讲述正确咳嗽的方法。术后早期活动非常重要，但应在疼痛控制较好的情况下进行。

4. 定时应用痛尺准确评估疼痛程度　因为疼痛存在着明显的个体差异性，应让患者自己描述疼痛。但当患者由于某种特殊情况不能用语言描述时，护士应通过观察患者脸部表情、四肢活动等肢体语言来评估疼痛程度。根据疼痛评分做好记录，选择相应的治疗措施（表 5-1），切实缓解疼痛。虽然在术后彻底地解除疼痛是不太可能的，但应尽力将疼痛控制在患者可以忍受的程度或感觉较舒服的状态。并及时观察处理镇痛治疗的并发症和评价效果，以利患者恢复。

表 5-1　疼痛治疗措施表

疼痛程度	治疗措施
无痛	患者无不适临床表现 1~2 分不做处理
轻度疼痛	3 分或 3 分以上，如有镇痛泵的患者使用镇痛泵 1 次，然后观察疗效；无镇痛泵的患才给予安慰，避免医源疼痛，减轻患者的不适感
中度疼痛	汇报医生，适当给予镇静药，避免术后不良应激反应，利于患者休息及术后机体的康复
重度疼痛	汇报医生，使用盐酸派替定等麻醉镇痛药，用药后 30 分钟再次做出评估，以观察药物疗效
剧烈疼痛	药物控制疼痛，并及时处理其他症状
无法忍受	药物镇痛，尽力为患者创造舒适的环境，用药后及时评估药物疗效

（六）心理护理

术后患者身上有多根检查治疗导管、导线，活动受限，气管插管时不能说话，仪器的嘈杂声、切口的疼痛、晚夜间的光亮等，均可导致患者精神紧张、恐惧不安，甚至精神行为异常。因此，患者清醒后，护理人员应经常与患者进行沟通和交流，观察患者各种手势及体态表达的需求，做好治疗护理前的解释工作，注意语言温和，态度和蔼，解除患者的陌生感和恐惧感，满足心理需要，增强护患感情，使患者有一种可靠的安全感，能主动配合治疗、护理工作，早日康复。

（七）活动

全身麻醉清醒后给予半卧位，以利胸腔闭式引流管的体位引流、肺扩张和改善呼吸功能。对于循环稳定的患者，每 2~3 小时变换体位 1 次，帮助和指导患者做床上肢体功能锻炼，并鼓励和协助早期下床活动。对于仍留置胸管、尿管、胃管又有输液的患者也可借助多功能活动输液架早期下床活动，但护士在患者下床活动前要检查固定好各输液及引流管道，避免各接头脱开；活动量应根据患者的病情决定，活动前后要监测心率，防止活动过量，反而增加心脏负担，对康复不利。

（八）抗凝血护理

血栓栓塞为人造心脏瓣膜置换术后的严重并发症。当血液与非正常的心血管内膜或非生理性的人工瓣膜材料表面接触，始动凝血反应，导致纤维蛋白网与血小板凝块的形成。因此，不论置换机械瓣或生物瓣膜，术后均需抗凝血治疗。机械瓣应终身抗凝，生物瓣一般抗凝 3~6 个月。目前临床上常用的口服抗凝血药物为香豆素衍生物，有醋硝香豆素和华法林等，临床上华法林最常用，一般仅对华法林过敏者才用醋硝香豆素。口服抗凝药一般在拔除胸管后当天开始，其用法与剂量见表 5-2。

表 5-2　口服抗凝血药用法与剂量（mg）

	初剂		次日剂量	维持量	调整剂量
	时间	剂量			
华法林	术后 48~72 小时	5~7.5	2.5~3.75	2.5±	根据测定的凝血酶原时间在维持量内调整
新抗凝	术后 48~72 小时	4	2	1±	

药物剂量的调整主要在术后开始服用后 36 小时至抗凝后 1~2 周，一般 3-5 日抽血查凝血酶原时间（PT），维持在正常对照的 2.0 倍左右（1.5~2.5 倍），低于或超过该范围，可酌情加或减维持量的 1/4~1/8，在调整后 3 日复查 PT。为使 PT 报告标准化，提高其反映抗凝强度的正确性，以及不同医院的检测报告具有可比性，现均改用国际标准化比率（international normalized ratio，INR）来表示抗凝强度。INR 的得出来自公式 $PTR^{ISI} = INR$。其中 ISI 为国际敏感度指数，表示标准品组织活酶与每批组织活酶 PT 校正曲线的斜率，ISI 愈接近 1.0，就说明该试剂愈敏感。目前，PT 检验报告单均有 INR 的显示，不再需要用患者 PT/ 正常 PT 均值来计算倍数。INR 的理想值国际上通常要求在 2.0~3.0，由于欧美人较国人更易发生栓塞，因此国人的抗凝标准可稍降低些，目前认为维持 INR 在 1.8~2.5 较为合适。由于影响抗凝药效

果的因素较多，除抗凝药本身外，还受饮食、其他药物、自身身体状况等多因素影响，因此在抗凝治疗期间还必须定期复查 PT 或 INR 来调整抗凝药剂量。并且在出院前，应将抗凝治疗的必要性、重要性以及注意事项给患者及其家属详细、反复讲明，直至其完全理解、学会和掌握。术后早期移植血管阻塞与血栓形成是冠状动脉旁路移植术后的严重并发症。因此，冠状动脉旁路移植术后一般也要进行一段时间的抗凝治疗，患者能进食时即可口服抗凝药物阿司匹林和（或）双嘧达莫，以提高移植血管的通畅性。

四、术后健康教育与出院指导

（一）心瓣膜置换术

心瓣膜置换术后患者良好的自我保健，对于保证手术效果，延长术后生存期和提高术后生存质量至关重要。为此，在术后康复期，应对患者加强健康教育，使患者掌握自我保健常识，术后常规给患者发放一本《保健手册》和做好如下出院健康指导。

1. 日常生活保健

（1）休息：术后一般常规需休息 3~6 个月，具体根据自身术前身体情况（主要是心功能）、术后恢复情况而定。恢复工作从轻体力劳动做起，一般先从生活自理、简单家务开始，逐步增加至正常强度工作。胸骨正中切口手术者，术后 3 个月内避免上肢提抬重物，恢复正式或正常工作前最好先到医院复查心脏彩超，了解瓣膜功能和心功能，并听取专科医生的建议。

（2）生活：作息应规律、心境要平和，注意预防感冒，避免劳累，防止外伤。一般心功能恢复正常或稳定后，日常生活不受限制，但要避免对身体易造成损伤的危险性活动。

（3）饮食：原则上正常、健康饮食即可。平时注意荤素搭配、均衡饮食，尽可能恢复到原先日常饮食习惯，但如并发有高血压、高血脂、糖尿病或慢性肾病等，需按专科医生的建议饮食。

2. 术后抗凝治疗指导

（1）基本原则：机械瓣置换者须终身抗凝；生物瓣置换者一般抗凝 3~6 个月即可，但有慢性心房颤动者仍需长期抗凝治疗。抗凝用药必须做到定时、适量、动态监测，以保证安全有效和减少与抗凝治疗有关的并发症（主要是血栓栓塞或出血）。

（2）抗凝药物服用及保管方法：目前最常用的抗凝药是华法林（Warfarin），国产的剂量是每片 2.5mg（进口有 3mg、5mg 两种剂型），建议最好服用同一药厂、同一品牌的华法林。服药每天定时一次服用（一般每日下午 6~8 时为宜，并养成习惯），不可忘服；如需分药，要做到尽量均匀准确；若漏服应及时补上，但不可一次擅自盲目加倍服用。药品要防止曝光和受潮，建议冰箱冷藏。

（3）抗凝监测频率：一般以相对固定医院复查 PT 或 INR 为好，出院后早期（1 个月内）每 7~10 日 1 次，连续两次稳定，可延长为每个月 2 次或 3 次，半年后改为每 2~3 个月 1 次，1 年后可 3 个月 1 次。如 PT 或 INR 变动较大，最好再复查 1 次，以免检测误差，同时检查有无影响抗凝效果的情况，必要时及时联系医生或就医。

（4）药量调整方法：根据测得的 PT 或 INR 值调整抗凝药量。一般主动脉瓣置换术患者的 PT 或 INR 在 1.8~2.5，二尖瓣置换术或主动脉瓣、二尖瓣双瓣置换术患者的 PT 或 INR 在 2.0~3.0。低于或超过该范围，可酌情加或减维持量的 1/4~1/8。如 PT 或 INR 在 3.0~3.5 则可先停药 1 天，次日复查后再调整。如有疑问最好与医师联系。理想的抗凝剂量是既 PT 或 INR 值符合要求，临床上患者又无与抗凝有关的并发症（如栓塞和出血）发生。

（5）对抗凝作用有影响的常见因素

1）药物：增加抗凝作用的药物有苯巴比妥类、阿司匹林、双嘧达莫、吲哚美辛、氯霉素和新霉素等；削弱抗凝作用的有维生素 K 及止血药等。另外还有具有活血或止血作用的中药也会有影响，平时应尽量避免使用上述药物，如确实需用上述药物，必须在医师的指导下使用，并注意及时复查 PT 或 INR 调整抗凝药物的用量。

2）疾病：肝炎、充血性心力衰竭、发热和甲状腺功能亢进症等可致口服抗凝药敏感性增强。腹泻时肠道吸收较差，可减弱口服抗凝药的效果。应及时治疗以上疾病。

3）饮食：正常饮食一般对抗凝影响不大，但绿菜量过多会使 PT 或 INR 缩短，过少会使 PT 或 INR 延长；同样，食用肉食量过多会使 PT 或 INR 缩短，过少会使 PT 或 INR 延长。

（6）抗凝期间特殊事件的处理

1）外伤出血：如可做局部或缝合加压包扎止血的，可不停用抗凝药，但局部压迫止血或缝合加压包扎时间要较常人长。

2）大出血或须急诊手术：必须到医院处理，可肌内注射华法林拮抗药——维生素 K_1，在 4~5 小时进行手术。若不能等待，则可在手术前静脉注射维生素 K_1，手术后 36~72 小时，在局部无继发性出血情况下，重新开始抗凝。

3）择期手术：可在手术前停服抗凝药 2~3 日，化验凝血酶原时间，在接近正常后手术。手术后 36~72 小时重新开始抗凝。

4）避孕或怀孕：已婚的育龄妇女在服用华法林期间，应采取避孕措施，需怀孕者一般建议在换瓣手术后 1~2 年，并要求心功能已恢复正常或稳定。怀孕早期抗凝方法应接受医生的指导，有条件者在怀孕头 3 个月内可采取低分子肝素抗凝。

5）月经：服抗凝药后，妇女月经量一般不致增多，如有异常增多，可减量或停药，待月经一过，立即恢复原来服用剂量。

（7）抗凝常见并发症的观察：主要有过敏、栓塞和出血。

1）药物过敏：主要表现为皮肤过敏，点状小的红色皮疹、伴瘙痒，分布以四肢为主，重症者可遍及全身。轻症者局部对症处理即可，常可自行缓解；重症者需停药，更换抗凝药。

2）栓塞：脑栓塞最常见，主要表现为突发偏瘫、失语等。一旦出现此类情况，应立即入院检查（包括复查 PT 或 INR、彩超、头颅 CT 等）并给予相应处理。如复查 PT 或 INR 值偏低则需适当加量。特别需强调的是，即使 PT 或 INR 值在抗凝要求范围内，但处于或接近要求的下限（1.8 倍）附近，也应适当增加抗凝药剂量。

3）出血：常见有牙龈出血、皮下淤血、消化道和脑出血等。一旦出现，先停药和立即复查 PT 或 INR，再根据具体病情做进一步检查和处理。牙龈出血首先要进行口腔科检查，排除牙龈炎等口腔疾病因素；皮下淤血要排除外伤的因素；上消化道出血要行胃镜检查，以排除有无胃溃疡等潜在出血病灶；脑出血要做 CT 检查等。如出血不严重，无急症手术或存在危及生命的情况，通常暂停抗凝药入院观察、局部对症处理、调整抗凝药剂量即可。重者需住院 ICU 严密监护，必要时及时手术治疗。同样，在临床上有出血表现时，如复查 PT 或 INR 值偏高则需适当减量，即使仍在抗凝要求范围内，但处于或接近要求的上限（3.0 倍），也应适当减少抗凝药剂量。

（8）做好抗凝记录：每日服抗凝药情况应登记在《保健手册》的表格中（表 5-3），并适时填写 PT 或 INR，以及主要不良反应等，去医院看病或复查时随身携带，以供医生参考。

表 5-3 抗凝血情况记录表

日期	华法林剂量	PT 或 INR	不良反应（出血/栓塞）

3. 术后随访要点

（1）心功能支持：心功能 II 级以上者，一般术后早期需强心、利尿治疗 3~6 个月。强心常用地高辛（每日 0.125~0.25mg），但要注意预防过量中毒，若心率 < 60 次/分或出现恶心、呕吐等不适，应自行停药，并及时就诊；利尿常用氢氯噻嗪、螺内酯、呋塞米等，服用利尿药需注意补钾。多进富含钾的食物，如豆类、菌菇类、海产类（紫菜、干贝、海带等）、莲子萝卜干等。必要时复查血电解质（钾、钠、氯）。

（2）术后定期复查：一般要求术后半年至手术医院常规复查胸片、ECG、心动超声等。以后每 1~2 年 1 次。

（3）随时保持与医生联系：患者或其家属应时刻保持与主治或相关医生的联系方式（如电话），以便有突发情况随时联系或咨询。

（二）冠状动脉旁路移植术

1. 指导合理饮食　食用营养价值高，维生素丰富，低动物脂肪、低胆固醇，清淡易于消化、富含纤维素的食物，防止发生便秘。宜少量多餐，不可一次进食过饱，以免加重心脏负担，坚决戒烟酒。

2. 指导功能锻炼　活动量应逐渐增加，防止加重心脏负担。注意取大隐静脉下肢的功能锻炼，防止静脉血栓形成及足下垂。

3. 用药护理　CABG 术后一般要进行一段时间的抗凝治疗，遵医嘱继续服用抗凝药物阿司匹林肠溶片或者氯吡格雷（波立维），饭后服用减少胃肠道刺激；同时积极治疗高血压病、高血脂病、糖尿病，适量用药，及时复查调整用药量。

4. 生活护理　保持平和心境，避免过度紧张和情绪激动；生活规律，睡眠充足，适当午休，晚睡前不宜多看书报、电视，勿长时间书写，内衣宽松，避免压迫胸部，切忌蒙被睡觉，以右侧睡为主。

5. 休息　术后 3~6 个月全休为主，适当活动，逐步增加活动量，以无不适症状为适度，以免加重心脏负担；6 个月后恢复轻体力工作，勿长时间紧张工作。

6. 定期复查　术后定期门诊复查 ECG，早期一般每 1~2 个月 1 次。术后 6 个月常规复查心脏彩超、CTA，以后每 1~2 年 1 次，如发现异常需进一步行冠状动脉造影术。

第四节　心血管外科手术后常见并发症及护理

一、心功能不全及低心排综合征

低心排综合征是心脏排血量减少导致重要脏器灌注不足的休克综合症状，是体外循环心脏大手术后常见的并发症，如果处理不当，可危及患者生命。

（一）病因

（1）术前已存在心室发育不良、心肌萎缩或显著肥厚、心肌明显供血不全或收缩功能下降、肺动脉高压等。

（2）手术创伤直接损伤心肌，心肌保护不良，心肌缺血再灌注损伤，心内畸形纠正不彻底。

（3）术后水、电解质、酸碱平衡失调，缺氧，容量不足，心律失常，心力衰竭，胸腔积液（气），心脏压塞。

（4）术后主要并发症：急性人工瓣膜功能障碍或瓣周漏、心内缺损修补术后残余漏、冠状动脉移植术后心肌梗死等。

（二）症状和体征

（1）烦躁不安或表情淡漠。

（2）面色苍白、末梢湿冷、发绀和花斑，中心与末梢温差 > 3℃。

（3）血压下降，收缩压 < 90mmHg，脉差 < 20mmHg。

（4）心率增快，脉搏细速。

（5）CVP 早期常下降，后期多升高，左心房压 > 15mmHg。

（6）尿量减少，每小时 < 0.5ml/kg 且持续 2 小时以上。

（7）呼吸急促、发绀，PaO_2 下降。

（8）每分钟心排指数 < 2.1L/m²。

（三）护理

（1）严密监测生命体征、血流动力学各项指标及其变化趋势，观察患者末梢循环状态（温度、湿度），观察、记录尿量及其变化趋势，定时检查各静脉径路的通畅性和安全性。

（2）补充血容量：CVP 低、容量不足时要尽快补足，可采用专用的静脉径路、粗针头，必要时行深静脉置管，输新鲜血或血浆，并根据 CVP 和血压值调节输入速度，大量输血（浆）后注意补钙，一般500ml 全血或血浆补钙 1.0g。

（3）应用血管活性药物：在容量补足的基础上联合应用多巴胺和（或）多巴酚丁胺（每分钟 3~10 μg/kg）、肾上腺素（每分钟 0.01~0.15 μg/kg）和硝普钠或酚妥拉明等药物，并用输液泵或注射泵调控其输入速度。应用硝普钠时注意血压的变化，输液管道要注意避光，一次配液不宜太多，配好的硝普钠液一般使用不宜超过 4 小时。

（4）应用强心、利尿药：如毛花苷 C、米力农、呋塞米等，毛花苷 C 0.1~0.2mg 静脉注射，每日 1 次或 2 次；米力农每分钟 0.375~0.75 μg/kg 持续 24 小时静脉滴注，呋塞米每次 20~100mg，保持每小时尿量 ≥ 1ml/kg，并注意补钾。

（5）心理护理：对精神紧张、烦躁不安的患者做好解释、安慰工作，稳定患者情绪，减少耗氧量。

二、心律失常

心律失常是心血管手术后早期常见的并发症，最易发生在术后 24~72 小时，常突然发生，变化迅速。严重的心律失常影响血流动力学而危及患者生命，必须立即处理。

（一）病因

1. 术前　术前已存在心律失常（如心房颤动、室性期前收缩等）者，术后大多仍然存在。另外，术前有明显心肌肥厚者，术后也易出现室性心律失常。

2. 术中　低温麻醉、体外循环、心肌缺血和再灌注损伤，以及手术操作使传导系统受损等。

3. 术后　缺氧、低血钾、低血镁、碱血症、血容量不足等。

4. 冠状动脉移植术后　移植血管急性阻塞或并发心肌梗死。

（二）类型

1. 室上性心动过速　心率 > 100 次 / 分，律齐，QRS 波的形态和时限正常，P 波常不明显。常出现在术后早期，如成人心率 > 160 次 / 分并持续时间过长，可导致心排血量和血压下降。

2. 心房扑动或快速房颤　P 波消失，以 F 或 f 波代之，主要见于术前已有心房扑动或心房颤动者。通常当心室率 > 140 次 / 分时，可影响血压。

3. 室性期前收缩、室性心动过速或心室颤动　室性期前收缩 QRS 波宽大畸形，时限 > 0.12 秒钟，其前无 P 彼，T 波与 QRS 主波方向相反，代偿完全。常见于术后早期 24 小时内，频发室性期前收缩影响心排血量，若室性期前收缩 > 6 次 / 分或 RonT 容易诱发室性心动过速或心室颤动而危及生命。

4. 心动过缓和传导阻滞　心率 < 60 次 / 分，ECG 可显示二度或三度 AVB 或病态窦房结综合征，常见于一些先天性心脏病（如房缺、室缺）术后。术后早期心室率 < 50 次 / 分，可影响血压，患者会出现头晕、胸闷、乏力等症状。

（三）护理

1. 持续动态心电监护　术后早期 72 小时内常规持续动态心电监护，准确识别 ECG，了解心律失常的性质，遵医嘱及时用药。

2. 防止低血钾、低血镁　是预防心律失常的重要环节。术前应充分纠正体内钾镁缺失，术中及术后依据尿量及血钾监测结果准确补钾，并同步补镁，一般钾镁比为 1 ：（1~1.5）。

3. 备齐各类抗心律失常药　对临床上常用的抗心律失常药物要备足，并要熟练掌握常用抗心律失常药物的剂量、给药途径和方法，必要时预先配好备用。

4. 备好抢救仪器和物品　术中放置心外膜起搏导线，做好使用起搏器患者的监护，术后常规备好起搏器、床旁除颤器和心肺复苏必需物品，熟悉起搏器、除颤器的性能和使用方法，掌握心肺复苏的技术及步骤。

5. 保证静脉径路　术后早期应至少保证 2 条（或以上）可靠的静脉径路，必要时留置静脉套针或置管，连接三通分别用微泵单独调控各种血管活血药、抗心律失常药和其他重要药物的输入速度和用量。

（四）处理原则

1. 室上性心动过速　成人心率 > 160 次 / 分或儿童心率 > 180 次 / 分，可选用维拉帕米 2~5mg 稀释后静脉注射，注意静脉注射速度要缓慢，并密切监测心率及血压的变化，当心率减至 120 次 / 分或有血压下降，可中止注射。一般首剂 ≤ 5mg，必要时可间隔 15 分钟左右重复给予。

2. 心房扑动或快速心房颤动　首选毛花苷 C 0.1~0.2mg +25% 葡萄糖 20ml 静脉缓慢注射。

3. 室性期前收缩、室性心动过速或心室颤动　室性期前收缩 < 2~3 次 / 分时，严密观察；> 3 次 / 分或呈室性心动过速时可迅速应用利多卡因或胺碘酮，一般利多卡因静脉注射 50mg 后，在 250ml 液体内加入 250~300mg，以每分钟 1~2mg 速度静脉持续滴注，控制后可降至每分钟 0.5~1mg 速度滴注；胺碘酮静脉注射 150~300mg（10 分钟）后，以每分钟 1mg 速度滴注 6 小时，再以每分钟 0.5mg 速度滴注 18 小时维持。当出现心室颤动时，即给予心前区叩击、电复律及心肺复苏抢救。

4. 心动过缓和传导阻滞　常选用异丙肾上腺素、阿托品等药物来加快心率，如系手术损伤传导系统所致，则需安装心脏起搏器助搏。目前体外循环手术常规置入临时心外膜起搏导线以备用。如术中未安放心外膜临时起搏导线，术后可经股静脉穿刺放置心内临时起搏导线。

三、心脏压塞

（一）病因

（1）大量快速出血（如急性左心室破裂）或活动性持续出血。

（2）出凝血功能紊乱，纵隔后手术创面大量渗血，或伴应用大量止血药。

（3）纵隔心包引流管引流不畅或堵塞，纵隔、心包内积血不能及时排出，形成血凝块，压迫心脏。

（二）症状和体征

（1）突然动脉血压下降，脉压变窄，尿量减少或无尿，用正性肌力药物不改善。无心功能不全的其他因素（如心肌保护欠佳，畸形或病变纠正不彻底，血流量不足等）可解释。

（2）颈静脉怒张，中心静脉压升高。

（3）胸管引流量突然减少或出现凝血块。

（4）胸管引流量偏多，或引流量特别少。

（三）护理

（1）遵医嘱给予纵隔心包引流管低负压吸引，观察记录引流液的量及性状，术后 3 小时内每小时观察记录 1 次，并经常挤压，保持其通畅。如胸液连续 3 小时内每小时 > 200ml、鲜红色、胸管温、患者出现生命体征的改变，应立即行开胸止血术。如胸管内无胸液引流出，水封瓶无波动应警惕心脏压塞的可能。

（2）尽量维持血压，加快输血和血浆，提高左心室充盈，升高血压；遵医嘱增加正性肌力药，以增强心肌收缩力，提高心排血量。

（3）心脏压塞一旦确诊，应紧急送进手术室，手术清除血块、积血并彻底止血。

（4）如情况紧急，可在床旁将切口下段打开，用戴有消毒手套的手指伸入心包腔内，可立即起到减压作用，待循环改善后急送手术室，进行彻底处理。

（5）急性心脏压塞常发生于手术后 24 小时内，但此后仍可发生迟延性的心脏压塞，护士应做好观察记录。

四、急性心肌梗死

（一）病因和诱因

（1）术前有高危因素，如严重左主干或 3 支血管病变以上、术前 1 周内有急性心肌梗死或既往有心肌血管重建史（PTCA 或 CABG）等。

（2）术中心肌保护不当或心肌血管化不完全。

（3）术后移植或旁路血管痉挛或血栓形成，或冠状动脉栓塞，

（4）术后严重血流动力学不稳定或致心肌明显供血不全。

（二）症状和体征

（1）多发生于术后 24~48 小时，尤其是术后 6 小时内最易发生，无痛性为其特点。

（2）主要表现为心血管循环动力学不稳定，如低血压、低心排血量、顽固性室性心律失常、ST 明显抬高或降低，甚至心源性休克或心脏停搏等。

（3）心肌血清酶谱改变：肌酸激酶同工酶（CK–MB）、心肌肌钙蛋白 I（cTnI）明显升高。

（三）护理

（1）密切心电监护：定时定位描记 12 导联 ECG，出现波形改变，随时做全套 ECG，重点观察对比 Q 波、T 波和 ST–T 段的改变，并及时抽血查 CK–MB、cTnI，以便及时了解心肌梗死的部位和范围，为临床治疗提供客观依据。

（2）确保气道通畅，充分氧供和减少氧耗：如在自主呼吸期间发生急性心肌梗死，可先予鼻导管吸氧每分钟 3~5L，也可用面罩吸氧每分钟 5~8L，如仍有低氧血症，则应及时气管插管呼吸机供氧；如在呼吸机辅助期间发生急性心肌梗死，只需调整吸入氧浓度，使血氧分压 > 100mmHg 或氧饱和度 > 98%，并常规应用吗啡、地西泮等药物镇痛、镇静，同时要维持血压正常并应用硝酸甘油持续泵入每分钟 10μg，以扩张冠状动脉。

（3）及时纠正低心排血量、心功能不全和（或）心力衰竭。应用血管活性药维持血流动力学稳定，必要时应用 IABP 等心室辅助。

五、急性呼吸功能不全

呼吸功能不全是指呼吸功能严重损害，导致缺氧和（或）二氧化碳潴留而引起的一系列临床综合征。

（一）病因和诱因

（1）高龄、术前已有肺功能明显下降。

（2）吸入麻醉药物对肺血管阻力的影响，体外循环时间过长或灌注不当。

（3）术中或术后早期输入库血或液体过多。

（4）术后胸腔积液、气胸、肺不张或肺部感染等。

（5）低心排血量。

（二）症状和体征

1. 呼吸系统　呼吸困难、鼻翼扇动、呼吸频率 ≥ 28 次 / 分，呈点头呼吸、张口呼吸、缺氧、发绀。听诊呼吸音减弱，可闻及干、湿啰音。

2. 神经系统　缺氧严重者会有意识改变、神志模糊、烦躁、头痛，甚至昏迷。

3. 循环系统　心率增快，心律失常，血压增高，面色潮红。

4. 血气分析　$PaO_2 < 60mmHg$ 和（或）伴 $PaCO_2 > 50mmHg$，$SatO_2 < 90\%$，对于使用呼吸机的患者 $PaO_2/FiO_2 < 300$。

5. 胸部 X 线片　肺纹理增粗、斑片状阴影，严重者呈云雾状改变。

六、急性肾功能不全

急性肾功能不全是心血管外科术后早期严重的并发症，常并发其他重要脏器的功能衰竭，大多为多尿型，少数为少尿或无尿型，后者病死率较高，必须加强预防和早期发现。

（一）病因

（1）术前有肾功能不全。

（2）体外循环中炎性介质释放，灌注压过低致肾缺血时间较长，微栓栓塞肾小动脉。

（3）术后血容量不足，心脏停搏或有低心排血量综合征，血管收缩药使用过量。

（二）临床表现

（1）尿量进行性减少，每小时 < 0.5ml/kg，尿比重降低，甚至固定在 1.010。

（2）血清尿素氮 > 18.75mmol/L，血清肌酐 > 176.8μmol/L，并伴有电解质紊乱：高血钾、高镁、高磷、低氯、低钙。

（3）患者可出现恶心、食欲缺乏、腹胀、烦躁不安表现。

七、急性肝功能不全

心血管外科手术后肝功能不全/衰竭的实际发生率比较高，甚至有部分患者出现肝性脑病。由于肝功能不全/衰竭往往同时并发其他重要脏器功能不全/衰竭，掩盖了肝功能不全/衰竭，临床上常未得到足够的重视，治疗上也缺乏有效的措施。

（一）病因和诱因

（1）术前有隐性病毒性肝炎或慢性非活动性肝炎。

（2）手术创伤及体外循环时间过长或灌注不当。

（3）术中或术后心搏骤停、严重室性心律失常或大量输血。

（4）术后低心排血量综合征、右侧心力衰竭等。

（5）其他因素：感染、呼吸功能衰竭、肾衰竭及应用肝脏毒性药物。

（二）临床表现

1. 轻者　主要为血清胆红素明显升高，同时伴有血清转氨酶升高。可有低蛋白血症或凝血酶原时间延长等。一般 1~3 周治疗可恢复正常。

2. 重者　呈现血清胆红素显著升高，而转氨酶迅速下降的"胆－酶分离"现象；凝血酶原时间显著延长，并发出血，甚至可发展为弥散性血管内凝血；血氨升高，可出现肝性脑病，表现为意识的异常或昏迷；顽固性低白蛋白血症，白/球蛋白比值倒置；低血糖；肝肾综合征等。

八、脑损伤

脑损伤是指心脏手术后并发大脑器质性损害所致的神经、精神障碍。近年来，随着高龄和伴发并发症的患者越来越多，脑损伤的发生率亦呈上升趋势。脑损伤的发生可增加死亡率、延长住院时间、降低生活质量并消耗更多的医疗资源。

（一）病因

（1）术中、术后较长时间低血压，或发生心搏呼吸骤停。

（2）体外循环中微栓阻塞脑部微小血管。

（3）术中或术后发生脑栓塞或出血。

（二）临床表现

1. 轻者　头晕、头痛，视力障碍，谵妄，烦躁不安。

2. 重者　意识模糊，瞳孔不等大，偏瘫、失语、抽搐等，甚至昏迷。

（三）护理

患者术后进入 ICU 即检查神志情况，并做好记录，对未清醒者，每 15~30 分钟观察、记录 1 次，同时注意瞳孔的变化，有条件者可给予脑电双频指数连续检测。一般在术后 2~4 小时患者应清醒，对于不明原因长时间未醒者，应高度警惕有无颅内异常情况存在，必要时行急诊 CT 检查。对于清醒者，要注意四肢活动情况，并询问患者主观感觉，发现异常，及时处理。特别对已清醒后又出现神志朦胧或不清者，应立即行 CT 检查，明确诊断，以利正确处理。

九、切口和纵隔感染

心内直视手术大多采用胸骨正中切口，术后容易发生切口和纵隔感染。切口和纵隔感染是一种严重并发症，可因败血症、心脏切口感染或修复心脏的人工材料感染而导致手术失败、患者死亡。

（一）病因和诱因

（1）术前有糖尿病、肥胖或者营养不良。

（2）术中切口污染，体外循环时间过长，骨蜡使用过多或胸骨固定不牢固。

（3）术后继发出血及二次手术止血，长期呼吸支持和气管切开，患者剧烈咳嗽使胸骨哆开、皮下组织裂开，甚至皮肤裂开，细菌入侵导致切口和纵隔感染。

（二）临床表现和诊断

1. 早期　当胸骨愈合不良时，患者常主诉胸前切口疼痛加剧，尤其在咳嗽、胸廓猛烈振动时为甚，可有胸骨摩擦移动感；扪按患者胸骨两侧，切口可有红肿或伴有浑浊的浆液性分泌物或血清样液体渗出或脓性分泌，最短在术后 3 日，患者术后持续高热。

2. 晚期　长者在 2 周以上，一般在 7 日左右，部分患者出现气促、心率增快等。扪按患者胸骨两侧，可听到胸骨摩擦音；胸骨完全哆开者，可从创口查看显露的纵隔组织、心包和心脏。患者发热，1 周内升至 39℃以上或消退后又上升，高热前，可伴有寒战。白细胞计数和多核细胞显著增高，计数可增至（10~20）×10⁹/L以上，有高达 30×10⁹/L 以上者，多核细胞常在 90% 以上；胸骨侧位摄 X 线片见胸骨后方有密度增深的阴影或积气。必要时可纵隔穿刺吸引或经剑突下穿刺可抽出脓性分泌物。

（三）护理

（1）积极预防和治疗纵隔腔感染的危险因子，如术前对糖尿病患者严格控制血糖等。

（2）密切观察体温变化：发热是纵隔感染的早期症状，多为持续高热，一周内上升至 39℃以上或消退后又上升。于弛张高热前，尚有寒战。故此期间应每小时观察体温 1 次，加强基础护理，寒战时注意保暖，体温升高时及时采取降温措施。在降温处理后 30 分钟后复查体温，同时密切观察脉搏、呼吸、血压的变化。

（3）做好封闭式胸骨后冲洗的护理：做好持续冲洗的管理：采用 0.9% 氯化钠 500ml + 5% 碘伏 5ml 行纵隔冲洗，每小时至少 100ml，持续冲洗 1 周以上。严格无菌操作：冲洗液的配制及整个操作过程和引流装置必须严格无菌，保持密闭性，对预防感染有重要意义。保持引流通畅，防止冲洗液逆流：给予患者 45° 半卧位以利引流。定时挤压引流管，防止纤维素堵塞引流管，维持有效负压 7.5~10mmHg（10~15cmH₂O）吸引。妥善固定冲洗管，不扭曲，不受压或翻身扯脱。观察引流液的性状及量并做好记录，多在 7~10 日停止清洗。先拔除冲洗管，过 1~2 日再拔除引流管，创口大多一期愈合。若引流液仍然浑浊，取引流液做细菌培养及药敏，以及时调整抗生素。

（4）加强营养支持：在给予静脉营养的同时，鼓励患者多进食高蛋白质、高热量、高维生素的饮食，尽量刺激其食欲，加强营养，增加抗病能力，同时防止便秘。

（5）做好心理护理：患者病程延长，多伴发热且费用相对增多，而产生焦虑、恐惧、紧张等心理变化，需耐心地解释局部冲洗的作用、优点、目的等。并做好家属工作，使患者消除焦虑，同时，列举成功病例，使患者充满信心，配合治疗，达到促进心身早日康复的目的。

微信扫码
◆临床科研
◆医学前沿
◆临床资讯
◆临床笔记

第六章

普外科疾病护理

第一节 胃癌护理

胃癌（gastric carcinoma）是我国常见恶性肿瘤之一。2005 年，胃癌死亡率占我国恶性肿瘤死亡率的第 3 位。胃癌的好发年龄在 50 岁以上，男性发病率明显高于女性，男女比例约为 2：1。

一、病因

胃癌的病因尚未完全清楚，目前认为与下列因素有关。

1. 地域环境及饮食生活因素　胃癌发病有明显的地域差别，中国、日本、俄罗斯、南非、智利和北欧等国家和地区发病率较高，而北美、西欧、印度等国家和地区的发病率则较低。我国西北与东部沿海地区胃癌的发病率明显高于南方地区。长期食腌制、熏、烤食品人群胃癌的发病率高，可能与上述食品中亚硝酸盐、真菌毒素、多环芳烃化合物等致癌物或前致癌物的含量高有关。食物中缺乏新鲜蔬菜、水果也与发病有一定关系。吸烟增加胃癌的发生率。

2. 幽门螺杆菌感染　是引发胃癌的主要因素之一。我国胃癌高发区人群 Hp 感染率在 60% 以上，低发区的 Hp 感染率为 13%~30%。Hp 能促使硝酸盐转化成亚硝酸盐及亚硝胺而致癌；Hp 感染引起胃黏膜慢性炎症并通过加速黏膜上皮细胞的过度增殖导致畸变致癌；Hp 的毒性产物 CagA、VacA 可能具有促癌作用。

3. 癌前疾病和癌前病变　胃癌的癌前疾病（precancerous diseases）是指一些使胃癌发病危险性增高的良性胃疾病，如慢性萎缩性胃炎、胃息肉、胃溃疡、残胃炎等。胃的癌前病变（precancerous lesion）指的是容易发生癌变的病理组织学变化，但其本身尚不具备恶性改变。胃黏膜上皮细胞的不典型增生属于癌前病变，可分为轻、中、重 3 度，重度不典型增生易发展成胃癌。

4. 遗传因素　胃癌有明显的家族聚集倾向，研究发现与胃癌患者有血缘关系的亲属发病率较对照组高 4 倍。有证据表明胃癌的发生与抑癌基因 p53、APC、MCC 杂合性丢失和突变有关。而胃癌组织中癌基因 c-meL、K-ras 等存在明显的过度表达。

二、病理生理与分型

约 50% 以上的胃癌好发于胃窦部，其次为贲门部，发生在胃体者较少。

1. 大体分型　根据胃癌发展所处的阶段可分为早期胃癌和进展期胃癌。

（1）早期胃癌：胃癌仅局限于黏膜和黏膜下层，不论病灶大小或有无淋巴结转移。癌灶直径在 5mm 以下称微小胃癌，10mm 以下称小胃癌；癌灶更小仅在胃镜黏膜活检时诊断为胃癌、但切除后的胃标本虽经全黏膜取材未见癌组织，称"一点癌"。早期胃癌的形态可分为 3 型：①Ⅰ型（隆起型）：癌灶突向胃腔；②Ⅱ型（浅表型）：癌灶比较平坦，无明显隆起与凹陷；Ⅱ型分 3 个亚型，即Ⅱa 浅表隆起型、Ⅱb 浅表平坦型和Ⅱc 浅表凹陷型；③Ⅲ型（凹陷型）：为较深的溃疡。此外，还有混合型（Ⅱa+Ⅱc、Ⅱc+Ⅱa+Ⅲ等）。

（2）进展期胃癌：包括中、晚期胃癌。癌组织超出黏膜下层侵入胃壁肌层为中期胃癌；病变达浆膜下层或是超出浆膜向外浸润至邻近脏器或有转移者为晚期胃癌。国际上多按传统的BOITmann分类法将其分为4型。①Ⅰ型：息肉（肿块）型，为边界清楚突入胃腔的块状癌灶；②Ⅱ型：无浸润溃疡型，为边界清楚、略隆起的溃疡状癌灶；③Ⅲ型：有浸润溃疡型，为边缘模糊不清的溃疡状癌灶；④Ⅳ型：弥漫浸润型，癌肿沿胃壁各层向四周弥漫浸润生长，边界不清。若全胃受累致胃腔缩窄、胃壁僵硬如革囊状者称皮革胃，几乎都为低分化腺癌或印戒细胞癌，恶性程度极高。

2. 组织学分型　世界卫生组织于1990年提出的国际分类法将胃癌归类为上皮型肿瘤和类癌2种。其中上皮型肿瘤包括：①腺癌（包括乳头状腺癌、管状腺癌、低分化腺癌、黏液腺癌、印戒细胞癌）；②腺鳞癌；③鳞状细胞癌；④未分化癌；⑤不能分类的癌。

3. 转移扩散途径　分为直接浸润、淋巴转移、血行转移、腹腔种植转移四种。

（1）直接浸润：是胃癌的主要扩散方式之一。贲门胃底癌易侵及食管下端，胃窦癌可向十二指肠浸润。胃癌可由原发部位向纵深浸润发展，穿破浆膜后，易扩散至大网膜、结肠、肝、脾、胰腺等邻近器官。

（2）淋巴转移：是胃癌的主要转移途径，早期胃癌可有淋巴转移，进展期胃癌的淋巴转移率高达70%左右。胃癌的淋巴结转移率与肿瘤浸润深度呈正相关。一般情况下胃癌的转移是按淋巴流向转移，但也可发生跳跃式淋巴转移。终末期胃癌可经胸导管向左锁骨上淋巴结转移，或经肝圆韧带淋巴管转移到脐周。

（3）血行转移：发生在晚期，癌细胞经门静脉或体循环转移至肝、肺、骨骼、肾、脑等，以肝转移为多见。

（4）腹腔种植转移：当胃癌浸润穿透浆膜后，癌细胞可脱落种植于腹膜、大网膜和其他脏器表面形成转移结节。女性患者可发生卵巢转移性肿瘤，称Krukenberg瘤。癌细胞广泛播散时，可形成大量癌性腹腔积液。

4. 临床病理分期　国际抗癌联盟（UICC）于2002年公布的第6版胃癌TNM分期法对治疗方法的选择有重要意义。

T代表原发肿瘤。T_x：原发肿瘤无法评估；T_1：肿瘤侵犯固有层或黏膜下层；T_2：肿瘤侵犯固有肌层或浆膜下组织；T_3：肿瘤穿透浆膜但未侵犯邻近结构；T_4：肿瘤侵犯邻近结构，当肿瘤经体腔内侵犯十二指肠和食管时，要依据这些部位（包括胃）的最大侵犯深度来分期。N代表区域淋巴结。N_x：区域淋巴结无法评估；N_0：无区域淋巴结转移；N1：转移的淋巴结数目为1~6个；N2：转移的淋巴结数目为7~15个；N_3：转移的淋巴结数目为16个以上。M代表肿瘤远处转移。M_0：无远处转移；M_1：有远处转移。根据TNM的不同组合可将胃癌划分为Ⅰ～Ⅳ个临床病理分期（表6-1）。

表6-1　UICC第6版胃癌TNM分期

分期	N_0	N_1	N_2	N_3
T_1	Ⅰa	Ⅰb	Ⅱ	
T_2	Ⅱb	Ⅱ	Ⅲa	
T_3	Ⅲ	Ⅲa	Ⅲb	
T_4	Ⅳa	Ⅲb		
M_1				Ⅳ

三、临床表现

1. 症状　早期胃癌多无明显症状，部分患者可有上腹隐痛、嗳气、反酸、食欲减退等消化道症状，无特异性。随病情进展，症状日益加重，常有上腹疼痛、食欲缺乏、呕吐、乏力、消瘦等症状。不同部位的胃癌有其特殊表现：贲门胃底癌可有胸骨后疼痛和进行性哽噎感；幽门附近的胃癌可有呕吐宿食的表现；肿瘤溃破血管后可有呕血和黑便。

2. 体征　胃癌早期无明显体征，可仅有上腹部深压不适或疼痛。晚期，可扪及上腹部肿块。若出现远处转移时，可有肝大、腹腔积液、锁骨上淋巴结肿大等。

四、辅助检查

1. 纤维胃镜检查 是诊断早期胃癌的有效方法。可直接观察病变的部位和范围，并可直接取病变组织进行病理学检查。采用带超声探头的电子胃镜，有助于了解肿瘤浸润深度以及周围脏器和淋巴结有无转移。

2. X线钡餐检查 X线气钡双重造影可发现较小而表浅的病变。肿块型胃癌表现为突向腔内的充盈缺损；溃疡型胃癌主要显示胃壁内龛影，黏膜集中、中断、紊乱和局部蠕动波不能通过；浸润型胃癌可见胃壁僵硬、蠕动波消失。

3. 腹部超声 主要用于观察胃的邻近脏器受浸润及淋巴结转移的情况。

4. 螺旋CT 有助于胃癌的诊断和术前临床分期。

5. 实验室检查 粪便隐血试验常呈持续阳性。胃液游离酸测定多显示酸缺乏或减少。

五、处理原则

早期发现，早期诊断和早期治疗是提高胃癌疗效的关键。外科手术是治疗胃癌的主要手段。对中晚期胃癌，积极辅以化疗、放疗及免疫治疗等综合治疗以提高疗效。

1. 手术治疗 常见的有根治性手术与姑息性切除术。

（1）根治性手术：原则为整块切除，包括癌肿和可能受浸润胃壁在内的胃的全部或大部，以及大、小网膜和局域淋巴结，并重建消化道。切除范围：胃壁的切线应距癌肿边缘5cm以上，食管或十二指肠侧切缘应距离贲门或幽门3~4cm。

早期胃癌由于病变局限，较少淋巴结转移，可行内镜下胃黏膜切除术、腹腔镜或开腹胃部分切除术。

扩大胃癌根治术（extended radical resection of gastric carcinoma）适用于胃癌侵及邻近组织或脏器，是指包括胰体、尾及脾的根治性胃大部切除术或全胃切除术（total gastrectomy）；有肝、结肠等邻近脏器浸润可行联合脏器切除术。

（2）姑息性切除术：用于癌肿广泛浸润并转移、不能完全切除者。通过手术可以解除症状，延长生存期，包括姑息性胃切除术、胃空肠吻合术、空肠造口术等。

2. 化学治疗 是最主要的辅助治疗方法，目的在于杀灭残留的亚临床癌灶或术中脱落的癌细胞，提高综合治疗效果。但4周内进行过大手术、急性感染期、严重营养不良、胃肠道梗阻、重要脏器功能严重受损、血白细胞 $< 3.5 \times 10^9/L$、血小板 $< 80 \times 10^9/L$ 等患者不宜化疗；化疗过程中出现以上情况也应终止化疗。常用的胃癌化疗给药途径有口服、静脉、腹膜腔、动脉插管区域灌注给药等。为提高化疗效果，多选用多种化疗药联合应用。临床上常用的化疗方案有：①FAM方案由5-FU（氟尿嘧啶）、ADM（多柔比星）和MMC（丝裂霉素）3药组成；②MF方案由MMC和5-FU组成；③ELP方案由CF（叶酸钙）、5-FU和VP-16（依托泊苷）组成。近年来紫杉醇类（多西他赛）、草酸铂、拓扑异构酶Ⅰ抑制剂（伊立替康）、卡培他滨等新的化疗药物用于胃癌，含新药的化疗方案呈逐年增高趋势，这些新药单药有效率大于20%，联合用药效果可达50%左右。

3. 其他治疗 包括放射治疗、热疗、免疫治疗、中医中药治疗等。目前尚在探索阶段的还有基因治疗，主要有自杀基因疗法和抗血管形成基因疗法。

六、常见护理诊断／问题

1. 焦虑／恐惧 与患者对癌症的恐惧、担心治疗效果和预后有关。

2. 营养失调：低于机体需要量 与长期食欲减退、消化吸收不良及癌肿导致的消耗增加有关。

3. 潜在并发症 出血、十二指肠残端破裂、吻合口瘘、消化道梗阻、倾倒综合征等。

七、护理措施

（一）术前护理

1. **缓解焦虑与恐惧**　患者对癌症及预后有很大顾虑，常有消极悲观情绪，鼓励患者表达自身感受，根据患者个体情况提供信息，向患者解释胃癌手术治疗的必要性，帮助患者消除不良心理，增强对治疗的信心。此外，还应鼓励家属和朋友给予患者关心和支持，使其能积极配合治疗和护理。

2. **改善营养状况**　胃癌患者，伴有梗阻和出血者，术前常由于食欲减退、摄入不足、消耗增加以及恶心、呕吐等导致营养状况欠佳。根据患者的饮食和生活习惯，制定合理食谱。给予高蛋白、高热量、高维生素、低脂肪、易消化和少渣的食物；对不能进食者，应遵医嘱予以静脉输液，补充足够的热量，必要时输血浆或全血，以改善患者的营养状况，提高其对手术的耐受性。

3. **胃肠道准备**　对有幽门梗阻的患者，在禁食的基础上，术前3日起每晚用温生理盐水洗胃，以减轻胃黏膜的水肿。术前3日给患者口服肠道不吸收的抗菌药物，必要时清洁肠道。

（二）术后护理

1. **观察病情**　密切观察生命体征、神志、尿量、切口渗血、渗液和引流液情况等。

2. **体位**　全身麻醉清醒前取去枕平卧位，头偏向一侧。麻醉清醒后若血压稳定取低半卧位，有利于呼吸和循环，减少切口缝合处张力，减轻疼痛与不适。

3. **禁食、胃肠减压**　术后早期禁食、胃肠减压，以减少胃内积气、积液，有利于吻合口的愈合。

4. **营养支持**　主要有肠外营养支持、早期肠内营养支持和饮食护理。

（1）肠外营养支持：因胃肠减压期间引流出大量含有各种电解质，如钾、钠、氯、碳酸盐等的胃肠液，加之患者禁食，易造成水、电解质和酸碱失衡和营养缺乏。因此，术后需及时输液补充患者所需的水、电解质和营养素，必要时输血清清蛋白或全血，以改善患者的营养状况，促进切口愈合。详细记录24小时出入液量，为合理输液提供依据。

（2）早期肠内营养支持：对术中放置空肠喂养管的胃癌根治术患者，术后早期经喂养管输注肠内营养液，对改善患者的全身营养状况、维护肠道屏障结构和功能、促进肠功能早期恢复、增强机体的免疫功能、促进伤口和肠吻合口的愈合等都有益处。根据患者的个体状况，合理制定营养支持方案。护理时注意：①喂养管的护理，妥善固定喂养管，防止滑脱、移动、扭曲和受压；保持喂养管的通畅，防止营养液沉积堵塞导管，每次输注营养液前后用生理盐水或温开水20~30ml冲管，输注营养液的过程中每4小时冲管1次；②控制输入营养液的温度、浓度和速度，营养液温度以接近体温为宜，温度偏低会刺激肠道引起肠痉挛，导致腹痛、腹泻；温度过高则可灼伤肠道黏膜，甚至可引起溃疡或出血；营养液浓度过高易诱发倾倒综合征；③观察有无恶心、呕吐、腹痛、腹胀、腹泻和水电解质紊乱等并发症的发生。

（3）饮食护理：肠蠕动恢复后可拔除胃管，逐渐恢复饮食。注意少食产气食物，忌生、冷、硬和刺激性食物。少量多餐，开始时每日5~6餐，以后逐渐减少进餐次数并增加每次进餐量，逐步恢复正常饮食。全胃切除术后，肠管代胃容量较小，开始全流质饮食时宜少量、清淡；每次饮食后需观察患者有无腹部不适。

（三）健康教育

1. **胃癌的预防**　积极治疗Hp感染和胃癌的癌前疾病，如慢性萎缩性胃炎、胃息肉及胃溃疡；少食腌制、熏、烤食品，戒烟、酒。高危人群定期检查，如大便潜血试验、X线钡餐检查、内镜检查等。

2. **适当活动**　参加一定的活动或锻炼，注意劳逸结合，避免过度劳累。

3. **定期复查**　胃癌患者须定期门诊随访，检查肝功能、血常规等，注意预防感染。术后3年内每3~6个月复查1次，3~5年每半年复查1次，5年后每年1次。内镜检查每年1次。若有腹部不适、胀满、肝区肿胀、锁骨上淋巴结肿大等表现时，应随时复查。

第二节　肠梗阻护理

肠内容物由于各种原因不能正常运行、顺利通过肠道，称为肠梗阻（intestinal obstruction），是常见的外科急腹症之一。肠梗阻不但可引起肠管本身形态和功能的改变，还可导致全身性生理紊乱，临床表现复杂多变。

一、病因与分类

1. **按肠梗阻发生的基本原因分类**　分为机械性肠梗阻、动力性肠梗阻、血运性肠梗阻三类。

（1）机械性肠梗阻（mechanical intestinal obstruction）：最常见。是各种原因导致的肠腔缩窄、肠内容物通过障碍。主要原因包括：①肠腔内堵塞：如结石、粪块、寄生虫、异物等；②肠管外受压：如肠扭转、腹腔内肿瘤压迫、粘连引起肠管扭曲、嵌顿疝等；③肠壁病变：如肿瘤、肠套叠、先天性肠道闭锁等。

（2）动力性肠梗阻（dynamic intestinal obstruction）：是神经反射或毒素刺激引起肠壁肌肉功能紊乱，使肠蠕动消失或肠管痉挛，以致肠内容物无法正常通行，而本身无器质性肠腔狭窄。可分为麻痹性肠梗阻（paralytic ileus）及痉挛性肠梗阻（spastic ileus）两类。前者常见于急性弥漫性腹膜炎、低钾血症、细菌感染及某些腹部手术后等；后者较少见，可继发于尿毒症、慢性铅中毒和肠功能紊乱等。

（3）血运性肠梗阻（vascular intestinal obstruction）：是由于肠管血运障碍引起肠失去蠕动能力，肠内容物停止运行，如肠系膜血栓形成、栓塞或血管受压等。随着人口老龄化，动脉硬化等疾病增多，现已不属少见。

2. **按肠壁有无血运障碍分类**　分为单纯性肠梗阻、绞窄性肠梗阻两类。

（1）单纯性肠梗阻：只有肠内容物通过受阻，而无肠管血运障碍。

（2）绞窄性肠梗阻（strangulated intestinal obstruction）：伴有肠管血运障碍的肠梗阻。

3. **其他分类**　肠梗阻还可根据梗阻部位分为高位（如空肠上段）和低位肠梗阻（如回肠末段与结肠）；根据梗阻的程度分为完全性和不完全性肠梗阻；根据梗阻的发展过程分为急性和慢性肠梗阻。当发生肠扭转、结肠肿瘤等时，病变肠襻两端完全阻塞，称为闭襻性肠梗阻。上述肠梗阻的类型并不是固定不变的，随着病情的发展，某些类型的肠梗阻在一定条件下可以相互转换。

二、病理生理

肠梗阻的病理生理可分为局部及全身性变化。

1. **局部变化**　单纯性机械性肠梗阻早期，一方面，梗阻以上肠管肠蠕动增加，以克服肠内容物通过障碍；另一方面，肠腔内因液体和气体的积贮而膨胀。积液主要来自胃肠道分泌液。气体大部分是咽下的空气，部分是由血液弥散至肠腔内及细菌发酵后产生的气体。肠梗阻部位愈低，时间愈长，肠腔积气、积液引起肠膨胀愈明显。

急性完全性梗阻时，肠腔内压力迅速增加，肠壁静脉回流受阻，毛细血管及淋巴管淤积，肠壁充血、水肿、增厚，呈暗红色。由于组织缺氧，毛细血管通透性增加，肠壁上有出血点，并有血性渗出液渗入肠腔和腹腔。随着血运障碍的发展，继而出现动脉血运受阻，血栓形成，肠壁失去活力，肠管变成紫黑色。由于肠壁变薄、缺血和通透性增加，腹腔内出现带有粪臭的渗出液，可引起腹膜炎。最后，肠管可缺血坏死而溃破穿孔。

慢性不完全性肠梗阻局部改变主要是由长期肠蠕动增强，梗阻近端肠壁代偿性肥厚和肠腔膨胀，远端肠管则变细、肠壁变薄。痉挛性肠梗阻多为暂时性，肠管多无明显病理改变。

2. **全身性变化**　肠梗阻患者常常会出现水、电解质、酸碱失衡，有些患者出现全身性感染，甚至出现休克。

（1）水、电解质、酸碱失衡：高位肠梗阻时由于早期频繁呕吐、不能进食，更易出现脱水；加之酸性胃液及大量氯离子丢失产生代谢性碱中毒。低位肠梗阻时患者呕吐发生迟，其体液的丢失主要是由于肠管活力丧失，无法正常吸收胃肠道分泌的大量液体，丢失的体液多为碱性或中性，丢失的钠、钾离子多于氯离子；加之毛细血管通透性增加，导致血浆渗出，积存在肠腔、腹腔内，即丢失于第三间隙；同时组织灌注不良导致酸性代谢产物增加，尿量减少等均极易引起严重的代谢性酸中毒；大量的钾离子丢失还可引起肠壁肌张力减退，加重肠腔膨胀，并可引起肌无力及心律失常。

（2）感染和中毒：以低位肠梗阻表现显著。由于梗阻以上的肠腔内细菌数量显著增加，细菌繁殖产生大量毒素。由于肠壁血运障碍，通透性增加，细菌和毒素可以透过肠壁引起腹腔内感染，并经腹膜吸收引起全身性感染。

（3）休克及多器官功能障碍：体液大量丧失、血液浓缩、电解质紊乱、酸碱平衡失调以及细菌大量繁殖、毒素的释放等均可引起严重休克。当肠坏死、穿孔，发生腹膜炎时，全身中毒尤为严重。最后可引起严重的低血容量性休克和中毒性休克。肠腔大量积气、积液引起腹内压升高，膈肌上抬，影响肺的通气及换气功能；同时腹内压增高阻碍了下腔静脉回流，从而导致呼吸、循环功能障碍。最后可因多器官功能障碍乃至衰竭而死亡。

三、临床表现

不同类型肠梗阻的临床表现有其自身的特点，但存在腹痛、呕吐、腹胀及停止排便排气等共同表现。

（一）症状

1. 腹痛　单纯性机械性肠梗阻由于梗阻部位以上肠管剧烈蠕动，患者表现为阵发性腹部绞痛。疼痛发作时，患者自觉腹内有"气块"窜动，并受阻于某一部位，即梗阻部位；随着病情进一步发展，可演变为绞窄性肠梗阻，表现为腹痛间歇期缩短，呈持续性剧烈腹痛。麻痹性肠梗阻患者腹痛的特点为全腹持续性胀痛或不适；肠扭转所致闭襻性肠梗阻多表现为突发腹部持续性绞痛并阵发性加剧；而肠蛔虫堵塞多为不完全性，以阵发性脐周腹痛为主。

2. 呕吐　与肠梗阻发生的部位、类型有关。在肠梗阻早期，呕吐多为反射性，呕吐物以胃液及食物为主。高位肠梗阻早期便发生呕吐且频繁，主要为胃及十二指肠内容物等；低位肠梗阻呕吐出现较迟而少，呕吐物可呈粪样，若吐出蛔虫，多为蛔虫团引起的肠梗阻；麻痹性肠梗阻时呕吐呈溢出性；绞窄性肠梗阻呕吐物为血性或棕褐色液体。

3. 腹胀　程度与梗阻部位有关，症状发生时间较腹痛、呕吐晚。高位肠梗阻由于呕吐频繁，腹胀较轻；低位肠梗阻腹胀明显。闭襻性肠梗阻患者腹胀多不对称；麻痹性肠梗阻则表现为均匀性全腹胀。肠扭转时腹胀多不对称。

4. 停止排便排气　完全性肠梗阻，多不再排便排气；但在高位肠梗阻早期，由于梗阻以下肠腔内仍残存粪便及气体，可在灌肠后或自行排出，故不应因此而排除肠梗阻。不完全性肠梗阻可有多次少量排便排气；绞窄性肠梗阻可排血性黏液样便。

（二）体征

1. 局部　①腹部视诊：机械性肠梗阻可见肠型和蠕动波。②触诊：单纯性肠梗阻因肠管膨胀，可有轻度压痛，但无腹膜刺激征。绞窄性肠梗阻时，可有固定压痛和腹膜刺激征。蛔虫性肠梗阻，常在腹中部触及条索状团块。肠套叠时可扪及腊肠样肿块。③叩诊：绞窄性肠梗阻时，腹腔有渗液，移动性浊音可呈阳性。④听诊：机械性肠梗阻时有肠鸣音亢进，气过水音。麻痹性肠梗阻时，则肠鸣音减弱或消失。

2. 全身　肠梗阻初期，患者全身情况可无明显变化。梗阻晚期或绞窄性肠梗阻患者可出现唇干舌燥、眼窝凹陷、皮肤弹性消失、尿少或无尿等明显脱水体征，还可出现脉搏细速、血压下降、面色苍白、四肢发冷等中毒和休克征象。

四、辅助检查

1. 实验室检查　若肠梗阻患者出现脱水、血液浓缩时可引起血红蛋白、血细胞比容、尿比重均升高。而绞窄性肠梗阻多有白细胞计数和中性粒细胞比例显著升高。血气分析、血清电解质、血尿素氮及肌酐检查出现异常结果，则表示存在电解质、酸碱失衡或肾功能障碍。呕吐物和粪便检查有大量红细胞或潜血试验阳性，提示肠管有血运障碍。

2. X线检查　对诊断肠梗阻有很大价值。正常情况下，小肠内容物运行很快，气体和液体充分混合，故在腹部X线片上只显示胃和结肠内气体，小肠内气体不显示。肠梗阻时，小肠内容物停滞，气、液体分离，一般在梗阻4~6小时后，腹部立位或侧卧位透视或摄片可见多个气液平面及胀气肠襻；空肠梗阻时，空肠黏膜环状皱襞可显示"鱼肋骨刺"状改变。回肠扩张的肠襻多，可见阶梯状的液平面。蛔虫堵塞者可见肠腔内成团的蛔虫成虫阴影。肠扭转时可见孤立、突出的胀大肠襻。麻痹性肠梗阻时，胃泡影增大，小肠、结肠全部胀气。当怀疑肠套叠、乙状结肠扭转或结肠肿瘤时，可行钡剂灌肠或CT检查，以明确梗阻的部位和性质。

五、处理原则

处理原则是纠正肠梗阻引起的全身性生理紊乱和解除梗阻。具体治疗方法应根据肠梗阻的病因、性质、类型、部位、程度、有无并发症以及患者的全身情况而决定。

1. 基础治疗　既可作为非手术治疗的措施，又可为手术治疗的术前处理。主要措施包括禁食、胃肠减压、纠正水、电解质及酸碱失衡、防治感染和中毒、酌情应用解痉剂、镇静剂等。

2. 解除梗阻　根据梗阻情况，一般采用非手术治疗和手术治疗。

（1）非手术治疗：适用于单纯性粘连性肠梗阻、麻痹性或痉挛性肠梗阻、蛔虫或粪块堵塞引起的肠梗阻、肠结核等炎症引起的不完全性肠梗阻等。具体措施除上述基础治疗外还包括中医中药治疗、口服或胃肠道灌注植物油、针刺疗法、腹部按摩等。

（2）手术治疗：适用于各种类型的绞窄性肠梗阻以及由肿瘤、先天性肠道畸形引起的肠梗阻，非手术治疗无效的患者。手术大体可归纳为以下4种。①解除病因：如粘连松解术、小肠折叠排列、肠切开取异物、肠套叠复位、肠扭转复位术等。②肠切除肠吻合术：如肠肿瘤、炎症性狭窄或局部肠襻已坏死，则应做肠切除肠吻合术。③短路手术：当肠梗阻原因既不能简单解除，又不能切除，如晚期肿瘤已浸润固定，或肠粘连成团与周围组织粘连广泛者，则可将梗阻近端与远端肠襻行短路吻合术。④肠造口或肠外置术：一般情况极差或局部病变不能切除的低位梗阻患者，可行肠造口术，暂时解除梗阻。对单纯性结肠梗阻，一般采用梗阻近侧（横结肠）造口，以解除梗阻。如已有肠坏死，则宜切除坏死肠段并将断端外置做造口术，以后行二期手术治疗结肠病变。

六、护理评估

（一）术前评估

1. 健康史　了解患者的一般情况，包括年龄、性别，发病前有无体位不当、饮食不当、饱餐后剧烈活动等诱因；既往有无腹部手术及外伤史、各种急慢性肠道疾病史及个人卫生情况等。

2. 身体状况　了解患者局部梗阻情况及伴随症状，评估水、电解质、酸碱失衡等全身状况。

（1）局部：评估腹痛、腹胀、呕吐、停止排气排便等症状的程度，有无进行性加重；呕吐物、排泄物、胃肠减压抽出液的量及性状；有无腹膜刺激征及其范围。评估梗阻的类型，机械性还是动力性，单纯性还是绞窄性，完全性还是不完全性。

（2）全身：评估生命体征的变化情况；有无眼窝凹陷、皮肤弹性降低等明显的脱水体征；有无出现水、电解质、酸碱失衡或休克的征象。

（3）辅助检查：实验室检查是否提示有水、电解质及酸碱失衡及其类型，腹部X线平片检查有哪些异常发现。

3. 心理–社会状况　评估患者的心理情况，有无过度焦虑或恐惧，是否了解围手术期的相关知识；了解患者的家庭、社会支持情况，包括家属对肠梗阻相关知识的掌握程度，对患者心理和经济的支持情况等。

（二）术后评估

1. 术中情况　了解患者采取的麻醉、手术方式及术中输血、输液情况。

2. 术后情况　评估患者回病房后的神志、生命体征及切口情况；评估腹腔引流管是否通畅有效，引流液的颜色、性状和量；了解患者有无切口疼痛、腹胀、恶心呕吐等不适；评估患者术后有无发生肠粘连、腹腔内感染或肠瘘等并发症；评估切口愈合及术后康复的情况。

七、常见护理诊断／问题

1. 急性疼痛　与肠蠕动增强或肠壁缺血有关。
2. 体液不足　与频繁呕吐、腹腔及肠腔积液、胃肠减压等有关。
3. 潜在并发症　术后肠粘连、腹腔感染、肠瘘。

八、护理目标

（1）患者腹痛程度减轻。
（2）患者体液能维持平衡，能维持重要器官、脏器的有效灌注量。
（3）患者未发生并发症或并发症得以及时发现和处理。

九、护理措施

（一）非手术治疗护理／术前护理

1. 缓解疼痛与腹胀　常采用胃肠减压、半卧位、按摩、针刺等方法。

（1）胃肠减压：有效的胃肠减压对单纯性肠梗阻和麻痹性肠梗阻可达到解除梗阻的目的。现多采用鼻胃管（Levin 管）减压，先将胃内容物抽空，再行持续低负压吸引。置胃肠减压期间应保持减压管通畅和减压装置有效的负压，注意引流液的色、质、量，并正确记录。如发现血性液体，应考虑肠绞窄的可能。胃肠减压可减少胃肠道积存的气体、液体，减轻肠腔膨胀，有利于肠壁血液循环的恢复，减轻肠壁水肿；胃肠减压还可以降低腹内压，改善因膈肌抬高而导致的呼吸与循环障碍。向减压管内注入生植物油或中药等，可以润滑肠管或是刺激肠蠕动恢复。注入药物后，须夹管 1~2 小时。中药应浓煎，每次 100ml 左右，防止量过多引起患者呕吐、误吸。

（2）安置体位：取低半卧位，减轻腹肌紧张，有利于患者的呼吸。

（3）应用解痉剂：在确定无肠绞窄后，可应用阿托品、654-2 等抗胆碱类药物，以解除胃肠道平滑肌的痉挛，抑制胃肠道腺体的分泌，使患者腹痛得以缓解。

（4）按摩或针刺疗法：若为不完全性、痉挛性或单纯蛔虫所致的肠梗阻，可适当顺时针轻柔按摩腹部，并遵医嘱配合应用针刺疗法，缓解疼痛。

2. 维持体液与营养平衡　主要采用补充体液的量，以及肠外营养支持。

（1）补液：补充液体的量与种类取决于病情，包括呕吐次数、量及呕吐物的性状等以及皮肤弹性、尿量、尿比重、血液浓缩程度、血清电解质、血气分析结果等。故应严密监测上述病情及实验室检查结果的变化。

（2）饮食与营养支持：肠梗阻时需禁食，应给予胃肠外营养。若梗阻解除，患者开始排气、排便，腹痛、腹胀消失 12 小时后，可进流质饮食，忌食易产气的甜食和牛奶等；如无不适，24 小时后进半流质饮食；3 日后进软食。

3. 呕吐护理　呕吐时坐起或头偏向一侧，及时清除口腔内呕吐物，以免误吸引起吸入性肺炎或窒息。呕吐后给予漱口，保持口腔清洁。观察和记录呕吐物颜色、性状和量。

4. 严密观察病情变化、及早发现绞窄性肠梗阻　定时测量体温、脉搏、呼吸和血压，以及腹痛、腹胀和呕吐等变化，及时了解患者各项实验室指标。若出现以下情况应警惕绞窄性肠梗阻发生的可能：①腹痛发作急骤，发病开始即可表现为持续性剧痛，或持续性疼痛伴阵发性加重；有时出现腰背痛；②呕吐出现早、剧烈而频繁；③腹胀不对称，腹部有局限性隆起或触痛性肿块；④呕吐物、胃肠减压液或肛门排出物为血性，或腹腔穿刺抽出血性液体；⑤出现腹膜刺激征，肠鸣音可不亢进或由亢进转为减弱甚至消失；⑥体温升高、脉率增快、白细胞计数升高；⑦病情进展迅速，早期出现休克，抗休克治疗无效；

⑧经积极非手术治疗而症状体征未见明显改善；⑨腹部X线检查可见孤立、突出胀大的肠襻，位置固定不变，或有假肿瘤状阴影；或肠间隙增宽，提示腹腔积液。此类患者病情危重，应在抗休克、抗感染的同时，积极做好术前准备。

5. 术前准备　慢性不完全性肠梗阻，需行肠切除手术者，除一般术前准备外，应按要求做肠道准备。急诊手术者，紧急做好备皮、配血、输液等术前准备。

（二）术后护理

1. 体位　全身麻醉术后暂时予以平卧位，头偏向一侧；血压平稳后给予半卧位。

2. 饮食　术后暂禁食，禁食期间给予静脉补液。待肠蠕动恢复、肛门排气后可开始进少量流质；进食后若无不适，逐步过渡至半流质。

3. 术后并发症观察和护理　如果存在广泛性肠粘连，或手术后胃肠道麻痹，应鼓励患者术后早期活动，如病情平稳，术后24小时即可开始床上活动，3日后下床活动，以促进机体和胃肠道功能的恢复，防止肠粘连。一旦出现阵发性腹痛、腹胀、呕吐等，应积极采取非手术治疗措施，一般多可缓解。如患者有引流管，应妥善固定并保持通畅，观察记录引流液色、质、量。更换引流管时注意无菌操作。监测生命体征变化及切口情况，若术后3~5日出现体温升高、切口红肿及剧痛时应怀疑切口感染；若出现局部或弥漫性腹膜炎表现，腹腔引流管周围流出液体带粪臭味时，应警惕腹腔内感染及肠瘘的可能。根据医嘱进行积极的全身营养支持和抗感染治疗，局部双套管负压引流。引流不畅或感染不能局限者需再次手术处理。

（三）健康教育

1. 饮食指导　少食刺激性强的辛辣食物等，宜进高蛋白、高维生素、易消化吸收的食物。避免暴饮暴食，饭后忌剧烈活动。

2. 保持排便通畅　老年便秘者应注意通过调整饮食、腹部按摩等方法保持大便通畅，无效者可适当给予缓泻剂，避免用力排便。

3. 自我监测　指导患者自我监测病情，若出现腹痛、腹胀、呕吐、停止排便等不适，及时就诊。

十、护理评价

通过治疗与护理，患者是否：①腹痛程度减轻；②脱水得到纠正，电解质维持在正常范围；③未发生肠粘连、腹腔内感染、肠瘘等术后并发症；若发生，得到及时发现和处理。

第三节　肠瘘护理

肠瘘（intestinal fistula）是指肠管与其他脏器、体腔或体表之间存在病理性通道，肠内容物经此进入其他脏器、体腔或至体外，引起严重感染、体液失衡、营养不良等改变。肠瘘是腹部外科中常见重症疾病之一，可引起一系列病理生理紊乱及严重并发症，甚至危及患者生命。

一、病因

1. 先天性　与胚胎发育异常有关，如卵黄管未闭所致脐肠瘘。

2. 后天性　占肠瘘发生率的95%以上。常见病因有：①腹部手术损伤，绝大多数肠瘘都是由手术创伤引起的，常见原因为手术误伤肠壁或吻合口愈合不良；②腹部创伤，无论是腹部开放性或闭合性损伤，受损的肠管若未经及时处理可发展为肠瘘；③腹腔或肠道感染，如憩室炎、腹腔脓肿、克罗恩（Crohn）病、溃疡性结肠炎、肠结核、肠系膜缺血性疾病；④腹腔内脏器或肠道的恶性病变，如肠道恶性肿瘤。

3. 治疗性　是指根据治疗需要而施行的人工肠造瘘，如空肠造瘘、结肠造瘘等。

二、分类

1. 按肠腔是否与体表相通　①肠外瘘：较多见，指肠腔通过瘘管与体表相通。肠外瘘又可根据瘘口的形态分为管状瘘及唇状瘘。前者常见，是指肠壁瘘口与腹壁外口之间存在一瘘管；后者可直接在创面观察到破裂的肠管及在瘘口处外翻成唇状的肠黏膜。②肠内瘘：指肠腔通过瘘管与腹内其他脏器或肠管的其他部位相通，如胆囊横结肠瘘、直肠膀胱瘘、空肠空肠瘘等。

2. 按肠道连续性是否存在　①侧瘘：肠壁瘘口范围小，仅有部分肠壁缺损，肠腔仍保持其连续性；②端瘘：肠腔连续性完全中断，其近侧端与体表相通，肠内容物经此全部流出体外，亦称为完全瘘。此类瘘很少见，多为治疗性瘘。

3. 按瘘管所在的部位　①高位瘘：包括胃、十二指肠、位于 Treitz 韧带 100cm 范围内空肠上段的瘘，如胃十二指肠瘘、十二指肠空肠瘘；②低位瘘：指距离 Treitz 韧带 100cm 以远的空肠下段、回肠与结肠的瘘。

4. 按肠瘘的日排出量　①高流量瘘：指每日消化液排出量在 500ml 以上；②低流量瘘：指每日排出的消化液在 500ml 以内。

三、病理生理

肠瘘形成后的病理生理改变与瘘管的部位、大小、数目等相关。一般而言，高位肠瘘以水、电解质紊乱及营养丢失较为严重；而低位肠瘘则以继发性感染更为明显。

1. 水、电解质及酸碱失衡　正常成人每日所分泌的约 8 000ml 消化液绝大部分由肠道回吸收，仅有 150ml 液体随粪便排出体外。发生肠瘘时，这些消化液可经瘘管排至体外、其他器官或间隙，或因消化道短路过早地进入低位消化道，重吸收率大大降低，导致消化液大量丢失，严重时导致周围循环和肾衰竭。伴随消化液的流失，还可出现相应电解质的丧失；如以胃液丢失为主，丧失的电解质主要为 H^+、Cl^-、K^+，患者可出现低氯低钾性碱中毒；而伴随肠液丢失的电解质主要为 Na^+、K^+ 及 HCO_3^-，患者表现为代谢性酸中毒及低钠、低钾血症。

2. 营养不良　肠瘘患者由于消化液大量流失，影响消化道的消化吸收功能，加之消化液中大量消化酶和蛋白质的丧失，以及炎症、创伤的额外消耗，均可导致蛋白质的分解代谢增加引起负氮平衡以及多种维生素的缺乏。患者表现为体重骤减，并发贫血、低蛋白血症，若未及时处理，终可因恶病质而死亡。

3. 消化液腐蚀及感染　由于排出的消化液中含有大量消化酶，可消化腐蚀瘘管周围的组织及皮肤，引起局部糜烂、出血并继发感染。其次消化液若流入腹膜腔或其他器官内，还可引起弥漫性腹膜炎、腹腔内器官感染、腹腔脓肿等。

四、临床表现

肠瘘的临床表现可因瘘管的部位及其所处的病理阶段不同而异。

1. 腹膜炎期　多在创伤或手术后 3~5 日。

（1）局部：由于肠内容物外漏，对周围组织器官产生强烈刺激，患者有腹痛、腹胀、恶心呕吐或由于麻痹性肠梗阻而停止排便、排气。肠外瘘者，可于体表找到瘘口，并见消化液、肠内容物及气体排出，周围皮肤被腐蚀，出现红肿、糜烂、剧痛，甚至继发感染，破溃出血。瘘口排出物的性状与瘘管位置有关。如高流量的高位小肠瘘漏出的肠液中往往含有大量胆汁、胰液等，多呈蛋花样、刺激性强，腹膜刺激征明显；而结肠瘘等低位肠瘘，若瘘口小，其漏出液排出量小，也可形成局限性腹膜炎。因漏出液内含有粪渣，有臭气。

（2）全身：继发感染的患者体温升高，达 38℃以上；患者可出现严重水、电解质及酸碱平衡失调，严重脱水者可出现低血容量性休克。若未得到及时、有效处理，则有可能并发脓毒症、多器官功能障碍综合征（MODS），甚至死亡。

2. 腹腔内脓肿期　多发生于瘘形成后 7~10 日。排至腹腔的肠内容物引起腹腔内纤维素性渗出等炎性反应，若漏出物和渗出液得以局限，则形成腹腔内脓肿。患者可因脓肿所在部位的不同而表现为恶心呕吐、腹泻、里急后重等；瘘口排出大量的脓性液体甚至脓血性液体。全身可继续表现为发热，若引流通畅，全身症状可逐渐减轻。

3. 瘘管形成期　在引流通畅的情况下，腹腔脓肿逐渐缩小，沿肠内容物排出的途径形成瘘管。这时患者的感染基本已控制，仅留有瘘口局部刺激症状及肠粘连表现，全身症状较轻甚至消失，营养状况逐渐恢复。

4. 瘘管闭合　瘘管炎症反应消失，瘢痕愈合，患者临床症状消失。

五、辅助检查

1. 实验室检查　血常规检查可出现血红蛋白值、红细胞计数下降；严重感染时白细胞计数及中性粒细胞比例升高。血生化检查可有血清 Na^+、K^+ 浓度降低等电解质紊乱的表现；反映营养及免疫状态的血清清蛋白、转铁蛋白、前清蛋白水平和总淋巴细胞计数下降；肝酶谱（GPT、GOT、AKP、r-GT 等）及胆红素值升高。

2. 特殊检查　①口服染料或药用炭：是最简便实用的检查手段。适用于肠外瘘形成初期。通过口服或胃管内注入亚甲蓝、骨炭末等染料后，观察和记录其从瘘口排出的情况，包括部位、排出量及时间等，以初步判断瘘的部位和瘘口大小。②瘘管组织活检及病理学检查：可明确是否存在结核、肿瘤等病变。

3. 影像学检查　①B 超及 CT 检查：有助于发现腹腔深部脓肿、积液、占位性病变及其与胃肠道的关系等；②瘘管造影：适用于瘘管已形成者，有助于明确瘘的部位、长度、走向、大小、脓腔范围及引流通畅程度，同时还可了解其周围肠管或与其相通的肠管情况。

六、处理原则

1. 非手术治疗　主要采用输液、营养支持、控制感染、药物治疗的方法。

（1）输液及营养支持：给予补液，纠正水、电解质及酸碱平衡失调；根据病情给予肠外或肠内营养支持。

（2）控制感染：根据肠瘘的部位及其常见菌群或药物敏感性试验结果选择抗生素。

（3）药物治疗：生长抑素制剂如奥曲肽等，能显著降低胃肠分泌量，从而降低瘘口肠液的排出量，以减少液体丢失。当肠液明显减少时，改用生长激素，可促进蛋白质合成，加速组织修复。

（4）经皮穿刺置管引流：对肠瘘后腹腔感染比较局限或者少数脓肿形成而患者全身情况差、不能耐受手术引流者，可在 B 超或 CT 引导下，经皮穿刺置管引流。

（5）封堵处理：对于瘘管比较直的单个瘘，可用胶片、胶管、医用胶等材料进行封堵瘘口，也能取得一定疗效。

2. 手术治疗　主要采用腹腔引流、瘘口造口等方法。

（1）早期腹腔引流术：肠瘘发生后，腹膜炎症状明显，甚至有明显中毒症状者，及有局限性腹腔内脓肿或瘘管形成早期经皮穿刺置管引流有困难者，应早期行腹腔引流术。术中可在瘘口附近放置引流管或双套管，以有效引流外溢肠液、促进局部炎症消散、组织修复及瘘管愈合。

（2）瘘口造口术：对于瘘口大、腹腔污染严重、不能耐受一次性彻底手术者，可行瘘口造口术。待腹腔炎症完全控制、粘连组织大部分吸收、患者全身情况改善后再行二次手术，切除瘘口，肠管行端端吻合。

（3）肠段部分切除吻合术：对经以上处理不能自愈的肠瘘均需进一步手术治疗。可切除瘘管附近肠襻后行肠段端端吻合，该方法最常用且效果最好。

（4）肠瘘局部楔形切除缝合术：较简单，适合于瘘口较小且瘘管较细的肠瘘。

七、护理诊断／问题

1. 体液不足　与禁食、肠液大量外漏有关。

2. 体温过高　与腹腔感染有关。

3. 营养失调：低于机体需要量　与肠液大量丢失、炎症和创伤引起的机体高消耗状态有关。

4. 皮肤完整性受损　与瘘口周围皮肤被消化液腐蚀有关。

5. 潜在并发症　出血、腹腔感染、粘连性肠梗阻。

八、护理措施

（一）非手术治疗护理／术前护理

1. 维持体液平衡　补充液体和电解质，纠正水、电解质及酸碱平衡失调，并根据患者生命体征、皮肤弹性、黏膜湿润情况、出入液量、血电解质及血气分析检测结果，及时调整液体与电解质的种类与量。

2. 控制感染　通过合适的体位，合理应用抗生素等方法减少感染的发生。

（1）体位：取低半坐卧位，以利漏出液积聚于盆腔，减少毒素的吸收，同时有利于呼吸及引流。

（2）合理应用抗生素：遵医嘱合理应用抗生素。

（3）负压引流的护理：经手术切口或瘘管内放置双套管行腹腔灌洗并持续负压吸引，以充分稀释肠液，保持引流通畅，减少肠液的溢出，减轻瘘口周围组织的受侵蚀程度，促进局部炎症消散、肉芽组织生长，从而为瘘管的愈合创造有利条件。

1）调节负压大小：一般情况下负压以 75~150mmHg （10~20kPa）为宜，具体应根据肠液黏稠度及日排出量调整。注意避免负压过小致引流不充分，或负压太大造成肠黏膜吸附于管壁引起损伤、出血。当瘘管形成、漏出液少时，应降低压力。

2）保持引流管通畅：妥善固定引流管，保持各处连接紧密，避免扭曲、脱落。定时挤压引流管，并及时清除双腔套管内的血凝块、坏死组织等，避免堵塞。可通过灌洗的声音判断引流效果，若冲洗过程中听到明显气过水声，表明引流效果好。若出现管腔堵塞，可沿顺时针方向缓慢旋转松动外套管，若无效，应通知医师，另行更换引流管。

3）调节灌洗液的量及速度：灌洗液的量及速度取决于引流液的量及性状。一般每日的灌洗量为 2 000~4 000ml 左右，速度为 40~60 滴／分钟，若引流量多且黏稠，可适当加大灌洗的量及速度；而在瘘管形成，肠液溢出减少后，灌洗量可适当减少。灌洗液以等渗盐水为主，若有脓腔形成或腹腔内感染严重，灌洗液中可加入敏感抗生素。注意保持灌洗液的温度在 30~40℃，避免过冷对患者造成不良刺激。

4）观察和记录：观察并记录引流液的量及性状，并减去灌洗量，以计算每日肠液排出量。多发瘘者常多根引流管同时冲洗和引流，应分别标记冲液瓶和引流瓶，并分别观察和记录。通过灌洗量和引流量判断进出量是否平衡。若灌洗量大于引流量，常提示吸引不畅，须及时处理。灌洗过程中应观察患者有无畏寒、心慌气急、面色苍白等不良反应，一旦出现应立即停止灌洗，对症处理。

3. 营养支持　在肠瘘发病初期原则上应停止经口进食，可通过中心静脉置管行全胃肠外营养，达到既迅速补充所需热量又减少肠液分泌的目的。应注意输液的速度和中心静脉导管的护理，避免导管性感染。随着病情的好转，漏出液的减少和肠功能的恢复，逐渐恢复肠内营养，以促进肠蠕动及胃肠激素释放，增加门静脉系统血流，增强肠黏膜屏障功能。可通过胃管或空肠喂养管给予要素饮食，但应注意逐渐增加灌注的量及速度，避免引起渗透性腹泻。

4. 瘘口周围皮肤的护理　由于从瘘管渗出的肠液具有较强的腐蚀性，造成周围皮肤糜烂，甚至溃疡、出血。因此须保持充分有效的腹腔引流，减少肠液漏出；及时清除漏出的肠液，保持皮肤清洁干燥，可选用中性皂液或 0.5% 氯己定清洗皮肤；局部清洁后涂抹复方氧化锌软膏、皮肤保护粉或皮肤保护膜加以保护。若局部皮肤发生糜烂，可采取红外线或超短波等进行理疗。

5. 瘘口堵塞护理　对应用堵片治疗的患者，须注意观察堵片有无发生移位或松脱。若发现异常，及时通知医师，予以调整或更换合适的堵片。

6. 心理护理　由于肠瘘多发生于术后，且疾病初期患者的局部及全身症状严重，病情易反复，因此患者容易产生悲观、失望情绪。通过集体讲座、个别辅导等方法向患者及其家属解释肠瘘的发生、发展过程和治疗方法，并向患者介绍愈合良好的康复患者，通过患者间的经验交流，消除心理顾虑，增强对疾病治疗的信心，以积极配合各项治疗和护理。

7. 术前准备　除胃肠道手术前的常规护理外，还应加强以下护理措施。①肠道准备：术前 3 日进少渣半流质饮食，并口服肠道不吸收抗生素；术前 2 日进无渣流质，术前 1 日禁食。术前 3 日起每日以生理盐水灌洗瘘口 1 次，术日晨从肛门及瘘管行清洁灌肠。②皮肤准备：术前认真清除瘘口周围皮肤的污垢及油膏，保持局部清洁。③保持口腔卫生：由于患者长期未经口进食，易发生口腔溃疡等，应予生理盐水或漱口液漱口2次／日，并观察口腔黏膜改变，及时处理口腔病变。

（二）术后护理

除肠道手术后常规护理，还应注意以下几点。

1. 饮食　为避免再次发生肠瘘，可适当延长禁食时间至4~6日，禁食期间继续全胃肠外营养支持，并做好相应护理。

2. 引流管护理　肠瘘术后留置的引流管较多，包括腹腔负压引流管、胃肠减压管、导尿管等。应妥善固定并标志各种管道，避免扭曲、滑脱；更换引流袋时严格无菌技术操作，注意连接紧密；保持各管道引流通畅，负压引流管须根据引流情况及时调整负压；观察并记录各引流液的颜色、性状和量。

3. 并发症的观察与护理　主要预防术后出血、腹腔感染及粘连性肠梗阻的发生。

（1）术后出血：常见原因包括：①术中止血不彻底，引起创面渗血；②创面感染侵蚀到血管，引起出血；③负压吸引力过大，损伤肠黏膜。应严密监测生命体征，观察切口渗血、渗液情况，以及各引流液的性状、颜色和量。若发现出血，及时通知医师，并协助处理。

（2）腹腔感染：由于肠瘘患者营养物质大量流失，全身状况较差，术后容易发生切口及腹腔感染，甚至再次发生肠瘘，应加强监测。除保持引流通畅、预防性应用抗生素外，尚需注意观察有无切口局部或腹部疼痛、腹胀、恶心呕吐等不适，切口有无红肿、发热；腹部有无压痛、反跳痛、肌紧张等腹膜刺激征表现以及生命体征的变化，及早发现感染征象。

（3）粘连性肠梗阻：若术后患者体质虚弱，活动少，或并发术后腹腔感染，均可导致肠粘连。术后患者麻醉反应消失、生命体征平稳，可予半坐卧位。指导患者在术后早期进行床上活动，如多翻身、肢体伸屈运动；在病情许可的前提下，鼓励其尽早下床活动，以促进肠蠕动，避免术后发生肠粘连。观察患者有无腹痛、腹胀、恶心呕吐、停止排便排气等肠梗阻症状，若发生，应及时汇报医师，并按医嘱给予相应的处理。

第七章

护理管理

第一节　护理安全文化的构建

随着社会的进步、经济的发展和法制法规的不断健全，人们的健康、法制、自我保护意识和维权意识不断增强，对护理服务的要求也越来越高，医疗护理纠纷也逐渐增多，护理实践将面临更加复杂的环境。特别是新的《医疗事故处理条例》和《侵权责任法》颁布实施以后，对护理安全管理提出了更高的要求。如何保证护理工作的安全，科学实施护理安全管理，控制护理缺陷和差错事故的发生成为护理管理者面临的重大问题之一。

一、与护理安全文化相关的几个概念

"安全文化"的概念是在 1986 年苏联切尔诺贝利核电站爆炸事故发生后，国际原子能机构在总结事故发生原因时明确提出的，INSAG（国际核安全检查组）认为安全文化是存在于单位和个人中的种种素质和态度的总和，是一种超越一切之上的观念。安全文化是为了人们安全生活和安全生产创造的文化，是安全价值观和安全行为准则的总和，体现为每一个人，每一个单位，每一个群体对安全的态度、思维程度及采取的行为方式。

"医院安全文化"的概念是由 Singer 等于 2003 年首先提出的。医院安全文化就是将文化的所有内涵向以安全为目的的方向推进的一种统一的组织行为，以及医院内所有员工对待医疗安全的共同态度、信仰、价值取向。护理安全文化是医院安全文化的重要组成部分。

护理安全是指在实施护理全过程中患者不发生法律和法定的规章制度允许范围以外的心理、机体结构或功能上的损害、障碍、缺陷或死亡。护理安全管理是护理管理的核心，是护理质量的重要标志之一。

护理安全文化是护理管理中引入的新概念，美国围手术期注册护士协会（AORN）把护理安全文化定义为一个组织具有风险知识、安全第一的工作理念，把差错作为组织改进的机遇，建立差错报告系统及有效的改进机制，即认为如果一个组织缺失护理安全文化，大部分患者的安全将得不到保障。护理安全文化包含 8 个观点 3 种意识。8 个观点为预防为主、安全第一、安全超前、安全是效益、安全是质量、安全也是生产力、风险最小化和安全管理科学化；3 种意识为自我保护意识、风险防范意识、防患于未然的意识，被认为是护理安全文化的精髓。Mustard 认为建立护理安全文化是评价护理质量和识别、预防差错事故的重要手段。因此护理安全文化的建立是确保护理安全的前提和保证，护理安全文化的构建和完善是护理管理者面临的一个重要课题。

二、护理实践中存在的不安全因素

1. 制度不健全或不详尽　护理规章制度是护理安全的基本保证，规章制度不健全或不详尽，使护士在实际工作中无章可循，遇到问题时不知如何应对，往往会对患者的安全构成威胁及护理纠纷的发生。

2. 人力资源不足　充足的护理人员配置是完成护理工作的基本条件，超负荷的工作常使护理人员无法适应多角色的转变，极易出现角色冲突。

3. 护理人员能力与岗位不匹配 护理过失的发生与护士素质和能力有着直接的联系，护士队伍日趋年轻化，工作中缺乏经验，专科知识不扎实，急救操作不熟练，病情观察不仔细，发现问题、处理问题不及时，这些都是造成护理不安全的隐患。

4. 仪器、设备仪器、设备保养或维修不及时，抢救仪器、设备不能及时到位或没有处于备用状态，极易导致护理安全问题的发生。

5. 沟通渠道不通畅 医务人员彼此之间有效的沟通是患者安全工作的重要前提，医护之间缺乏沟通和协调，如病情变化时未及时通知医生、医嘱开立时间与护士执行时间不一致、医生临时口头医嘱过后漏补、病情记录内容出现差异等，都是导致纠纷的隐患。

三、护理安全文化的构建内涵

人类自从有了"护理"这一活动，护理安全就一直贯穿于护理活动的始终，总结后形成了许多安全防范的方法和措施，逐渐构建了护理安全文化，丰富了现代护理内容。护理安全文化的建设，从现代护理现状看，单单关注护士的护理措施与方法是远远不够的，我们还应该关注患者心目中的安全问题（医疗安全、人身安全、生活安全等等）。

1. 改变护理安全的观念 根据安全促进理论，建立新的安全护理的理念，包括：差错将发生在任何系统和部门，没有人能幸免，通过努力，寻找、发现系统和部门中的薄弱点；在纠正错误之前，首先找出问题发生的根本原因；纠错不是纠正直接的问题而是纠正整个系统，不把一个问题简单地判断为"人的因素"；简化工作流程，避免出错；对差错者提供帮助。

2. 以护理质量文化促进护理质量改进 护理质量文化的内容分为护理质量文化内层（精神层）、中层（制度层）、外层（物质层）3层，共同构成了护理质量文化的完整体系。内层主要体现在质量价值观、质量意识与理念、质量道德观方面；中层包含质量方针、目标、管理体系、质量法律、法规、标准制度；外层包括护士的质量行为、质量宣传教育、开展质量月活动、院容院貌等。3个层次相互作用，其中内层（精神层）是关键的部分，是护理人员质量价值观和道德观、质量管理理念及质量意识与精神的结合。只有建立持续改进、追求卓越的理念，不断对中层进行完善，使其适应"以人为本，以文化为人"的管理理念，且成为护理人员自觉遵守的行为准则，外层（物质层）才会呈现长久、真实的卓越。

3. 建立共同的安全价值观 构建安全文化体系首先要统一思想，建立共同的安全价值观。护理部利用安全培训班、展会、安全活动日等深入病房，参加医护人员的安全交流活动，让全体护理人员懂得安全是一切医疗护理工作的基础，它在效率与效益之上，为了安全，必要的牺牲和投入是必需的，也是值得的。安全无小事，护理无小事，因为我们面对的是既神圣又脆弱的生命。共同的安全价值观便于指令性任务的执行，高度的统一行动，在提高工作效率的同时也始终保持着安全意识。安全文化是安全工作的根本，倡导安全自律遵守。著名经济学家于光远有句名言："国家富强在于经济，经济繁荣在于企业，企业兴旺在于管理，管理优劣在于文化。"营造安全文化氛围，做好护理安全管理工作，首先必须在全体人员中树立护理安全的观念，加强职业道德教育，时刻把患者安危放在首位。建立安全第一的观点，让每位护理人员都明白，在护理的各个环节上都可能存在安全隐患，如果掉以轻心势必危机四伏，给患者带来不可弥补的伤害。树立安全的心理素质、安全的价值观。护理安全管理是一个系统工程，必须建立起长效管理机制，营造安全文化氛围，使人人达到"我会安全"的理想境界。人的管理重点关键在于管好人、教化人、激励人、塑造人，是所有管理中最重要的环节。管理重点在规范化阶段护士、实习护生、新入院或转科患者、危重患者及疑难病患者的管理。规范化阶段护士、实习护生临床工作经验不足，加之工作环境的刺激性，工作目标的挑战性，学习与工作中的"精神压力"、"紧迫感"、考试、评比、检查、竞赛、护理质量控制等，心理应激耐受力差，难以适应工作环境，正确指导她们把这些看作是适度的心理应激，是促进学习工作的手段，是人正常功能活动的必要条件，把工作看成是一件快乐的事情对待，就能逐渐树立良好的心理素质。新入院或转科的患者由于发病或病情发生变化等，易产生焦虑或猜疑而导致心理应对不良，危重患者及疑难病患者病情变化快、反复，不易察觉，甚至出现突然死亡等严重问题，一旦碰到患者病情变化，规范化阶段护士及实习护生心理准备不足，就会显得惊慌，易给患者及家属带来不安全感，易引起护理纠纷。护士长要经常提醒她们，利用晨会、床头交接班、科务会上反复讲，天天看，怎么做，如何应对，使她们心理逐渐承受，并以以往血的教训警示教人。

4. 建立系统的护理差错分析方法　对护理差错事件进行登记和分析。原因分析包括组织和管理因素、团队因素、工作任务因素、环境因素、个人因素、患者因素等方面。组织和管理因素包括制度、工作流程、组织结构等；团队因素指交流与合作、沟通等；环境因素包括设备、布局设置等；个人因素包括知识、经验、责任心等；患者因素包括患者的情感状态、理解能力、配合程度等。通过对护理差错事件的原因和性质的系统分析，找出造成护理差错的量化数据，为护理管理者找出关键环节提供理论依据。

5. 实施人性化的处理程序，建立畅通的护理差错报告制度护理工作的复杂、多样、重复等特点使护理人员难免出现这样或那样的差错。这就需要从已发生的事件及错误中分析存在的问题，制定好预防差错发生的策略。同时实施"无惩罚性护理不良事件上报制度"，改变传统的惩罚性措施，把错误作为一个改进系统、预防不良事件发生的机会，转变过去那种对出现护理安全隐患的个人予以经济处罚、通报批评、延迟晋升等做法，护理差错不纳入当事人及部门领导的绩效考核体系。从过去强调个人行为错误转变为重视对系统内部的分析，这并不是否认问责制，而是因为这样会阻止护理人员对护理安全隐患进行正确的报告，难以实现患者的安全。科室做好自查工作，防范差错事故的发生，出现护理差错时要及时上报，科室或护理部要在例会上对差错事故进行分析，目的是查找原因、吸取教训，避免类似的错误再次发生。护理部定期组织质控小组对上报的差错进行分析讨论，提出解决问题的参考意见，给全院护理人员提供一个分享经验的平台，有效的差错报告体系不仅增加了患者的安全，也为护理管理提供了一个可持续进行的护理质量改进的有效途径。

6. 建立标准化护理工作流程　管理者在制定护理工作流程时，必须有一个指导思想，即简化程序，将所需解决的问题减少到最低程度，在不违反原则的前提下，尽可能使流程简单，既减少差错，又提高工作效率。同时建立、修订护理工作流程时，必须从系统、防御的角度去制定。

7. 护理管理者对安全问题的关注与参与　护理管理者必须树立安全第一的思想，把安全管理作为首要的任务来抓，经常对系统进行重新评估和设计，同时要参与护理安全文化的教育工作，做好护理安全的检查工作。

8. 倡导团队协作精神，加强与合作者及患者的沟通　护理工作连续性强，环环相扣，护理人员之间的监督、协助、互补能有效发现、堵截安全漏洞；同时和医院的其他工作人员，尤其是医护双方加强沟通交流，认真听取不同意见，共同做好安全问题的防范，加强医院内各科室的协作与交流，有效防止差错的发生；提倡医护药检一体化，医护人员间的默契配合和高度信任，临床药师的及时指导，电脑医嘱的 PASS 系统等多方位体现团队协作精神，也更促进了护理安全文化氛围的形成。

9. 患者安全满意度调查　患者对安全的参与更直接有效地满足患者对安全的需求。有文献报道某医院每月进行床边护理满意度调查和出院患者电话回访，其中包含了征求患者对治疗、检查、用药、护理措施等心存疑问的方面，了解患者的需求，让患者参与患者的安全，加强医护患之间的沟通，明确告知患者在治疗护理过程中潜在的危险，在沟通中达成安全共识，使患者放心，家属满意，取得了满意的效果。通过构建护理安全文化，改变护理安全的观念、促进质量文化的建设、建立健全护理安全管理制度，以及护理风险应急和管理预案、合理调配护理人力资源、加强医护患之间的沟通、开展患者安全满意度调查等，旨在减少护理安全隐患，减少护理差错和纠纷的发生。但护理安全文化的建设是一项长期、持续的工作，是一项系统工程，还需要结合我国具体国情，从多角度、多层面分析护理安全问题，提出针对性预防措施，在护理实践过程中不断总结和发展护理安全文化。

第二节　护理安全管理组织架构、职责

一、目的

为了进一步加强护理安全管理，落实各级护理人员职责和各项护理规章制度，加强护理安全前馈管理，及时发现护理安全隐患并制定落实整改措施。

二、目标

（1）建立护理质量安全管理体系。

（2）加强护理安全制度的建设。

（3）及时发现及纠正护理安全隐患。

（4）杜绝严重差错事故的发生，降低护理缺陷发生率，保障患者安全。

三、护理安全小组架构

护理质量管理与持续改进委员会→护理安全小组—科护理安全小组（3~4名）→病区护理安全员（至少1名）。

四、护理安全小组主要职能

（1）制定临床护理安全考核标准。

（2）制定质控计划及考核内容。

（3）督促指导所在科室护理安全相关制度执行情况，及时发现存在问题并适时提出修改建议。

（4）及时发现本科室护理安全工作过程中的存在问题、安全隐患，并针对护理安全存在问题进行原因分析，提出改进意见并落实整改措施。

（5）协调处理护理制度建设方面的有关工作。

（6）定期组织护理缺陷分析，提出改进建议。

（7）定期修订各项护理应急预案并检查落实情况。

五、工作程序

（1）凡护理部下发的护理安全相关的规章制度，由科护士长及病区护士长逐层宣传及落实，护理安全小组协助做好落实工作及落实情况的反馈。

（2）凡需要责任追究的事项（护理质量及服务缺陷、意外事故等）由所在科室病区、科护士长、护理部及相关安全小组成员负责调查核实并提出处理及整改意见，再由护理部病房管理组及护理部主任讨论决定。

（3）安全小组成员根据工作职能开展工作，针对临床护理安全工作实际所收集和提出的意见和建议由病区—科—护理部逐级提出和汇总讨论，最后交由护理质量管理与持续改进委员会和护理部主任会议讨论决定。

六、工作要求

（1）安全小组成员随时发现及收集有关护理安全制度及护理工作过程中的安全隐患，并及时提出相关整改措施。

（2）安全小组成员每月按《护理安全隐患检查标准》对所管辖病区进行检查，以发现病区安全隐患，并与相关护理管理人员共同分析原因，提出整改措施并进行追踪落实。

（3）每半年逐级组织安全小组成员进行有关安全工作研讨并提出护理安全工作的改进措施。

（4）每月对护理缺陷进行讨论分析、定性并提出整改意见。

第三节　护理不良事件上报系统的构建与管理

确保住院患者安全是临床护理的基本原则，是护理质量管理的核心。目前患者安全问题已经在全世界范围内引起高度重视。美国等国家的实践证明，医疗差错和不良事件报告系统的建立能促进医疗质量和患者安全，达到医疗信息的共享，最终达到减少医疗错误、确保患者安全的目的。在 2005 年国际医院交流和合作论坛上国内外专家指出，报告系统的建立是最难的，因为有诸多因素阻碍着不良事件的呈报。

中国医院协会在《2007 年度患者安全目标》中明确提出"鼓励主动报告医疗不良事件"，体现了"人皆会犯错，犯错应找原因"的管理理念，所以营造鼓励个人报告护理不良事件并能让护士感到舒适的外部环境十分重要。卫生部 2008 年在《医院管理年活动指南》中也明确要求各卫生机构要鼓励报告医疗不良事件，但是目前还没有建立规范化、制度化的医疗不良事件外部和内部报告系统。

一、与护理不良事件相关的几个概念

护理不良事件是指在护理工作中，不在计划中，未预计到或通常不希望发生的事件。包括患者在住院期间发生的跌倒、用药错误，走失、误吸窒息、烫伤及其他与患者安全相关的非正常的护理意外事件，通常称为护理差错和护理事故。但为准确体现《医疗事故处理条例》的内涵及减少差错或事故这种命名给护理人员造成的心理负担与压力，科学合理对待护理缺陷，所以现以护理不良事件来进行表述。

患者安全是指患者在接受医疗护理过程中避免由于意外而导致的不必要伤害，主要强调降低医疗护理过程中不安全的设计、操作及其行为。

二、护理不良事件分级标准

1. 护理不良事件患者损伤结局分级标准　香港医管局关于不良事件管理办法中不良事件分级标准内容如下：0 级事件指在执行前被制止；Ⅰ级事件指事件发生并已执行，但未造成伤害；Ⅱ级事件指轻微伤害，生命体征无改变，需进行临床观察及轻微处理；Ⅲ级事件指中度伤害，部分生命体征有改变，需进一步临床观察及简单处理；Ⅳ级事件指重度伤害，生命体征明显改变，需提升护理级别及紧急处理；Ⅴ级事件指永久性功能丧失；Ⅵ级事件指死亡。

2. 英国患者安全局（National Patient Safety Agency，NPSA）为患者安全性事件的分级　根据 NPSA 为患者安全性事件的分级定义如下：无表示没有伤害；轻度表示任何需要额外的观察或监护治疗患者安全性事件，以及导致轻度损害；中度表示任何导致适度增加治疗的患者安全性事件，以及结果显著但没有永久性伤害；严重表示任何出现持久性伤害的患者安全事件；死亡表示任何直接导致患者死亡的安全性事件。

三、影响护理不良事件上报的因素分析

1. 护理不良事件上报影响因素的分析　有学者调查结果显示：临床护士护理不良事件上报影响因素中，排序前 5 位的是担心因个人造成的不良事件影响科室分值、害怕其他人受到影响、担心上报其他同事引起的不良事件影响彼此间关系、担心被患者或家属起诉、担心上报后会受处罚。长期以来，护理差错或事故多以强制性的，至少是非自愿性的形式报告。在医院内部，护理人员的职称晋升、年终评比等通常都与不良事件或过失行为挂钩，一旦发生就一票否决，而且会对自身的名誉造成伤害。在实际操作中，护理不良事件的上报缺乏安全、无责的环境。在护理不良事件发生后，更多的护士首先选择告知护士长或者自己认为可相信的同事，这在一定程度上影响了安全且保密的上报环境。同时，目前国内恶劣的医疗环境，患者对于医院和医务人员的不理解，往往带来严重的过激行为，医疗纠纷的社会处理机制尚不健全，医院对于医疗纠纷的处理一筹莫展，护理人员更加担心不良事件的报告会给医疗纠纷的处理"雪上加霜"，这导致了护理人员更加不愿主动报告医疗不良事件。

2. 人口学资料对护理不良事件上报的影响　学者调查结果显示，大专学历者平均得分高，本科学历者最低。不同学历护士护理不良事件上报影响因素评分比较，差异有统计学意义（P < 0.01）。学历高者，对于理论知识掌握相对更全面，对护理安全也有较高的认识。有研究表明，对不良事件的认知程度决定着对一项护理操作是否定义为不良事件的判断能力。护理人员会因为错误的操作没有造成患者的伤害而不上报，他们不认为此类事件是不良事件。而医护人员对于医疗不良事件报告有足够的认知及正向态度是成功报告的关键。中专学历者不良事件上报影响因素平均得分低，可能是因为本院中专护士人数少，

一般参加基础护理工作，不良事件发生率较低，从而对是否上报的矛盾也小。不良事件上报影响因素平均得分护师最低，护士最高。10~19 年工龄者平均得分最低，1~9 年工龄者次之，20 年及以上者平均得分最高。不同职称和工龄护士的护理不良事件上报影响因素评分比较，差异有统计学意义（均 P < 0.01）。其原因可能是工龄长的护士大多未经过系统的理论学习，第一学历普遍较低，对于不良事件的认知多从临床经验中总结得出。同时，在实际临床工作中，工龄长的护士因为其丰富的临床经验多需负责临床带教任务，若实习护士发生不良事件，带教老师仍需要担当一定的责任，这同样关系个人利益，同时存在对实习护生职业发展的影响，在一定程度上影响了不良事件的上报。10~19 年工龄的平均得分最低，可能是该年龄段护士学历相对提高，经过一定时期的临床工作，具有一定的临床经验，同时科室资深护士对其仍有监督作用，而且该阶段的护士有较多的机会参加各种护理继续教育，对于新理论新知识的掌握较好，对护理安全认识较深，因而对不良事件多能主动告知给护士长或年长护士。1~9 年工龄的护士多为临床新护士，工作经验不足，发生不良事件的概率较大，但是又害怕上报对自己、对科室有影响，害怕受罚影响其职业生涯发展；另一方面，对不良事件的认识相对不足，从而影响其对护理不良事件的主动上报。

四、提高护理不良事件自愿上报的措施

1. 加强护理人员对不良事件的安全认知和医疗法律意识的培养　有学者认为，给予医护人员对不良事件适当的训练和教育可促进报告行为。医护人员若相信报告不良事件可用来预防错误的再发生，就会相信可以透过资讯从中获益，分享学习，进而促进其报告行为。Kohn 等指出，要促进医护人员的认知水平，就必须了解不良事件报告系统的流程、报告的种类、目的及责任，不良事件的定义和报告后的利益。因此，应给予医护人员对不良事件的训练和教育，加强医护人员的认知水平，培养其正确的态度。

2. 加强护理人员业务素质培训　临床实践表明，护士的素质和能力与护理差错、事故的发生往往有着直接的联系，是维护安全护理最重要的基础。因此，加强护士业务素质培训，提高理论知识水平，对提升护理质量非常重要。护理管理者既要做好护士"三基"培训，又要重视对护士专科理论和专科技能的培训，并加强考核，提高护士业务素质，保证工作质量。同时，对于临床带教老师，要加强带教过程中的护理安全意识，避免不良事件发生。

3. 转变管理模式，实行非惩罚报告体制，创造不良事件上报的无惩罚性环境，营造"安全文化"氛围其核心是避免以问责为主要手段来管理差错事故。应建立一套规范化、制度化的护理不良事件内部和外部报告系统，明确强制报告和自愿报告的范畴，委托专项研究机构负责对医疗不良事件报告系统的执行情况进行督查。一方面让护理人员按照规范程序进行强制报告，对未报告事件的部门或个人进行处罚；另一方面鼓励自愿上报，加强整个系统的保密性，并对报告数据及时进行分析、评价，查找不良事件发生的根本原因，同时提出的改进建议应该针对系统、流程或制度，而不仅针对个人，营造一种"安全文化"的氛围，把不良事件上报的管理制度提升到文化管理的层次，放弃目前拒绝承认错误、惩罚失败的文化，使医院每位护理人员在正确的安全观念支配下规范自己的行为。

五、护理不良事件上报系统的构建

目前，中国医疗卫生行业中推行已久的是医疗事故报告系统，不良事件报告系统尚处于初步阶段。护理不良事件报告系统有两种形式，即强制性报告系统和自愿报告系统。强制性报告系统（Mandatory Reporting Systems，MRS）主要定位于严重的、可以预防的医疗差错和可以确定的不良事件，规定必须报告造成死亡或加重病情最严重的医疗差错。通过分析事件的原因，公开信息以最少的代价解决最大的问题。

自愿报告系统（Voluntary Reporting Systems，VRS）是强制性报告系统的补充，鼓励机构或个人自愿报告异常事件，其报告的事件范围较广，主要包括未造成伤害的事件和近似失误，由于不经意或是及时的介入行动，使原本可能导致意外伤害或疾病的事件或情况并未真正发生。医疗事故报告系统的应用，体现了医疗管理者希望在医务人员医疗实践过程将安全提升到最优先地位的一种行为，使患者安全降低至最低值。

护理不良事件报告系统可分为外部报告系统和内部报告系统。内部报告系统主要以个人为报告单位，

由医院护理主管部门自行管理的报告系统；外部报告系统主要以医院护理主管部门为报告单位，由卫生行政部门或行业组织管理的报告系统。

1. 建立护理不良事件的管理机构和信息系统　成立质量控制科负责对不良事件的登记、追踪，并联合护理部对不良事件进行通告和处理。此外医院还在内部网站上建立不良事件报告系统，可以通过该系统进行不良事件网络直报，使质控科和护理部能在第一时间得知不良事件的发生并通知护理风险管理委员会采取相应的预防和补救措施。

2. 制作统一的护理不良事件自愿报告系统登记表　借鉴美国等国家的医院异常事件、用药差错和事故报告制度的做法，建立电子版护理不良事件自愿报告系统登记表，采用统一的护理不良事件报告表。记录项目包括：发生日期、时间、地点、患者基本情况、护士基本情况、发生问题的经过、给患者造成的影响、引起护理不良事件的原因、改正措施等。

3. 护理不良事件的报告程序　发生不良事件后，护士长立即调查分析事件发生的原因、影响因素及管理等各个环节，并制订改进措施。当事人在医院的内网中填写电子版《护理不良事件报告表》，记录事件发生的具体时间、地点、过程、采取的措施和预防措施等内容后直接网络提交，打印一式2份，签名后1份提交护理部，1份科室留存。根据事件严重程度和调查进展情况，一般要求24~48h内将报告表填写完整后提交护理部（患者发生压疮时，按照压疮处理报告制度执行）。事件重大、情况紧急者应在处理的同时口头上报护理部和质控科。针对科室报告的不良事件，护理部每月组织护理风险管理委员会分析原因，每季度公布分析处理结果，并跟踪处理及改进意见的落实情况，落实情况列入科室护理质量考核和护士长任职考评内容。

4. 护理不良事件的报告范围　护理不良事件的发生与护理行为相关，如违反操作规程、相关制度等。护理不良事件的发生造成患者的轻微痛苦但未遗留不良后果，如漏服口服药、做过敏试验后未及时观察结果又重复做；护理不良事件的发生未造成伤害，但根据护理人员的经验认为再次发生同类事件有可能会造成患者伤害，如过敏者管理不到位、标识不全；存在潜在的医疗安全或医疗纠纷事件，如对特殊重点患者未悬挂安全警示标识等。

5. 护理不良事件的报告原则　报告者可以报告自己发生的护理不良事件，也可以报告所见他人发生的护理不良事件。报告系统主要采取匿名的形式，对报告人严格保密，自愿报告者应遵循真实、不得故意编造虚假情况、不得诽谤他人，对报告者采取非处罚性、主动报告的原则。主动报告包括：护士主动向护士长报告，总护士长主动向护理部报告。

6. 建立"患者安全质量管理"网络建立护理部主任、总护士长、科护士长三级管理体系。有计划地跟踪检查，以保证每一项措施能够落实到位。制订出"护理安全质量检查表"，每月对全院的各护理单元进行检查，督促措施的落实，纠正偏差，以此保证各项护理安全工作的实施。

7. 全体护理人员参与质量安全控制　将科室各项护理质量安全指标分配到个人，内容包括护士仪表、医德医风规范要求、病房管理、特级及一级护理质量、基础护理质量、急救物品、药品、器械管理、消毒隔离管理、护理文书书写管理、用药安全等，结合各岗位工作质量标准，每日进行自查互查。

8. 组织学习培训　组织护士学习各项护理质量安全标准，要求护理人员明确掌握本病区质量安全的内容及标准，发现他人或自己存在的质量与安全隐患、护理缺陷主动报告，不徇私情，不隐瞒。

9. 自愿报告管理方法　成立三级护理不良事件自愿报告管理系统，由病区－护理部－主管院长逐级上报。发生护理不良事件后护理人员应立即报告护士长，并积极采取措施，将损害降至最低。护士长将每月自愿报告的护理不良事件进行分类、统计、汇总，及时上报至护理部，并在每月的质量安全会议上对各种护理不良事件发生原因进行分析，了解管理制度、工作流程是否存在问题，确定事件的真实原因，提出整改措施，护理部根据全院不良事件发生情况，组织专家进行调查研究，提出建议，并及时反馈给一线临床护理人员，对典型病例在全院点评。点评时不公布科室及当事人姓名，点评的目的主要是为预防此类事件的再次发生。主管院长负责对相关工作制度、流程进行审查。

10. 制定护理不良事件自愿报告处理制度　传统的管理模式在不良事件发生后需逐级上报并进行讨论，还要"确定事故性质，提出讨论意见"，最终按照责任的大小给予个人和科室相应的处罚。这种以惩罚为主的传统的管理模式成为护理人员不敢报告不良事件的主要因素。对医疗不良事件进行开创性研究的美国医学专家 Lucian Leape 教授提出，发生差错后担心被惩罚是当今医疗机构内患者安全促进的唯一最大障碍。同时国外的实践也表明在非惩罚性的环境下，员工更乐于指出系统的缺陷，报告各类意外事件和安全方面的隐患。为此护理管理部门应尽快建立一个非惩罚性的、安全的不良事件报告系统，确保各种不良事件能够迅速、高效地呈报给护理管理部门，便于护理管理人员对事件集中分析，从对系统的纠正方面来揭示需要关注的伤害和伤害发生发展的趋势，为医院护理质量的提高提供最佳指导意见。对自愿报告责任护士免于处罚，自愿报告人员为消除护理安全隐患提出合理化建议的、对保障护理安全有贡献的给予奖励。

11. 制订实施管理办法

（1）自查与他查：根据全院统一的《护理质量检查标准》及《患者安全目标》管理的要求，每日进行自查与他查，对检查中存在的问题，潜在的安全风险做到及时记录，及时纠正。

（2）班后小结：要求每位护士在下班前，对自己的工作进行认真审查，针对自己工作中存在的问题，潜在的风险及时记录，确认并改进后签名，第2天上班前阅读，以提醒自己及警示他人。

（3）组织讨论：护士长每月对表中记录的护理质量安全问题进行归类总结，每月在护士业务学习会上组织全科护士进行原因分析讨论，并共同提出改进措施。

（4）考核：护理人员绩效考核实施量化考核制，即与季度之星评选挂钩，根据护士工作质量进行考核评分，对主动报告的不良事件，如果在规定的时间内及时阅读并改进的，不扣个人质量分，并适当加分。若护理不良事件由患者或家属指出，或护士长日查中查出，在当事人个人绩效考核成绩中适当扣分。

总之，患者的护理安全是医院管理的核心内容之一。护理管理者应了解护理不良事件上报影响因素和程度，采取相应的措施，应用科学的管理原则和处理方式，建立更完善的不良事件报告系统，为患者创建安全的就医环境，确保患者就医安全。

第四节 护理安全分级

护理安全是指在实施护理的全过程中，患者不发生法律和法定的规章制度允许范围以外的心理、机体结构或功能上的损害、障碍、缺陷或死亡，护理安全是护理管理的重点。

医疗质量与患者安全是全球医疗服务所面临的重大问题，已引起 WHO 和各国的高度重视。护理工作作为医院医疗工作的重要组成部分，护理安全已成为衡量服务质量的重要指标，与患者的身心健康及生命安全息息相关。

在临床中护理工作虽然具有专业性、复杂性及高风险性，但这并不表示"护理安全"和"患者安全"不可掌控。有学者指出，30%~50% 的不良事件可以通过预防得以避免。通过对住院患者不安全因素进行预防性评估，用建立护理安全分级的方法帮助医护人员识别高危患者，并采取切实有效的措施，以最大限度减少护理安全隐患，保证患者安全。

一、护理安全分级的由来

分级护理是指根据患者病情的轻、重、缓、急及自理能力评估，给予不同级别的护理。我国的分级护理始于 1956 年，由护理前辈张开秀和黎秀芳所倡导并一直沿用至今，国内医院的分级护理制度也是由此发展而来的。目前，国内医院的护理级别，一般均由医生根据等级护理制度要求，结合患者病情，以医嘱的形式下达，然后护士根据护理等级所对应的临床护理要求，为患者提供相应的护理服务。受分级护理制度的启发，认为可以对患者现存的安全隐患进行全面、有效地评估，将安全隐患等级按照低、中、高、危档划分，建立护理安全分级，以预防和保证患者在医疗服务中的安全。护理安全分级是在护理安全的基础上为实现患者安全而制定的分级制度，通过对患者不安全因素的评估、分级，能够使护士对患者可能出现的安全隐患进行防范，防微杜渐，减少和控制护理缺陷和事故的发生。

护理安全分级与分级护理制度的区别为：等级的下达者为护士，而非医生；等级的下达依据是患者的安全隐患,而非患者病情的轻重缓急。例如,对于深昏迷的患者,其病情危重,属于一级或特级护理,但针对其安全隐患的评估,由于其处于昏迷状态,安全隐患主要为压疮的发生,而跌倒、坠床或拔管的危险因素则较低。《2009年度患者安全目标》由中国医院协会在中华人民共和国卫生部医政司指导下制定,具体内容是:严格执行查对制度,提高医务人员对患者身份识别的准确性;提高用药安全;严格执行在特殊情况下医务人员之间有效沟通的程序,做到正确执行医嘱;严格防止手术患者、手术部位及术式发生错误;严格执行手卫生,落实医院感染控制的基本要求;建立临床实验室"危急值"报告制度;防范与减少患者跌倒事件发生;防范与减少患者压疮发生;主动报告医疗安全(不良)事件;鼓励患者参与医疗安全。该文件中患者安全目标的提出也是护理安全分级在临床工作中实施的必要。

二、护理安全分级的制定

1. 重视评估患者自身安全的影响因素 英国著名学者 Vincent 从制度背景、组织管理因素、临床工作环境、医疗团队因素、医护工作者、任务因素以及患者自身因素7个方面归纳了影响患者安全问题的因素。虽然管理制度、人员、任务等因素是影响患者安全的重要因素,但患者自身因素是患者在特定时间内本身所具有的,不同患者之间存在高度的差异性、多样性和不确定性,且同一因素也可能对患者安全造成多方面的影响。因此,对患者自身影响安全的因素评估对护理临床实践有更直接的指导意义。有调查发现,患者自身存在的危险因素较多,每一种安全问题中患者自身至少存在 5 项以上的危险因素。因此,重视对患者自身相关安全因素的评估是十分必要的。

2. 筛选常见患者安全问题,为临床护理安全防范提供警示 患者在住院期间可能发生的安全问题多种多样,这无疑增加了护理安全防范工作的难度。有调查结果显示,不同级别医院、不同科室临床常见的安全问题中,排序位居前 6 位的安全问题基本相同,说明安全问题发生的种类和频率是有规律可循的,常见安全问题的筛出,可为临床护理人员的安全管理及预防工作指明方向,临床护理人员可以针对常见的安全问题,采取针对性强的预防措施,对护理安全防范工作具有指导意义。

3. 筛选患者自身影响因素,为评估患者安全提供依据 目前,临床上使用的有关患者的评估工具不多且涉及问题单一,而现有的护理评估表的评估内容也较少涉及患者安全方面。因此,临床上需要能客观反映患者安全问题的护理评估工具。

有研究表明,不论是护理人员的总体评价结果,还是各级医院、不同科室护理人员的评价结果,剔除在临床工作中已取得较好管理效果或已有明确规章制度可循的护理安全问题,同时结合临床工作经验,排序居前 4 位的常见安全问题基本均包含周围静脉输液渗出或外渗、跌倒或坠床、意外脱管、压疮。据此,筛选出临床上常见的住院患者安全问题为周围静脉输液渗出或外渗、跌倒或坠床、意外脱管、压疮。

三、护理安全分级的评估

1. 周围静脉输液渗出或外渗的评估 周围静脉输液渗出或外渗患者自身影响因素见表 7-1。

表 7-1 周围静脉输液渗出或外渗患者自身影响因素

排序	影响因素	得分
1	神经精神情况:躁动、昏迷	1
2	静脉条件:细、弯曲、弹性差、静脉炎等	1
3	输注药液:抗肿瘤药物、高渗药物等	1
4	血管穿刺史:长期反复静脉穿刺	1
5	穿刺部位:近关节处血管、指趾间细小静脉等	1
6	皮肤状况:不同程度的水肿	1
7	局部感觉功能障碍	1
8	年龄:大于 65 岁或小于 12 岁	1
9	疾病因素:外周血管疾病、糖尿病等	1

排序	影响因素	得分
10	输液量大、速度快	1
11	输液方式：使用加压、注射泵或输液泵	1

2. 跌倒或坠床高危因素的评估　详见住院患者跌倒坠床评估表。

3. 意外脱管高危因素的评估　首先对患者进行布卢姆斯瑞镇静评分（Bloomsbury Sedation Score）和格拉斯哥昏迷量表（GCS）评分，使用风险分层工具来确定患者意外脱管的风险程度。C区域患者故意拔管风险高，B区域患者处在高敏感区，而A区域患者不存在故意拔管的风险。

根据导管的位置、作用及意外脱管后相对的危害性大小，将导管分Ⅰ、Ⅱ、Ⅲ类，并将每类导管细分了若干类型。

同一导管对于不同病种，其分类可能不同。如食管癌术后患者，胃管属于Ⅰ类导管，一旦拔除严重影响术后恢复；而对于一般慢性疾病，只需胃管鼻饲肠内营养的患者，胃管就属于Ⅲ类导管。

导管的具体分类需临床各科室针对各自收治的主要病种，加以设置和具体细化。如心脏外科患者其常见导管Ⅰ类包括气管插管、气管切开套管、胸腔、心包及纵隔引流管、心脏临时起搏器、IABP置管、ECMO置管等；Ⅱ类包括中心静脉导管、PICC导管、有创血压监测导管等；Ⅲ类包括尿管、氧气管、胃及十二指肠营养管、外周静脉导管、鼻温监测管等。

最后根据患者的风险分层和导管类型确定患者意外脱管的安全等级。危险度1级（低度危险）指风险度分层位于A层，有Ⅱ类、Ⅲ类导管的患者；危险度2级（中度危险）指风险分层位于A层的Ⅰ类导管患者，以及风险度位于B层的Ⅲ类导管的患者；危险度3级（高度危险）指风险分层位于C层的各类导管患者及位于B层的Ⅰ类、Ⅱ类导管患者。评估时间为患者新入院或转科时；患者意识或病情变化时；患者留置（拔除）导管时。

四、护理安全等级卡片及安全标识的制订

1. 护理安全等级卡片　护理安全等级卡片长15cm，宽10cm，分为上下两部分，上部分宽4cm，纵向将卡片上部均分为3个色块，绿色、橙色和紫色，分别代表危险度的1、2、3级；下部分宽6cm为白色底板，用以注明患者的一般信息，包括姓名、性别、年龄、住院号、入院诊断及日期等。此卡片将悬挂于患者床头醒目位置，便于识别，分级护理卡片挂于床尾。

2. 护理安全标识　将4种安全问题分别制成相应的标识，标识为等边三角形，边长3cm，黄底，内画黑色图案，图案均能明显代表此4种意外情况。经评估筛选出有安全隐患的患者，根据各项安全问题的等级不同，分别将其标识贴于等级卡片的相应位置。如患者经评估其意外脱管危险度为3级，跌倒或坠床和压疮危险度为2级，将代表意外脱管的标识贴于等级卡的紫色区域，将代表跌倒或坠床和压疮的2张标识贴于橙色区域。

五、护理安全分级的临床应用建议

对评定出的高危患者，护理人员应给予足够的重视，加强巡视、观察并根据其自身特点为其制订相应的护理措施。护士在为患者制订护理措施时，不应只注意危险度级别，还应关注危险度级别较高的原因。同一危险度级别，因患者自身情况不同，其护理措施也会不同。如同为跌倒、坠床危险度3级的患者，在评估中其主要问题为意识障碍、躁动的，护理人员就应给患者加设床档，进行适当约束，必要时遵医嘱给予镇静剂。而对于肢体功能障碍的患者，护理人员就应将患者安置在宽敞、空间较大的病房，将患者的日常生活用品放置在随手可取的位置，为患者提供助步器，如患者如厕可提供便器等，最大限度地预防不良事件的发生。在为患者制订护理措施时，应结合患者的自身特点，提供切实有效的个性化护理。

在临床上应用护理安全分级，可使患者和家属明白其目前的状态、危险度级别及需要家属配合的内

容，以减少和避免意外发生后所引起的纠纷，也让患者了解自身的身体状况，预知自己的危险性，提高自我管理能力，及时寻找和接受援助。将护理安全等级卡片贴于患者床头作为警示标志，也便于医护人员、部分患者、家属辨识并知道该患者存在的主要安全问题，必要时给予协助、保护并采取相应的护理干预。

第五节　患者参与患者安全

患者和居民参与能够反映一个国家对医疗质量的重视程度，对医疗质量管理的发展也具有明确的指示作用。患者参与对于推动患者安全运动具有十分重要的意义，美国国家患者安全目标联合会将患者参与其照护过程作为保障患者安全的策略，中国医院协会也将鼓励患者参与医疗安全作为保障患者安全的目标之一。在卫生部颁发的 2011 年版医院评审标准实施细则中将患者参与列为保证患者安全的一项重要内容。在当前我国医药卫生体制五项改革公立医院改革中，提高患者满意度是公立医院改革的重要内容。而患者满意度的提高与患者参与安全管理有高度正相关关系。尽管患者参与在医院管理中的重要作用已得到医院管理人员的广泛认可，但长期以来患者更多是医疗服务的被动接受者，其在医院质量与安全管理中的重要作用没有得到足够的重视。

一、患者参与在医院管理中的重要性

患者参与可以表现到医院工作中的各个环节，对医院管理、诊疗过程、环境、安全以及院感等多方面都会产生重要影响。患者参与其参与者可以包括除外医院现职员工外的所有人员，而鉴于中国文化的特点，患者参与也包括了患者家属这一重要部分。在患者参与管理中安全管理是最重要的内容。

1. 患者参与医院安全管理　医院设置患者安全管理委员会是实现患者参与医院管理的主要途径。通过邀请患者或家属等来参加医疗安全相关组织，能够实现 3 方面作用。首先，患者参与医院规章制度的制定，从患者角度提出的建议使制度更好地代表了患者的利益；其次，患者提供对医院各部门的监督和评价有助于质量的改进与提高。最后，患者还可以参与医疗纠纷的解决。因为患者安全委员会的委员是来自患者，他们会站在患者的角度用患者习惯的语言沟通，较易为患者及家属所接受。他们互相沟通后再进行院方的协调，会收到更好的效果。此外，目前较为管理者接受的患者满意度调查也是患者参与的重要形式。

2. 患者参与诊疗过程　患者参与的重要作用在医院诊疗过程中的各个方面都得到了证实。患者配合医生详细如实描述症状及病情，能够有助于医生的正确诊断。患者参与用药安全中，通过告知住院患者药物使用管理方法，并在给药过程中，鼓励患者说出他们所观察到的药物类型、剂量、给药方式及服药反应的改变，能够为加强住院患者用药安全发挥重要作用。而患者掌握所用药物安全方面的信息，会加强其服药依从性，一定程度上减少药物滥用，降低医药比例。而通过执行患者参与的术前核对，不仅增加了医患双方的沟通，更减少了手术部位错误的发生。有研究表明，在研究药品的不良反应时，由患者自我报告得出的药物不良反应的发生率要远远高于医生的观察数据。例如，在关于治疗肿瘤药物的不良反应中，采用患者自我报告方法，药物不良反应虚弱、食欲下降、恶心呕吐、腹泻、便秘等症状的发生率分别为明显高于医生研究观察到的结果。同样，患者参与给药过程的查对更是解决查对错误的有效方法。另外，患者参与在降低医院感染率方面也得到了学术界的一致认可。不良事件的报告由患者参与后上报率会有所增加，同时患者参与更好地保证了患者的知情权利。

3. 患者参与患者安全　患者参与患者安全是世界患者安全联盟倡导的 6 个行动纲领之一，旨在代表患者的心声，建立患者和患者安全倡导者、医疗服务消费者与提供者共同参与的国际网络。强调患者积极参与一切相关工作，在推动患者安全运动中发挥重要作用。2004 年 10 月，WHO 启动世界患者安全联盟。基于改善全球患者安全的核心原则，联盟正式提出"患者参与患者安全"（Patientsfor Patient Safety，PPS）等 6 个行动计划。患者参与患者安全自提出后即得到了医院管理者的普遍认可。中国医师协会提出的 2007 年度患者安全目标中，第八个重点目标就是鼓励患者参与医疗安全。

二、患者参与的有效实施方法

尽管患者参与对医院的质量与安全具有重要意义，且多数患者对参与临床决策持积极态度，但目前的研究表明患者参与并不乐观。在一项调查研究中，95%的患者希望了解与疾病相关的医学信息，其中有60%的患者希望从医生处了解疾病治疗的信息，而仅有46.2%的患者达到目的，因此要采取有效方法来保证患者的参与。

1. 构建医院安全文化氛围　医院的安全文化氛围是实现患者参与的保障。构建医院的安全文化最重要的是工作人员将保证患者安全作为工作的第一目标，要求医院职工每个人都要参与到患者安全中去，其中领导者的态度极其重要。领导通过建立相关规章制度及自身的榜样作用来保证员工和患者最大程度的参与。构建安全文化要求医务人员改变追求完美、不犯错误的观点，代之的是注重以安全为目标的系统设计，创造一个使人不容易犯错误的环境。现代的观点也认为，人是有缺点的，是人就会犯错误，不论他们受到多好的训练，医务人员也不例外。只有医务人员接受自己可能犯错误的事实，才能真正执行预防错误发生的系统设计，也才能报告自己的错误以警示其他同业人员。构建安全文化要注重实现医院安全文化的3个支柱，即信任、改进和报告。建立一个相互信任的环境，包括管理人员与一线工作人员之间，医生与护士及各个专业之间，医务人员与患者之间的相互信任；建立相互信任的关系后，还需要医院提供医院各专业的平等发展、平等对话的机会，如医生、患者、护士、相关检验、功能科的技术人员、药剂师等之间平等，才能保证各专业人员都能够从专业角度对存在的问题提出改进方法。也只有实现了信任和改进，才能够实现报告的通畅性，才能把保证患者安全的质量管理真正落到实处。

2. 注重健康团队的工作模式　尽管患者参与被认为是防止医疗差错事故发生的重要方法，但在临床上实施患者参与并不是一个简单的事情，需要整个健康团队成员的努力。随着医学的发展，医院分工越来越精细。疾病的康复需要医生、护士、营养、康复、检验人员、病理、药剂、影像、功能科、外送等多个部门的有效服务和患者的主动配合才能实现。疾病的诊断与治疗不仅需要专业的精深知识也需要知识的广博。这样复杂的系统中，健康团队的工作模式不仅需要各专业具有很强合作意识，还需要有专业来提供联络、组织的功能，而这个专业需要广博的知识和密切接触患者的特点，也许护理专业将是这个功能的最佳实现者。

3. 重视健康教育，促进患者在医疗护理过程中的角色转变　患者较低的健康知识水平是患者参与的主要障碍，因此重视患者及其家属的健康教育是保证患者参与的必备条件，同时还可以通过健康教育来促进患者或家属转变其在治疗过程的角色，因此健康教育的内容应主要包括以下两个部分：通过讲解疾病知识、治疗、护理的相关知识等，使患者及家属掌握健康知识从而得到参与的能力，同时也提高了其自身管理健康的能力及全民的健康素养；通过灌输"患者安全是每一个人的责任"，拉近公众的期待或认知与医疗服务提供者间的认知差距。使患者或家属从认为诊断和治疗是医务人员的事、自己只是消极接受者的角色转变为主动参与诊断治疗中、是疾病治疗过程中的重要一员的角色。将患者参与医疗活动过程中的责任进行宣教，如患者要提高准确的信息、完整填写健康史和调查问卷、监督医护人员工作、遵从医嘱并提问等来保证患者有效地参与。

4. 医护人员转变观念，支持患者参与　研究表明患者参与的意愿很高，相反医生对患者参与持有否定的态度，因此医务人员应转变观念支持患者的参与。医务人员要本着永远把患者安全、患者权益放在第一位的观点才能够真正欢迎患者的参与与监督。同时，鉴于治疗中患者家属的重要性，患者参与一部分是代表了患者家属的参与。医生认为存在的困难是对患者沟通缺乏时间，另外由于治疗中的个体差异使治疗结果存在不确定性而难以沟通。

5. 转变对待不良事件的态度及处理方法　不良事件上报对提高医院安全的效果得到了专家的一致认可。不良事件上报不仅有助于通过深入分析不良事件的产生原因来避免其发生，还对其他可能发生相似事件的工作人员提出预警。但目前不良事件的报告率要远远低于发生率，其原因不仅与医务人员、科室管理人员对不良事件上报的观念没有转变有关，也与分析不良事件时主要从责任人角度来分析以及处理时主要以采取惩罚责任人的处理方法有关，而没有从系统上来找原因。在不良事件发生后，系统的原因不可忽视。口服药的机器摆药系统就是一个案例，通过使用计算机系统来摆药而将护士手工摆药的错误发生率降为零。此外，医院计算机系统的使用也大大减少了护士手抄医嘱的错误。因此，管理部门在不良事件的发生后能够从系统上找原因，更便于整个组织的进步；而各个部门担负自己的责任，更便于错误根源的解决。只有转变对待不良事件的态度，才能使医务人员真正欢迎患者参与到自己工作每一个环节。不过，不良事件的分析与处理也要避免从一个极端走向另一个极端，个人在错误中的责任也一定要重视，惩罚也仍是纠正错误习惯的一个重要手段。另外，患者、家属等对待不良事件的态度也是决定患者参与的因素之一。现在医疗行业医患的不信任关系、暴力事件及触目惊心的医闹等问题使医护人员很难真诚地欢迎患者参与。

患者参与是保证医院质量与安全的重要方法，是我国医院第二评审周期中医院评审的一项重要内容，在今年医药体制改革步入深水区、公立医院改革进一步深入的形式下，患者参与医疗安全管理不仅仅是提高医疗质量，也是有效维护患者合法权益、营造和谐医院的有效举措。但在实际工作中，患者参与仍然没有被医务人员广泛认可和采纳，需要管理者采取多种方法保证患者参与到各项工作中，以实现其重要作用。

第六节　护理质量管理的基本方法

一、质量管理的基本工作

进行质量管理工作必须具备的一些基本条件、手段和制度，是质量管理的基础。护理质量管理也不例外。

首先，要重视质量教育，使全体人员树立"质量第一"的思想。质量管理教育包括两个方面：一是技术培训，二是质量管理的普及宣传和思想教育。通过教育要达到以下目的：①克服对质量管理认识的片面性，进一步理解质量管理的意义，树立质量管理人人有责的思想；②使每个护理人员掌握有关的质量标准、管理方法和质量管理的工具，如会看图表等；③使全体人员弄清质量管理的基本概念、方法及步骤。

除进行质量管理教育外，还要建立健全质量责任制，即将质量管理的责任明确落实到各项具体工作中，使每个护理人员都明白自己在质量管理中所负的责任、权力、具体任务和工作关系，在其位，任其责，形成质量管理的体系，并与奖惩制度联系起来。

二、质量管理的工作循环

全面质量管理保证体系运转的基本方式是以PDCA（计划－实施－检查－处理）的科学程序进行循环管理的。它是20世纪50年代由美国质量管理专家戴明根据信息反馈原理提出的全面质量管理方法，故又称戴明循环。

（一）PDCA循环的步骤

PDCA循环包括质量保证系统活动必须经历的四个阶段八个步骤，其主要内容是：

1. 计划阶段（plan）　计划阶段包括制定质量方针、目标、措施和管理项目等计划活动，在这阶段主要是明确计划的目的性、必要性。这一阶段分为四个步骤：①调查分析质量现状，找出存在的问题；②分析影响质量的各种因素，查出产生质量问题的原因；③找出影响质量的主要因素；④针对主要原因，拟定对策、计划和措施，包括实施方案、预计效果、时间进度、负责部门、执行者和完成方法等内容。

2. 执行阶段（do）　执行阶段是管理循环的第五个步骤。它是按照拟定的质量目标、计划、措施具体组织实施和执行，即脚踏实地按计划规定的内容去执行的过程。

3. 检查阶段（check）　第三阶段即检查阶段，是管理循环的第六个步骤。它是把执行结果与预定的目标对比，检查拟定计划目标的执行情况，在检查阶段，应对每一项阶段性实施结果进行全面检查、衡量和考查所取得的效果，注意发现新的问题，总结成功的经验，找出失败的教训，并分析原因，以指导下一阶段的工作。

4. 处理阶段（action） 处理阶段包括第七、第八两个步骤。第七步为总结经验教训，将成功的经验加以肯定，形成标准，以便巩固和坚持，将失败的教训进行总结和整理，记录在案，以防再次发生类似事件。第八步是将不成功和遗留的问题转入下一循环中去解决。

PDCA 循环不停地运转，原有的质量问题解决了又会产生新的问题，问题不断产生而又不断解决，如此循环不止，这就是管理不断前进的过程。

（二）PDCA 循环的特点

（1）大环套小环，互相促进。整个医院是一个大的 PDCA 循环，那么护理部就是一个中心 PDCA 循环，各护理单位如病房、门诊、急诊室、手术室等又是小的 PDCA 循环。大环套小环，直至把任务落实到每一个人；反过来小环保大环，从而推动质量管理不断提高。

（2）阶梯式运行，每转动一周就提高一步。PDCA 四个阶段周而复始地运转，而每转一周都有新的内容与目标，并不是停留在一个水平上的简单重复，而是阶梯式上升，每循环一圈就要使质量水平和管理水平提高一步。PDCA 循环的关键在于"处理这个阶段"，就是总结经验，肯定成绩，纠正失误，找出差距，避免在下一循环中重犯错误。

（三）护理质量的循环管理

护理质量管理既是一个独立的质量管理系统，又是医院质量管理工作中的一个重要组成部分，因此，它是在护理系统内不同层次上的循环管理，也是医院管理大循环中的一个小循环。所以，护理质量循环管理应结合医院质量管理工作，使之能够纳入医院同步惯性运行的循环管理体系中。

我国大多数医院在护理管理中实施计划管理，即各层次管理部门有年计划、季计划、月安排、周重点，并对是否按计划达标有相应的检查制度及制约措施。

各护理单元及部门按计划有目的地实施，护理各层管理人员按计划有目的地检查达标程度，所获结果经反馈后及时修订偏差，使护理活动按要求正向运转。具体实行时可分为几个阶段：①预查：以科室为单位按计划、按质量标准和项目对存在的问题进行检查，为总查房做好准备；②总查房：护理副院长、护理部主任对各科进行检查，现场评价，下达指令；③自查：总查房后，科室根据上级指令、目标与计划和上月质量管理情况逐项分析检查，找出主要影响因素，制定下月的对策、计划、措施；④科室质量计划的实施：科室质量计划落实到组或个人，进行 PDCA 循环管理。这种动态的、循环的管理办法，就是全面管理在护理质量管理中的具体实施，对护理质量的保证起了重要作用。

第七节 医院分级管理与护理标准类别

一、医院分级管理与医院评审的概念

（一）医分级管理

医院分级管理是根据医院的不同功能、不同任务、不同规模和不同的技术水平、设施条件、医疗服务质量及科学管理水平等，将医院分为不同级别和等次，对不同级别和等次的医院实行标准有别、要求不同的标准化管理和目标管理。

（二）医院评审

根据医院分级管理标准，按照规定的程序和办法，对医院工作和医疗服务质量进行院外评审。经过评审的医院，达标者由审批机关发给合格证书，作为其执业的重要依据；对存在问题较多的医院令其限期改正并改期重新评审；对连续三年不申请评审或不符合评审标准的医院，一律列为"等外医院"，由卫生行政部门加强管理，并根据情况予以整顿乃至停业。

二、医院分级管理和评审的作用

医院分级管理和评审的作用有：

（1）促进医院医德、医风建设。

（2）医院分级管理和评审制度具有宏观控制和行业管理的功能。

（3）促进医院基础质量的提高。

（4）争取改革的宽松环境，为逐步整顿医疗收费标准提供科学依据。

（5）有利于医院总体水平的提高。

（6）有利于调动各方面的积极性，共同发展和支持医疗事业，体现了大卫生观点。

（7）有利于三级医疗网的巩固和发展。

（8）有利于充分利用有限的卫生资源。

（9）有利于实施初级卫生保健。

三、医院分级管理办法

（一）医院分级和分等

我国医院分级同国际上三级医院的划分方法一致，由基层向上，逐级称为一级、二级、三级。直接为一定范围社区服务的医院是一级医院，如城市的街道医院、农村的乡中心卫生院；为多个社区服务的医院是二级医院，如农村的县医院、直辖市的区级医院；面向全省、全国服务的医院是三级医院，如省医院等。各级医院分为甲、乙、丙三等，三级医院增设特等，共三级十等。医院分等以后，可以通过竞争促使医院综合水平提高而达到较好的等次，体现应有的价值。

（二）医院评审委员会

医院评审委员会是在同级卫生行政部门领导下，独立从事医院评审的专业性组织。可分为部级、省级、地（市）级三级评审会。

部级由卫生部组织，负责评审三级特等医院，制定与修订医院分级管理标准及实施方案，并对地方各级评审结果进行必要的抽查复核。

省级由省、自治区、直辖市卫生厅（局）组织，负责评审二、三级医院，地（市）级由地（市）卫生局组织，负责评审一级医院。评审委员会聘请医院管理、医学教育、临床、医技、护理和财务等有关方面有经验的专家若干人，要求其成员作风正派，清廉公道，不徇私情，身体健康，能亲自参加评审。

四、标准及标准化管理

（一）标准

标准是对需要协调统一的技术或其他事物所做的统一规定。标准是衡量事物的准则，要求从业人员共同遵守的原则或规范。标准是以科学技术和实践经验为基础，经有关方面协商同意，由公认的机构批准，以特定的形式发布的规定。因此，标准具有以下特点：①明确的目的性。②严格的科学性。③特定的对象和领域。④需运用科学的方法制定并组织实施。

（二）护理质量标准

护理质量标准是护理质量管理的基础，是护理实践的依据，是衡量整个工作单位及个人工作数量、质量的标尺和砝码。护理质量标准应是以工作项目管理要求或管理对象而分别确定的。

（三）标准化

标准化是制定和贯彻执行标准的有组织的活动过程。这种过程不是一次完结，而是不断循环螺旋式上升的，每完成一次循环，标准化水平就提高一步。标准是标准化的核心。标准化的效果有的可在短期或局部范围内体现，多数要在长期或整体范围内才能体现，已确定的标准需要经常深化，经常扩张。

（四）标准化管理

标准化管理是一种管理手段或方法。即以标准化原理为指导，把标准化贯穿于管理的全过程，是以增进系统整体效能为宗旨、以提高工作质量与工作效率为根本目的的一种科学管理方法。标准化管理具有以下特征：①一切活动依据标准。②一切评价以事实为准绳。

五、综合医院分级管理标准及护理标准（卫生部试行草案）

（一）综合医院分级管理标准

1. 范围　我国当前制定的综合医院分级管理标准（专科医院标准另订）的范围包括两个方面：一是医疗质量，尤其是基础质量，二是医疗质量的保证体系。

"标准"涉及管理、卫生人员的资历和能力、患者与卫技人员的培训和教育、规章制度、医院感染的控制、监督和评价、建筑和基础设施、安全管理、医疗活动记录（病案、报告、会议记录）和统计指标等十个方面的内容。以上内容分别在各级医院的基本条件和分等标准中做了明确规定。

2. 医院分级管理标准体系及其指标系列　医院分级管理标准体系由一、二、三级综合医院的基本标准和分等标准所构成。每部分既含定性标准，又含定量标准。

（1）基本标准：基本标准是评价医院级别的标准，是最基本的要求，达不到基本标准的医院不予参加评定等次。基本标准与等次标准两者分别进行考核评定。基本标准系列由以下七个方面组成：①医院规模；②医院功能与任务；③医院管理；④医院质量；⑤医院思想政治工作和医德医风建设；⑥医院安全；⑦医院环境。

（2）分等标准：各级综合医院均被划分为甲、乙、丙三等，三级医院增设特等的标准。评审委员会依据分等标准评定医院等次，同时也将会促进医院的发展建设。分等标准中，根据一级医院的特殊性，与二、三级医院的评审范围有所不同。分等标准归类包括：①各项管理标准；②各类人员标准；③物资设备标准；④工作质量、效率标准；⑤经济效果标准；⑥卫生学管理标准；⑦信息处理标准；⑧生活服务标准；⑨医德标准；⑩技术标准。

在评审中，采取千分制计算方法评定。合格医院按所得总分评定等次。分等标准考核，甲等须达900分以上（含900分）；乙等须达750分至899分（含750分）；丙等在749分以下。三级特等医院除达到三级甲等医院的标准外，还须达到特等医院所必备的条件。

各级医院统计指标的系列项目有所区别，一级医院共39项，二级医院共41项，三级医院共50项。其中含反映护理方面的统计指标7~10项，例如五种护理表格书写合格率、护理技术操作合格率、基础护理合格率、特护和一级护理合格率、陪护率、急救物品完好率、常规器械消毒合格率、开展责任制护理百分率、一人一针一管执行率，以及昏迷和瘫痪患者褥疮发生率等。

（二）护理管理标准及评审办法

护理管理标准是评审各级医院护理工作的依据，是目前全国统一执行的护理评价标准。护理管理标准以加强护理队伍建设和提高基础护理质量为重点。

1. 护理管理标准体系　护理管理标准体系中的基本标准包括五部分内容：①护理管理体制：含组织领导体制、所配备的护理干部的数量及资格、护理人员编制的结构及比例等；②规章制度：含贯彻执行1982年卫生部颁发的医院工作制度与医院工作人员职责有关护理工作的规定，结合医院实际，认真制定和严格执行相应的制度，包括护理人员职责、疾病护理常规和护理技术操作规程、各级护理人员继续教育制度等，并要求认真执行；③医德医风：即贯彻执行综合医院分级管理标准中相应级别医院医德医风建设的要求，结合护士素质，包括仪表端庄，言行规范，患者对护理工作、服务态度的满意度达到的百分率要求；④质量管理：包括设有护理质量管理人员；有明确的质量管理目标和切实可行的达标措施；有质量标准和质控办法，定期检查、考核和评价；严格执行消毒隔离及消毒灭菌效果监测的制定；有安全管理制度及措施，防止护理差错、事故的发生；⑤护理单位管理：包括对病房、门诊（注射室、换药室）、急诊室、手术室、供应室等管理应达到布局合理，清洁与污染物品严格区分放置，基本设备齐全、适用；环境整洁、安静、舒适、安全、工作有序。

2. 分等标准　分等标准包括护理管理标准、护理技术水平及护理质量评价指标三部分。①护理管理标准：包括护理管理目标、年计划达标率的要求；设有护理工作年计划、季安排、月重点及年工作总结；

有护理人员培训、进修计划，年培训率达标要求；有护理人员考核制度和技术档案，年考核合格率要求；有护理质量考评制度，定期组织考评；有护理业务学习制度，条件具备的组织护理查房；有护理工作例会制度；有护理差错、事故登记报告制度，定期分析讨论；对护理资料进行登记、统计；三级医院要求对资料动态分析与评价，并达到信息计算机管理；②技术水平：包括护理人员三基（基本知识、理论、技能）平均达标分数；掌握各科常见病、多发病的护理理论、护理常规、急救技术、抢救程序、抢救药品和抢救仪器的使用，有不同要求；掌握消毒灭菌知识、消毒隔离原则及技术操作；不同级别医院分别承担初、中、高等护理专业的临床教学任务；二、三级医院分别承担下级医院的护理业务指导、护理人员的进修、培训和讲学任务；开展护理科学研究工作、学术交流，发表论文、开展护理新业务、新技术的能力与数量要求，对不同级别医院均应达到相应标准；二、三级医院应能熟练掌握危、急、重症的监护，达到与医疗水平相适应的护理专科技术水平；③护理质量评价指标：参考以下护理质量指标及计算方法。

3. 护理质量指标及计算方法　医院分级管理中护理标准要求的质量指标共计十七项，各级医院的质量标准原则相同，指标要求有所差别。例如五种护理表格书写合格率，一级医院 ≥ 85%，二级医院 ≥ 90%，三级医院 ≥ 95%。五种护理表格包括体温单、交班本、医嘱本、医嘱单、特护记录单，其标准是：①字迹端正，清晰，无错别字，眉栏填齐，卷面清洁，内容可靠、及时；②护理记录病情描述要点突出，简明通顺，层次分明，运用医学术语；③体温绘制点圆线直，不间断、不漏项；④医嘱抄写正确、及时，拉丁文或英文字书写规整，用药剂量、时间、途径准确，签全名。

十七项护理质量标准中，责任制护理开展病房数与陪护率对一级医院不设具体规定指标。

4. 三级特等医院标准　三级特等医院其护理管理总体水平除达到三级甲等医院标准外，要求全院护理人员中取得大专以上学历或相当大专知识水平证书者 ≥ 15%；医院护理管理或重点专科护理在国内具有学科带头作用；有独立开展国际护理学术交流的能力。

5. 护理管理标准评审办法　评审中采取标准得分与分等标准得分分别计算方法，各按 100 分计算。两项得分之和除以 2，计入医院总分。基本标准得分必须 ≥ 85% 分才可进入相应等次，< 85 分时在医院总分达到相应等次的基础上下降一等。

基本标准与分等标准内各项具体分值见表 7-2。

表 7-2　护理管理标准评分要求

项目	比重	分值
一、基本标准		
（一）护理管理体系	25	25
（二）规章制度	20	20
（三）医德医风	20	20
（四）质量管理	15	15
（五）护理单位管理	20	20
小计	100	100
二、分等标准		
（一）管理标准	25	25
（二）技术水平	25	25
（三）护理质量评价指标	50	50
小计	100	100
合计	200%	200

微信扫码
◆ 临床科研
◆ 医学前沿
◆ 临床资讯
◆ 临床笔记

参考文献

［1］王爱平，现代临床护理学．北京：人民卫生出版社，2015．
［2］屈红，秦爱玲，杜明娟．专科护理常规．北京：科学出版社，2016．
［3］申文江，朱广迎．临床医疗护理常规．北京：中国医药科技出版社，2013．
［4］潘瑞红．专科护理技术操作规范．湖北：华中科技大学出版社，2016．
［5］黄人健，李秀华．现代护理学高级教程．北京：人民军医出版社，2014．
［6］易敏，谭进．急救护理技术．上海：上海第二军医大学出版社，2016．
［7］史淑杰．神经系统疾病护理指南．北京：人民卫生出版社，2013．
［8］杨海新，郝伟伟，赵素婷．神经内科实用护理．北京：军事医学科学出版社，2015．
［9］李小寒，尚少梅．基础护理学．第5版．北京：人民卫生出版社，2012．
［10］沈翠珍．内科护理．北京：中国中医药出版社，2016．
［11］李艳梅．神经内科护理工作指南．北京：人民卫生出版社，2016．
［12］游桂英，方进博．心血管内科护理手册．北京：科学出版社，2015．
［13］赵爱萍，吴冬洁，张凤芹．心内科临床护理．北京：军事医学科学出版社，2015
［14］陆一春，刘海燕．内科护理学．北京：科学出版社，2016．
［15］李淑迦，应岚．临床护理常规．北京：中国医药科技出版社，2013．
［16］孟共林，李兵，金立军．内科护理学，北京：北京大学医学出版社，2016．
［17］王骏，万晓燕，许燕玲．内科护理学．大连：大连理工大学出版社，2016．
［18］李娟，临床内科护理学．西安：西安交通大学出版社，2014．
［19］张铭光，杨小莉，唐承薇，等．消化内科护理手册．第2版．北京：科学出版社，2015．
［20］刘梦清，余尚昆．外科护理学．北京：科学出版社，2016．
［21］唐英姿，左右清．外科护理．上海：上海第二军医大学出版社，2016．
［22］徐燕，周兰姝．现代护理学．北京：人民军医出版社，2015．
［23］唐少兰，杨建芬．外科护理．北京：科学出版社，2015．
［24］司丽云，张忠霞，王作艳，等．实用临床医学护理学．北京：知识产权出版社，2013．
［25］黄素梅，张燕京，外科护理学．北京：中国医药科技出版社，2013．